Uwe Beise
Silke Heimes
Werner Schwarz

Krankheitslehre

für Gesundheitsfachberufe

U. Beise
S. Heimes
W. Schwarz

Krankheitslehre

für Gesundheitsfachberufe

Mit 55 Abbildungen

Springer

Dr. Uwe Beise
Goethestraße 66
79100 Freiburg

Dr. Silke Heimes
Ladenburgerstraße 34
69120 Heidelberg

Dr. Werner Schwarz
Landfriedstraße 4
69117 Heildelberg

ISBN-10 3-540-25603-2
ISBN-13 978-3-540-25603-8
Springer Medizin Verlag Heidelberg

Bibliografische Informationen der Deutschen Bibliothek
Die Deutsche Bibliothek verzeichnet diese Publikation in der Deutschen Nationalbibliografie; detaillierte bibliografische Daten sind im Internet über (http://dnb.ddb.de) abrufbar.

Springer Medizin Verlag.
Ein Unternehmen von Springer Science+Business Media
springer.de

Planung: Barbara Lengricht, Heidelberg
Projektmanagement: Dr. Ulrike Niesel, Heidelberg
Design: deblik, Berlin
Titelbild: deblik, Berlin

SPIN 11317357
Satz: Stürtz GmbH, Würzburg
Druck- und Bindearbeiten: Stürtz GmbH, Würzburg

Gedruckt auf säurefreiem Papier 22/2122/UN – 5 4 3 2 1 0

Vorwort

Dieses Buch ist richtig und wichtig für alle, die beruflich mit kranken Menschen umgehen, ob als Gesundheits- und Krankenpfleger, als Gesundheits- und Krankenpflegehelfer, als Betreuer oder Berater, und für diejenigen, die sich außerhalb der Universitäten auf solch einen Beruf vorbereiten. Erst mit dem fundierten Wissen um Krankheiten und deren Auswirkungen auf das Leben wird aus dem mitfühlenden ein verständnisvoller Umgang mit den Kranken. Dieses Wissen zu vermitteln, ist Ziel und Absicht der vorliegenden Krankheitslehre.

Sie übernimmt dabei zwei Rollen zugleich: die eines Lehrwerks und die eines Nachschlagewerks. Die Krankheiten, die in diesem Buch zur Sprache kommen, decken ein breites Spektrum der klinischen Medizin ab, darunter auch die Psychiatrie, die mit einigen wichtigen Störungen vertreten ist. Psychosomatische Krankheiten bleiben ebenfalls nicht ausgespart. Sie sind jeweils in dem Kapitel eingebettet, das dem entsprechenden somatischen Fach gewidmet ist, etwa der Gastroenterologie. Jedem Kapitel wurden die notwendigen anatomischen und physiologischen Grundlagen vorangestellt, da diese das Krankheitsverständnis beträchtlich erleichtern.

Damit das theoretische Wissen leichter in die Praxis einfließen kann, wird immer wieder der Zusammenhang mit der Praxis hergestellt, etwa durch Tipps und Hinweise für die Pflegetätigkeit oder durch die Hervorhebung wichtiger Sofortmaßnahmen bei lebensbedrohlichen Symptomen. Praxisnah sind auch die diagnostischen und therapeutischen Grundlagen, die bei den einzelnen Krankheitsbildern vorgestellt werden. Die oft komplexen Mechanismen hinter den Krankheitsbildern wurden so verständlich wie möglich und mithin so einfach wie nötig dargestellt.

Die Abbildungen des Buches dienen nicht zuletzt ebenfalls dem Zweck, komplexe Zusammenhänge besser zu verstehen und komplettieren damit das didaktische Konzept. Unser Dank geht an Frau Christiane von Solodkoff für die (aus)gezeichneten Abbildungen, aber auch an all diejenigen, die uns aus der Praxis anschauliche Fotos zur Verfügung gestellt haben. Beim Springer-Verlag selbst gilt unser Dank Frau Barbara Lengricht, die unseren Anliegen stets ein Ohr öffnete, ob unserer mitunter unorthodoxen Art aber auch schon mal ein Auge zudrückte.

Schon dieses Vorwort macht deutlich, dass das Buch bei männlichen Hauptwörtern, die ein gemischtes Personenkollektiv bezeichnen, von der zusätzlichen Nennung der weiblichen Form absieht. Beispielsweise ist nur von Patienten, nie auch von Patientinnen die Rede. Doch verbinden die Autoren hier mit den männlichen Formen (im grammatischen Sinn, versteht sich) grundsätzlich die Vorstellung beider Geschlechter.

Als Autoren wünschen wir diesem Buch den Zuspruch, den es verdient -- nicht mehr und nicht weniger. Dahinter steht unsere Erwartung, dass es das einzulösen vermag, was sich die Leser und womöglich auch die Fachlehrer, die es für ihren Unterricht nutzen wollen, davon versprechen. Die Leser sind aufgerufen, mit Hinweisen, Anregungen, Vorschlägen, Verbesserungsideen und auch mit Kritik nicht zu geizen. Es darf der Finger in die Schwach- und Wundstellen des Buches gelegt werden. So kann das Buch bis zur nächsten Auflage von ihnen genesen.

Uwe Beise
Silke Heimes
Werner Schwarz

Heidelberg und Freiburg, 2005

Inhaltsverzeichnis

I. Erkrankungen der inneren Organe

II. Infektionskrankheiten

III. Krankheiten des Bewegungsapparats

IV. Krankheiten des Nervensystems

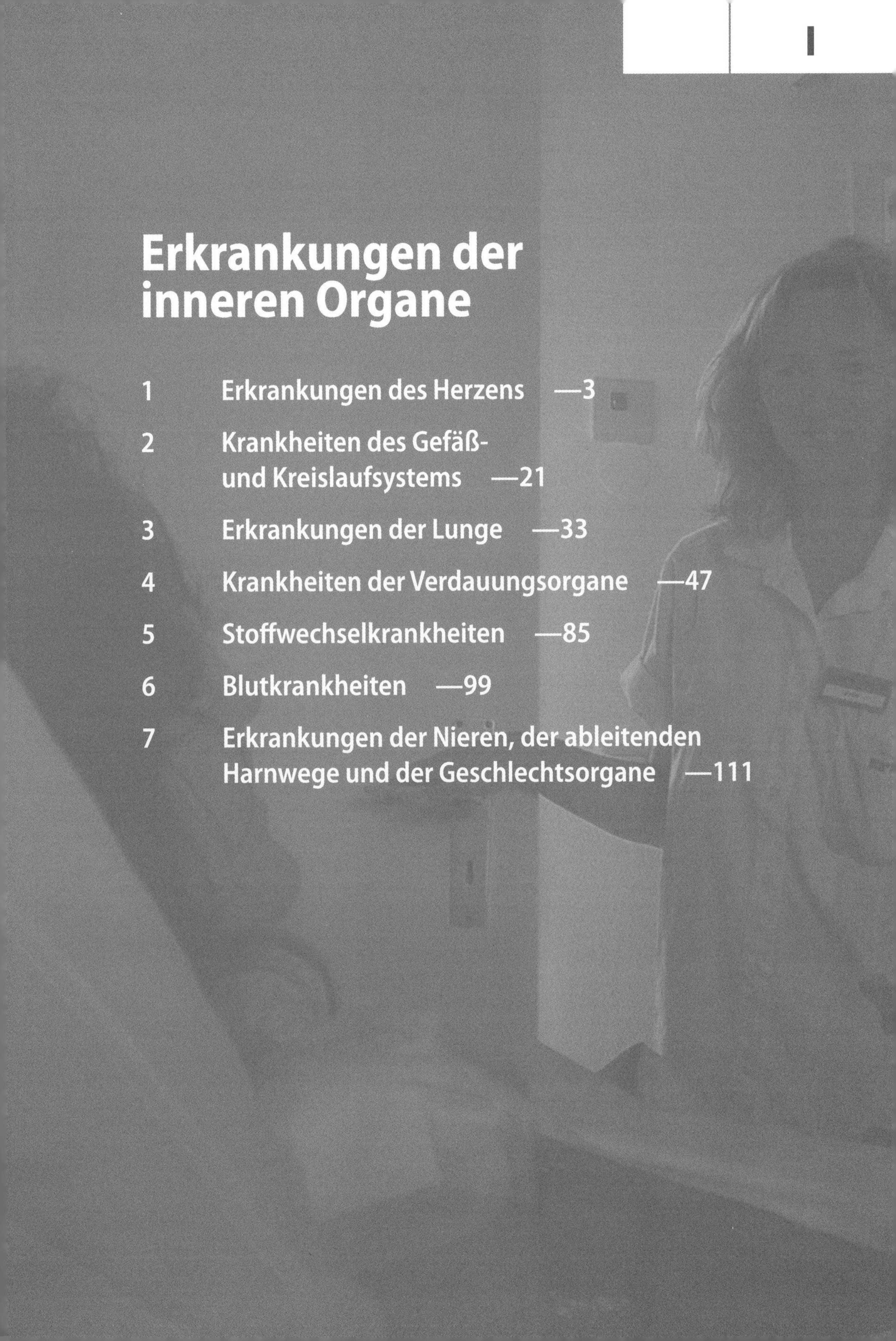

Erkrankungen der inneren Organe

Erkrankungen des Herzens

1.1 Einführung

Das Herz ist das Zentralorgan des kardiovaskulären Systems. Anatomisch unterteilt man das muskuläre Hohlorgan in ein rechtes und ein linkes Herz. Beide durch die Herzscheidewand getrennten Herzhälften bestehen aus einem Vorhof und einer Herzkammer. Der rechte Vorhof nimmt das venöse Blut aus dem Körperkreislauf auf, aus der rechten Kammer gelangt das Blut über die A. pulmonalis in die Lunge, um dort mit Sauerstoff aufgeladen zu werden. Das sauerstoffreiche Blut fließt über die Lungenvenen in den linken Vorhof, aus der linken Herzkammer wird es in die Aorta und damit in den Körperkreislauf gepumpt.

Die Strömungsrichtung wird durch einen Klappenmechanismus gesichert. Rechts sind Vorhof und Kammer durch die **Trikuspidalklappe** getrennt, links durch die **Mitralklappe**. Zwischen rechter Kammer und A. pulmonalis befindet sich die **Pulmonalklappe**, zwischen linker Kammer und Aorta die **Aortenklappe**. Die Klappen öffnen sich, um das Blut bei Kontraktion des Herzmuskels auszulassen, sie schließen sich, um in der Diastole einen Rückfluss zu verhindern. Damit ist bereits auf eine wichtige Krankheitsquelle verwiesen: Können sich die Klappen nicht weit genug öffnen (Klappenstenose), muss das **Myokard** (Herzmuskel) gegen einen erhöhten Widerstand anarbeiten, und es versucht, sich durch Hypertrophie den neuen Erfordernissen anzupassen. Irgendwann jedoch bricht dieser Kompensationsmechanismus zusammen, das Blut staut sich zurück, der betroffene Herzabschnitt erweitert sich (Dilatation), und die Kontraktionsfähigkeit des Herzmuskels nimmt ab. Es entsteht eine Herzschwäche (Herzinsuffizienz) mit herabgesetzter Pumpleistung. Eine Herzinsuffizienz kann sich auch entwickeln, wenn das Blut bei Klappeninsuffizienz nicht vollständig schließt und in jeder Auswurfphase ein Teil des Blutes zurückströmt oder wenn durch Mangeldurchblutung der Koronargefäße oder durch Rhythmusstörungen die Ventrikelfunktion eingeschränkt ist.

1.1.1 Herzzyklus

> **Beim gesunden Menschen schlägt das Herz unter Ruhebedingungen etwa 60- bis 80-mal in der Minute.**

Mit jedem Herzschlag wird etwa die Hälfte des Kammerblutes (60–80 ml) durch Kontraktion des Herzmuskels ausgeworfen. Die Pumpleistung während einer Minute nennt man Herzminutenvolumen. Es beträgt etwa 4–6 l. Den Herzzyklus unterteilt man in **Systole** und **Diastole**. Die Systole läuft in 2 Phasen ab: Zunächst spannt sich der Kammermuskel an und die Segelklappen schließen sich (Anspannungsphase). Der Druck steigt so weit an, bis er den der anschließenden Arterien übersteigt. Jetzt öffnen sich die Taschenklappen und das Blut wird ausgetrieben (Austreibungsphase). Anschließend erschlafft der Herzmuskel, und Blut wird in die Hohlräume angesaugt. Man nennt diese Phase Diastole. Der gesamte Herzzyklus ist genau aufeinander abgestimmt: Während der Vorhofsystole befinden sich die Kammern in der Erschlaffung und umgekehrt.

1.1.2 Reizbildung und Erregungsleitung

Voraussetzung für die regelrechte Kontraktion des Herzens ist die elektrische Erregung des Herzmuskels (▫ Abb. 1.1).

Es macht eine Besonderheit des Herzens aus, dass es dabei einem Eigenantrieb folgt, also nicht primär einer externen Nervenstimulation unterliegt, auch wenn die Herztätigkeit zusätzlich durch das parasympathische und das sympathische Nervensystem beeinflusst wird. Die autonome Erregung nimmt ihren Ausgang vom **Sinusknoten**, der in der Wand des rechten Vorhofs liegt. Er gibt gewissermaßen den Takt vor, bestimmt also die Schlagfrequenz des Herzens – vorausgesetzt, die Erregung wird über die Muskulatur in den **AV-(Atrioventrikular-)Knoten** weitergeleitet, der am Boden des rechten Vorhofs liegt. Von hier aus wird der Impuls an das His-Bündel weitergeleitet, das zur Kammerscheidewand führt, sich dort in die Kammerschenkel teilt und die Erregung über Purkinje-Fasern auf die Muskulatur überträgt.

Fällt der Sinusknoten aus, übernimmt der AV-Knoten die Funktion des Taktgebers. Dessen Entladungsfrequenz liegt aber unter der des Sinusknotens, weshalb das Herz unter diesem Ersatzrhythmus langsamer schlägt (40–60 Schläge/min). Vor allem aber schlagen wegen der fehlenden Überleitungszeit vom Sinusknoten zum AV-Knoten Vorhöfe und Kammern nicht mehr synchron, und die Herzleistung ist deutlich eingeschränkt.

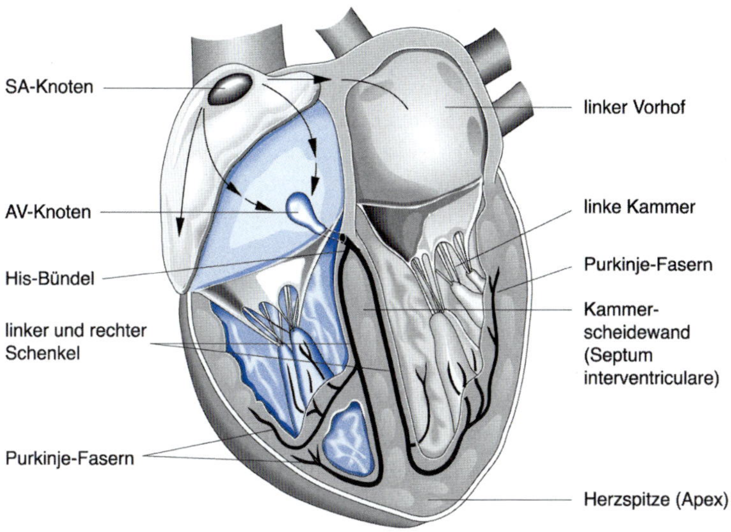

Abb. 1.1. Erregungsleitungssystem des Herzens. Der Schrittmacher der Herzfrequenz ist der Sinusknoten (Sinuatrialknoten, SA-Knoten). Der Atrioventrikularknoten (AV-Knoten) wird über die Vorhofmuskulatur erregt und leitet den Impuls weiter über das His-Bündel mit seinen Schenkeln bis zu den Purkinje-Fasern. Die Pfeile zeigen die Erregungsausbreitung in den Vorhöfen

Man sieht also, dass Störungen an den verschiedenen Orten der Erregungsbildung und im Erregungsleitungssystem Rhythmusstörungen zur Folge haben. Typische und häufig vorkommende Beispiele sind der **AV-Block** oder bestimmte irreguläre Erregungsbildungen, die sog. **Extrasystolen**, die schlimmstenfalls in ein gefährliches Kammerflimmern übergehen können, bei dem die Herzkontraktionen so schwach sind, dass nicht genügend Blut ausgeworfen wird. Erregungsbildung und Erregungsleitung sowie ihre Störungen können sehr gut mit Hilfe des **Elektrokardiogramms (EKG)** beurteilt werden (Abb. 1.2)

1.1.3 Blutversorgung des Herzens

Weil dem Herzmuskel keine Ruhepausen gestattet sind, kann er keine vorübergehende Sauerstoffschuld eingehen wie der Skelettmuskel. Das Myokard ist also auf eine ständige hohe Sauerstoffversorgung angewiesen. Dies leisten 2 Koronararterien, die aus der Aorta entspringen, direkt nach deren Abgang aus dem linken Ventrikel. Sie verlaufen zwischen den Kammern und den Vorhöfen in der Herzkranzfurche (Sulcus coronarius) und geben mehrere Äste ab, die die verschiedenen Myokardareale versorgen. Die Koronarien sind durch Anastomosen miteinander verbunden. Diese Gefäßquerverbindungen reichen aber nicht aus, um bei Verschluss einer Herzkranzarterie die Sauerstoffversorgung aufrechtzuerhalten.

Eine Stenose oder ein Verschluss eines Koronargefäßes führt klinisch zu Angina pectoris oder Herzinfarkt, der gemeinsam mit dem Schlaganfall die häufigste Todesursache darstellt.

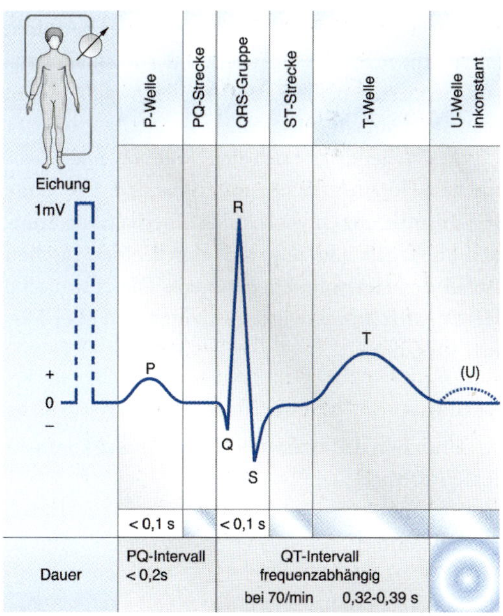

Abb. 1.2. Normales Elektrokardiogramm (EKG) einer bipolaren Ableitung (nach Einthoven). Der gestrichelte Teil der Kurve entspricht der Eichung von 1 mV. Die U-Welle ist nicht immer vorhanden und stellt wahrscheinlich die Repolarisierung der Papillarmuskeln dar

1

1.2 Herzinsuffizienz

Das gesunde Herz kann sich den Anforderungen unter körperlichen Belastungen sehr gut anpassen und das Herzzeitvolumen bei Bedarf bis auf etwa 12 l/min steigern, indem es seine Kontraktionskraft verstärkt, das Schlagvolumen vergrößert und die Schlagfrequenz erhöht.

Die Herzinsuffizienz bezeichnet das Unvermögen des Herzmuskels, den Kreislauf unter Ausschöpfung dieser Anpassungsmechanismen mit einem ausreichenden Blutvolumen zu versorgen.

Folge der eingeschränkten Pumpfunktion ist eine verminderte körperliche Belastbarkeit, die bereits in Ruhe (Ruheinsuffizienz) oder unter Belastung (Belastungsinsuffizienz) auftritt. Beim sog. Vorwärtsversagen ist der Blutauswurf verringert, und Blut staut sich in die Lunge zurück. Beim Rückwärtsversagen nimmt das Herz nicht genügend Blut aus dem venösen Körperkreislauf auf.

Die Herzinsuffizienz ist eigentlich keine eigenständige Krankheit, sondern Folgeerscheinung zugrunde liegender Erkrankungen. Je nachdem, ob bevorzugt die linke oder die rechte Kammer betroffen ist, spricht man von Linksherz- oder Rechtsherzinsuffizienz; sind beide Kammern geschwächt, nennt man dies Globalinsuffizienz.

Des Weiteren lässt sich eine akute von einer chronischen Herzinsuffizienz unterscheiden. Die akute Herzinsuffizienz entwickelt sich innerhalb von Stunden bis Tagen und zeigt sich durch einen raschen Abfall des Herzminutenvolumens. Die chronische Herzinsuffizienz entwickelt sich hingegen über Monate bis Jahre.

Ätiologie

Als Ursachen der **akuten Herzinsuffizienz** kommen u. a. in Betracht:
- Herzinfarkt,
- Myokarditis,
- hypertone Krise,
- Lungenembolie,
- Herzrhythmusstörungen,
- Vergiftungen,
- Medikamente.

Zu den Ursachen der **chronischen Herzinsuffizienz** zählen:
- koronare Herzkrankheit (KHK),
- chronischer Bluthochdruck,
- Herzklappenfehler,
- dilatative Kardiomyopathie,
- Herzrhythmusstörungen,
- pulmonale Hypertonie,
- schwere Anämie.

Die Symptome der Herzinsuffizienz sind in den Tabellen 1.1 und 1.2 zusammengefasst.

Diagnose

Die Diagnose einer Herzinsuffizienz ergibt sich zunächst aus der Vorgeschichte des Patienten und seinen klinischen Symptomen. Diagnostische kommen neben der **Röntgenaufnahme des Thorax**, die eine Herzvergrößerung zeigen kann (Abb. 1.3), v. a. **EKG** (Infarktzeichen, Hypertrophiezeichen etc.), **Echokadiographie** (Ventrikelgröße und -funktion, Thromben), **Spirometrie** (Belastbarkeitsprüfung) und die **Herzkatheteruntersuchung** (Druckmessung in den Herzkammern, Sauerstoffsättigung) zum Einsatz.

Tab. 1.1. Symptome der Linksherzinsuffizienz

Art des Herzversagens	Symptomatik
Rückwärtsversagen mit Lungenstauung	– Belastungsdyspnoe – Ruhedyspnoe – Orthopnoe – Zynoase – Asthma cardiale – Lungenödem
Vorwärtsversagen	– Hypotonie – Kreislaufversagen

Tab. 1.2. Symptome der Rechtsherzinsuffizienz

Art des Herzversagens	Symptomatik
Rückwärtsversagen mit Halsvenenstauung, Stauungsleber, Stauungsmagen, Stauungsniere, Ödemen und Aszites	– Übelkeit, Erbrechen – Proteinuire – Nykturie – Pleuraerguss – Gespannter Bauch
Vorwärtsversagen	– Dyspnoe

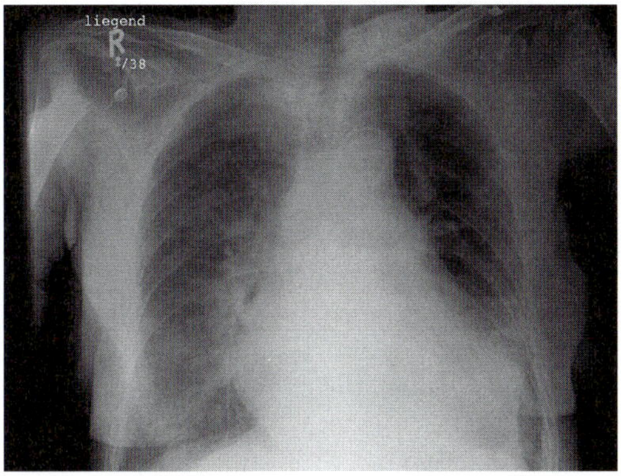

Abb. 1.3. Herzvergrößerung als Zeichen der Herzinsuffizienz im Röntgenbild

1.2.1 Linksherzinsuffizienz

Klinisches Bild

Die Linksherzinsuffizienz bezeichnet eine Leistungsminderung der linken Kammer und im Gefolge auch des linken Vorhofs.

> **Aus dem Vorwärtsversagen ergibt sich das Hauptsymptom, die Dyspnoe.**

Besonders unter Belastung klagen die zumeist rasch ermüdbaren und geschwächten Patienten über Atemnot, in fortgeschrittenen Stadien selbst unter Ruhebedingungen. Der Patient sitzt dann aufrecht im Bett und versucht, unter Einsatz der Atemhilfsmuskulatur die Atemnot zu lindern. Die Patienten können nicht mehr im Liegen schlafen, weil dadurch der Rückstrom zum rechten Herzen begünstigt und die Lungenstauung weiter verschlimmert würde. Gerade in der Nacht werden die Patienten daher von Luftnotattacken heimgesucht, die man auch als »**Asthma cardiale**« bezeichnet.

Als Zeichen der mangelhaften Sauerstoffversorgung der peripheren Gewebe ist bei den Patienten oft eine Lippenzyanose erkennbar. In schlimmen Fällen tritt ein Lungenödem auf. Die Extremform der Linksherzinsuffizienz ist der kardiogene Schock mit totalem Kreislaufversagen.

1.2.2 Rechtsherzinsuffizienz

Wird die Entleerung der rechten Kammer behindert, kommt es zu einer Überlastung des rechten Herzens und schließlich zur Herzinsuffizienz. Als Folge der Rechtsherzinsuffizienz staut sich das Blut aus der venösen Strohmbahn vor dem rechten Herzen (Einflusstauung). Der Venendruck erhöht sich folglich und lässt die Venen an den Armen und am Hals deutlich hervortreten. Der Rückstau kann auch die Leber erfassen und diese in ihrer Funktionsfähigkeit beeinträchtigen (Stauungsleber). Wegen des Rückstaus kommt es in den abhängigen Körperregionen, also Knöchel und Unterschenkel, zu Ödemen, die im Liegen auch am Rücken als sog. Anasarka sichtbar werden. Später können sich auch im Bauchraum erhebliche Flüssigkeitsmengen ansammeln (Aszites), und es können Pleuraergüsse auftreten.

Die Rechtsherzinsuffizienz ist zumeist eine Folge der Linksherzinsuffizienz.

Therapie

Die Therapie der chronischen Herzinsuffizienz zielt auf Entlastung des Herzens sowie auf eine Stärkung und Rhythmisierung des Herzmuskels. Eine entscheidende Rolle spielt die Behandlung der zugrunde liegenden Erkrankung:
- **bei Herzfehlern:** Herzoperation;
- **bei Hypertonie:** Blutdrucksenkung;
- **bei bestimmten Rhythmusstörungen:** Schrittmacherimplantation;
- **bei Endokarditis:** Antibiotikatherapie;
- **bei KHK:** Beseitigung von Koronarstenosen.

Die symptomatische Therapie erfolgt im Einzelnen nach einem Stufenplan, der sich am Schweregrad der Herzinsuffizienz ausrichtet. Außer im Frühstadium werden mehrere Substanzen kombiniert. Folgende Medikamente spielen dabei eine Rolle:
- **ACE-Hemmer** (z. B. Captopril/Lopirin, Tensobon) sind bei Herzinsuffizienz fast immer indiziert. Sie beeinflussen den Langzeitverlauf der Erkrankung günstig.
- **Diuretika** erhöhen die Flüssigkeitsausscheidung, senken den Blutdruck und sind v. a. bei Ödembildung sehr effektiv.
- **Nitrate** erweitern die Venen, mit der Folge, dass weniger Blut in das rechte Herz fließt, sodass das Füllungsvolumen und die diastolische Wandspannung sinken. Durch ein Absenken der Herzvorlast (in geringerem Ausmaß auch der Nachlast) verringert sich der Sauerstoffbedarf des Herzmuskels. Diese Medikamente sind deshalb besonders bei Patienten mit KHK hilfreich.

- **Digitalispräparate**, wie Digoxin und Digitoxin, werden als »Herzglykoside« bezeichnet. Die Substanzen steigern Kraft und Frequenz der Herztätigkeit. Herzglykoside kommen bei Patienten mit systolischer Linksherzinsuffizienz mit vergrößertem linken Ventrikel und verringertem Auswurfvolumen zum Einsatz, v. a. bei gleichzeitig bestehendem Vorhofflimmern. Bei vielen anderen Rhyhmusstörungen sind sie aber kontraindiziert. Eine Digitalistherapie muss gut überwacht werden, da eine Überdosierung zu schweren Rhythmusstörungen und gastrointestinalen Nebwenwirkungen sowie auch zu neurologischen Störungen (Verwirrtheit, Kopfschmerzen etc.) führen kann.
- **β-Blocker** vermindern die Gefahr eines plötzlichen Herztodes und sind Mittel der Wahl bei Patienten nach Infarkt und bei vielen Patienten mit Hypertonie.

Bei Patienten im Endstadium, bei denen alle konventionellen Therapieverfahren ausgereizt sind und eine Lebenserwartung von unter einem Jahr besteht, kann eine Herztransplantation erwogen werden.

Bei der akuten Herzinsuffizienz besteht die medikamentöse Therapie in der Gabe von rasch wirksamen Schleifendiuretika (Furosemid/Lasix), von Nitrogylzerin sowie von Dopamin/Dobutamin. Die Medikamentendosis wird über die Messung von zentralem Venendruck, linksventrikulärem Druck und Herzzeitvolumen gesteuert.

Sofortmaßnahmen
Entwickelt sich infolge der Herzinsuffizienz ein Lungenödem, sind folgende Sofortmaßnahmen angezeigt: zur Verringerung der Blutfüllung der Lunge den Oberkörper aufrecht und die Beine tief lagern, die Atemwege evtl. durch Absaugen frei machen. Die Patienten erhalten Nitoglyzerin zur Erweiterung der Blutgefäße (über einen Perfusor) und Diuretika zur forcierten Diurese. Gegebenfalls ist eine Überdruckbeatmung notwendig.

1.3 Koronare Herzkrankheit (KHK)

Die koronare Herzkrankheit (ischämische Herzkrankheit, Koronarinsuffizienz) bezeichnet einen durch Stenose oder Verschluss eines Koronargefäßes hervorgerufenen akuten Sauerstoffmangel des Myokards. Die KHK kann als Angina pectoris oder als Herzinfarkt in Erscheinung treten und Herzrhythmusstörungen und eine Herzinsuffizienz verursachen. Sie ist immer noch die häufigste Todesursache, auch wenn seit etwa 20 Jahren ein stetiger, leichter Rückgang zu verzeichnen ist.

Ätiologie

Arteriosklerotische Gefäßveränderungen (▶ s. S. 22) sind die häufigste Ursache für Durchblutungsstörungen der Herzkranzgefäße. Es gibt verschiedene kardiovaskuläre Risikofaktoren, die bei langjähriger Einwirkung die Entwicklung einer KHK begünstigen können.

Risikofaktoren für die Entwicklung einer KHK
- Rauchen
- Genetische Disposition
- Bluthochdruck
- Veränderte Blutfette (erhöhter LDL-Anteil des Cholesterins)
- Diabetes mellitus
- Übergewicht
- Psychosoziale Belastungen

1.3.1 Angina pectoris

Die Angina pectoris ist die häufigste Erstmanifestation der KHK. Sie tritt auf, wenn die Koronargefäße bereits deutlich arteriosklerotisch verengt sind.

Klinisches Bild

Die Angina pectoris tritt anfallartig auf. Der Patient wird, oft nach vorangegangener Anstrengung, von akuten reißenden oder brennenden Schmerzen in der Brust und/oder von einem beklemmenden Engegefühl in der Brust befallen. Der Schmerz kann in den linken Arm ausstrahlen, manchmal auch in Hals, Kieferbereich oder Oberbauch, gelegentlich treten Übelkeit und Erbrechen hinzu. Manche Patienten erleben ein Vernichtungsgefühl und werden von Todesangst gepeinigt. Auslöser des Anfalls können sein:
- Kälte,
- Wetterumschwung,
- schwere Mahlzeiten,

- Aufregung,
- Überfunktion der Schilddrüse (Hyperthyreose),
- Tachykardie.

Die meisten Anfälle klingen ab, ohne einen dauerhaften Strukturschaden zu hinterlassen.

Man unterscheidet klinisch die stabile von der instabilen Angina pectoris.

Die **stabile Angina pectoris** wird in 4 Schweregrade unterteilt:

- **I:** pectanginöse Beschwerden nur bei schweren körperlichen Belastungen;
- **II:** geringe Beeinträchtigung bei normaler körperlicher Tätigkeit (z. B. Angina pectoris bei raschem Treppensteigen);
- **III:** erhebliche Beeinträchtigung bei normalen körperlichen Tätigkeiten;
- **IV:** Angina pectoris bei geringfügigen Belastungen oder in Ruhe.

Die **instabile Angina pectoris** zeichnet sich u. a. durch eine Zunahme der Schwere, der Dauer und der Häufigkeit der Schmerzen aus sowie durch einen erhöhten Bedarf an antianginösen Medikamenten (Nitroglycerin). Weil sich bei der instabilen Angina pectoris bereits kleinste Embolien und Infarkte ereignen können und ein bestimmtes herzmuskelspezifisches Enzym nachweisbar ist, fasst man diese Verlaufsform nach der aktuellen Klassifikation gemeinsam mit dem Herzinfarkt unter der Sammelbezeichnung »**akutes Koronarsyndrom**« zusammen.

Diagnose

Die Verdachtsdiagnose lässt sich anhand der Symptomatik stellen. Allerdings muss immer ein Herzinfarkt ausgeschlossen werden. Dies geschieht mit Hilfe des Elektrokardiogramms (EKG) und der laborchemischen Bestimmung bestimmter Herzenzyme.

Das Ausmaß der Gefäßeinengung lässt sich heute mit Hilfe der **Koronarangiographie** darstellen. Diese Untersuchung wird im beschwerdefreien Intervall durchgeführt. Über einen Linksherzkatheter wird dem Patienten dabei Kontrastmittel gespritzt. Die Blutgefäße färben sich damit an und lassen die Stenosen als Aussparungen sichtbar werden. Die Koronarangiographie ist auch zur Therapieplanung koronarchirurgischer Eingriffe obligatorisch. Ein anderes Diagnoseverfahren ist die **Myokardszintigraphie**. Hierbei injiziert der Arzt dem Patienten eine radioaktive Substanz, die im Myokard für gewisse Zeit gespeichert wird. Unter Belastung lassen sich bei KHK-Patienten Speicherdefekte im Herzmuskel erkennen.

Akuttherapie

Ein Angina-pectoris-Anfall kann fast immer durch Nitroglycerin unterbunden werden. Dazu werden beispielsweise 1–2 Kps. Nitrolingual sublingual (unter die Zunge) verabreicht. Die Wirkung tritt innerhalb weniger Minuten ein. Nitroglycerin kann auch als Spray eingesetzt werden, das Patienten mit bekannter KHK oft bei sich tragen, um einen Anginaanfall selbst behandeln zu können. Im Rahmen der Notfalltherapie wird dem Patienten Sauerstoff (2–4 l/min) über eine Nasensonde zugeführt.

> **Wichtig ist, den Betroffenen im Anfall zu beruhigen, ihn von beengender Kleidung zu befreien und ihn in eine halb sitzende Position zu bringen. Die Kontrolle von Blutdruck, Pulsfrequenz und Atmung ist unabdingbar.**

Wenn der Patient nicht innerhalb weniger Minuten schmerzfrei ist, verabreicht der Arzt ein schmerzstillendes Medikament (z. B. Fentanyl). Ist der Patient ängstlich und unruhig, ist eine Sedierung (z. B. mit Valium) sinnvoll.

Rekanalisierende Operationen

Man kann versuchen, auf operativem Weg die verengte Blutbahn zu erweitern, v. a. bei hochgradiger Stenose oder Beteiligung mehrere Koronararterien. Zwei Verfahren stehen zur Wahl:

- **PTCA (perkutane transluminale koronare Angioplastie):** Bei dieser Methode wird unter Röntgenkontrolle ein Ballonkatheter von der Beinarterie (A. femoralis) in das erkrankte Herzkranzgefäß vorgeschoben. Der Ballon wird an der Gefäßenge aufgeblasen und die Stenose aufgedehnt (Ballondilatation). Zusätzlich kann ein Stent eingelegt werden – ein Drahtgeflecht, das den Durchfluss offen halten soll. Aktuellen Untersuchungen zufolge scheinen medikamentös beschichtete Stents die besten Ergebnisse zu liefern.
- **Bypass-Operation:** Durch einen operativen Eingriff wird die Stenose mit einem externen Gefäßstück überbrückt bzw. umgeleitet. So kann beispielsweise die A. thoracica interna distal abgetrennt und hinter der Engstelle der Koronararterie neu eingepflanzt werden (Mammaria-Bypass).

Verlauf

Die Prognose der stabilen Angina pectoris hängt wesentlich von der Einwirkung der genannten Risikofaktoren ab. Raucher sollten also von der Zigarette lassen, zudem sind Gewichtsnormalisierung und Blutdruckkontrolle wichtig. Auch die Langzeiteinnahme von Lipidsenkern (Statine) kann die Prognose verbessern. Die PTCA hat anfangs eine hohe Erfolgsquote (> 80%), gleichwohl kommt es im Laufe der Zeit bei bis zu 40% der Patienten zu einer erneuten Stenosierung der betroffenen Gefäßabschnitte.

1.3.2 Akutes Koronarsyndrom (Herzinfarkt)

Das akute Koronarsyndrom ist Folge eines vollständigen Verschlusses eines Koronargefäßes. Unter der Bezeichnung werden seit kurzem die instabile Angina pectoris und verschiedene Formen des Herzinfarkts zusammengefasst.

Das Koronarsyndrom ist die häufigste Todesursache in Deutschland, noch vor Krebserkrankungen und Schlaganfällen.

Ätiologie

Der Herzinfarkt entwickelt sich praktisch immer auf dem Boden einer KHK. Er ist bedingt durch das Aufbrechen einer arteriosklerotischen Plaque (► s. S. 22) und der Bildung eines Thrombus, welcher das Gefäß verschließt und die Blutversorgung im nachfolgenden Stromgebiet unterbricht. Ist die gesamte Herzwand einer Region betroffen, spricht man von einem transmuralen Infarkt. Beim nichttransmuralen Infarkt (Non-Q-Infarkt) beschränkt sich die Ischämie auf die Gebiete um das Endokard.

Klinisches Bild

Der Herzinfarkt ist ein akutes, lebensbedrohliches Ereignis, das den Betroffenen aus heiterem Himmel treffen kann. Die Symptomatik entspricht im Wesentlichen einem schweren und lang andauernden Angina-pectoris-Anfall: hochgradige, stundenlang anhaltende Schmerzen in der Brust, die in die linke Schulter und in den Arm, aber auch in Hals-, Unterkiefer- und Magengegend ausstrahlen können. Der Patient wird von Todesangst heimgesucht. Selten sind stumme, asymptomatische Infarkte, die v. a. bei Diabetikern mit diabetischer Neuropathie vorkommen. Bei schwerem Verlauf kann ein **kardiogener Schock** eintreten, der durch die ausfallende bzw. stark eingeschränkte Pumpleistung hervorgerufen wird. Viele Patienten überleben den Myokardinfarkt. Im abgestorbenen Muskelgewebe entstehen Narben, die zu einer Pumpfunktionsstörung und zu einer Herzinsuffizienz führen können.

Diagnose

Die Diagnose des Infarkts erfolgt mit Hilfe des **EKG**, wobei typische Veränderungen der Erregungsleitung sichtbar werden, die auch Rückschlüsse auf die Lokalisation und das Ausmaß des Infarkts zulassen (■ Abb. 1.4). Allerdings gibt es vereinzelt auch Infarkte, die sich nicht im EKG zu erkennen geben.

Da die Herzmuskelzellen im nichtdurchbluteten (ischämischen) Bereich rasch zerfallen, gelangen sonst nur in den Zellen befindliche **Enzyme** in das

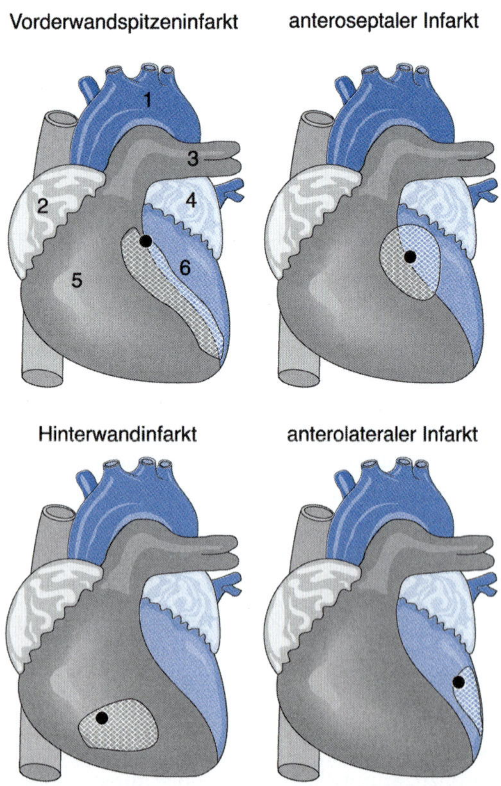

■ **Abb. 1.4.** Die wichtigsten Infarkttypen. *1* Aorta, *2* rechter Vorhof, *3* Pulmonalgefäße, *4* linker Vorhof, *5* rechte Kammer, *6* linke Kammer

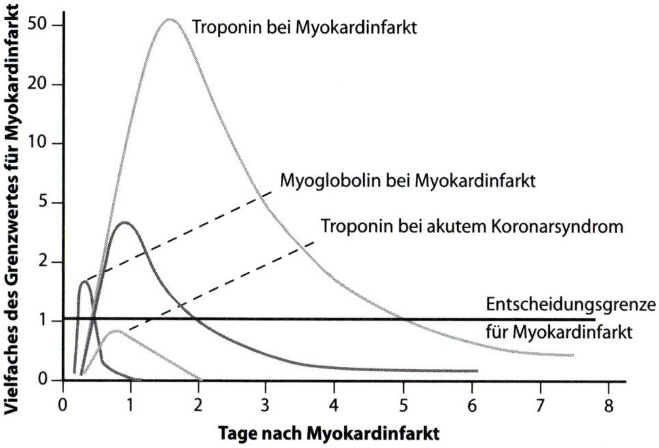

■ **Abb. 1.5.** Verlauf der Enzymaktivitäten bei Herzinfarkt

Blut und können dort laborchemisch innerhalb weniger Stunden nachgewiesen werden (■ Abb. 1.5).

Als erstes Zeichen des Zelluntergangs ist ein Anstieg der Aktivität des herzmuskelspezifischen Enzyms Troponin T erkennbar, was mit einem Schnelltest bei Klinikaufnahme bestimmt werden kann. Die Aktivität der Herzmuskelkreatinkinase (CK-MB) steigt erst etwas später an. Die CK-MB-Werte lassen gewisse Rückschlüsse auf die Ausdehnung des Infarkts zu. Serumenzyme wie GOT und LDH sind nicht für die Akutdiagnose geeignet, aber für die Verlaufsbeurteilung in den kommenden Wochen hilfreich.

Mit der **Echokardiographie** können Ort und Ausmaß der Herzmuskelnekrose abgeschätzt werden. In den Infarktgebieten ist die Beweglichkeit der Herzwand herabgesetzt oder aufgehoben (hypo- oder akinetische Areale). Auch bestimmte Infarktkomplikationen, wie Perikarderguss, Thromben, oder eine Ventrikelseptumruptur, lassen sich mit diesem unblutigen Diagnoseverfahren nachweisen.

Praxistipp

Die Diagnostik darf nicht durch intramuskuläre Injektionen verfälscht werden. Diese können den CK-Wert beeinflussen. Erhöhte CK-Werte können auch Folge anderer Einwirkungen auf die Muskulatur sein (z. B. Stürze).

Notfalltherapie

Jeder lang anhaltende Angina-pectoris-Anfall muss als dringend infarktverdächtig gelten und erfordert die entsprechenden Notfallmaßnahmen vor Ort.

! Sofortmaßnahmen

Der Notarzt injiziert ein starkes Schmerzmittel (z. B. Morphin) und ein Beruhigungsmittel (z. B. Valium), um den Sauerstoffbedarf zu senken. Ist der Blutdruck nicht bereits deutlich abgefallen, werden sofort 1–2 Hübe Nitroglycerin verabreicht oder es wird unter Blutdruckkontrolle eine Nitroinfusion angelegt. Durch Acetylsalicylsäure (ASS) und i. v. verabreichtes Heparin soll die weitere Thrombosierung der Herzkranzgefäße verhindert werden. Über eine Nasensonde wird Sauerstoff (2–4 l/min) zugeführt. Um einem Lungenödem vorzubeugen, sind der Oberkörper hoch und die Beine tief zu lagern.

Bei Schocksymptomatik mit starkem Blutdruckabfall kann eine Dopamininfusion erforderlich werden, um die Herzkraft zu steigern. Bei Herz-Kreislauf-Stillstand muss der Patient reanimiert werden.

Nach der Krankenhausaufnahme wird der Patient auf der Intensivstation an einen Monitor angeschlossen und fortlaufend bezüglich seiner Vitalfunktionen überwacht. Ein wichtiges Therapieziel ist die Verhinderung von Komplikationen (▶ s. u.). Bei einem Teil der Patienten kann eine medikamentöse Thrombusauflösung versucht werden. Diese sog. **Lysebehandlung** (z. B. mit Streptokinase oder Urokinase) muss aber so früh wie möglich (innerhalb der ersten 6 Stunden) begonnen werden, um Aussichten auf Erfolg zu haben. Auch bei zunächst erfolgreicher Lysetherapie treten bei etwa jedem vierten Patienten später wiederholt Gefäßverschlüsse auf. Deshalb wird nach einiger Zeit und bei Beschwerdefreiheit erneut eine Koronarangiographie duchgeführt, um dann entscheiden zu können, ob eine **Bypass-Operation** oder eine **PTCA** angeraten ist.

> **Praxistipp**
> In der Akutphase müssen Infarktpatienten strenge Bettruhe halten und Belastungen vermeiden. Nach der intensivmedizinischen Behandlung wird die Mobilisation nach einem Stufenplan ausgeführt, d. h. die Belastung wird allmählich gesteigert. Wenn während der Mobilisation der Blutdruck abfällt oder Rhythmusstörungen auftreten, muss die Belastung sofort beendet werden.

Komplikationen

Zu den gefürchteten Frühkomplikationen des Infarkts gehören Herzrhythmusstörungen, die bei 90% der Patienten auftreten. Bei jedem zehnten Infarktpatienten stellt sich ein lebensbedrohliches **Kammerflimmern** ein.

Beim Pumpversagen des linken Ventrikels droht ein Lungenödem, weil sich Blut in die Lungen zurückstaut. Sind mehr als 40% des Herzmuskelgewebes infarziert, kommt es zu einem **kardiogenen Schock**.

Nicht wenige Patienten befinden sich nach dem Ereignis in Angst um ihr Herz und ihr Leben, etliche leiden unter **Depressionen**. Man weiß heute, dass depressive Infarktpatienten eine schlechtere Prognose haben, wenn das Seelenleiden nicht erkannt und behandelt wird.

Langzeittherapie und Sekundärprophylaxe

Um einem erneuten Herzinfakrt vorzubeugen, geht es für viele Betroffene darum, ihre bisherigen Lebensgewohnheiten umzustellen. Ziel ist es, die bekannten Risikofaktoren (z. B. Rauchen, Bluthochdruck, Stress) auszuschalten. Daneben erhalten die Infarktpatienten eine Reihe von Medikamenten: der Thrombozytenaggregationshemmer Acetylsalicylsäure (Aspirin covert)oder Clopidogrel (Iscover) zur Thromboseprophylaxe, Cholinesterasehemmer (Statine) zur Senkung des LDL-Cholesterin-Spiegels, β-Blocker zur Senkung des Risikos eines plötzlichen Herztodes; ACE-Hemmer sind bei eingetretener Herzinsuffizienz unabdingbar. Bei schweren Herzrhythmusstörungen und schlechter Funktion des linken Herzkammer und damit hohem Herztodrisiko wird Amiodaron verabreicht. Vor allem bei sonst nicht beherrschbaren ventrikulären Tachykardien kann der Einsatz eines ICD (implantierbarer Cardioverter-Defibrillator) erwogen weden. Der ICD erkennt Kammertachykardien und Kammerflimmern und beendet diese durch Abgabe von Elektroschocks.

> **Fast jeder dritte Patient verstirbt in den ersten 24 Stunden nach dem Infarkt an Kammerflimmern. Eine früh einsetzende, umfassende Akuttherapie (Rettungsdienst etc.), die bereits vom Notarzt eingeleitet wird, und eine konsequente Lebensführung unter Ausschaltung der Risikofaktoren können die Prognose günstig beeinflussen.**

1.4 Herzrhythmusstörungen

Jede Abweichung vom normalen Herzrhythmus wird als Herzrhythmustörung bezeichnet. Man unterscheidet **supraventrikuläre** und **ventrikuläre** sowie **bradykarde** und **tachykarde** Rhythmusstörungen. Eine Zusammenfassung gibt ▪ Tab. 1.3.

Ätiologie

Die häufigste Ursache von Herzrhythmusstörungen ist die **KHK**. Daneben können Elektrolytstörungen, Medikamente, Herzklappenfehler oder Herzmuskelentzündungen Arrythmien hervorrufen.

Klinisches Bild

Herzrhythmusstörungen können völlig harmloser Natur, aber auch von hohem Krankheitswert und lebensbedrohlich sein. Die Symptome reichen daher vom gelegentlichen Herzstolpern, Herzklopfen oder Herzrasen über Schwindelanfälle bis zum kardiogenen Schock und dem akuten Herztod.

> **Herzrhythmusstörungen**
> - Bradykardie: < 60 Schläge/min
> - Tachykardie: > 100 Schläge/min
> - Arrhythmie: unregelmäßiger Herzschlag (allgemein)
> - Tachyarrhythmie: unregelmäßiger und zu schneller Herzschlag
> ▼

Tab. 1.3. Lokalisation und Auswirkung der wichtigsten Erregungsbildungs- und Erregungsleitungsstörungen

	Lokalisation	Auswirkung
Störungen der Erregungsbildung		
Respiratorische Arrhythmie	Sinusknoten	Harmlose Frequenzschwankungen
Extrasystolen	– Sinusknoten, Vorhof – AV-Knoten – Kammerbereiche	– Vorzeitig einsetzende Kammersystole – Vorzeitig einsetzende Kammersystole – Kammer und Vorhof schlagen getrennt
Tachykardien	– Sinusknoten (Sinustachykardie) – Vorhofmuskulatur, AV-Knoten (paroxysmale Tachykardie)	– Frequenz selten > 150/min (Begleitsymptom bei Fieber u. a.) – Frequenz bis 220/min (anfallsweises Auftreten)
Vorhofflattern, Vorhofflimmern	Vorhof	Frequenzsteigerung des Vorhofs, wobei die Erregung unregelmäßig zur Kammer weitergeleitet wird. Bei Vorhofflimmern entsteht eine absolute Arrhythmie.
Störungen der Erregungsleitung		
AV-Block I. Grades	Erregungsleitung vom Vorhof zur Kammer	Keine
AV-Block II. Grades		
Typ I (Wenckebach)	AV-Knoten	Ausfall einzelner Kammersystolen
Typ II (Mobitz)	His-Bündel	Ausfall einzelner Kammersystolen
AV-Block III. Grades (totaler AV-Block)	Erregungsleitung vom Vorhof zur Kammer	Vollständige Dissoziation (Trennung) von Vorhof- und Kammertätigkeit, Einsetzen der Kammerautomatik
Schenkelblock		
linksseitig	Linker Schenkel des His-Bündels	Kammern schlagen nicht mehr synchron
rechtsseitig	Rechter Schenkel des His-Bündels	Kammern schlagen nicht mehr synchron

- Bradyarrythmie: unregelmäßiger und zu langsamer Herzschlag
- Extrasystolen: Herzschlag außerhalb des normalen Rhythmus
- Ventrikuläre Extrasystolen: irreguläre Herzschläge mit Ursprung im Kammermyokard
- Supraventrikuläre Extrasystolen: Extrasystolen mit Erregungsursprung im Sinusknoten

1.4.1 Bradykarde Herzrhythmusstörungen

Bradykardien entstehen für gewöhnlich durch eine Störung der Reizbildung im Sinusknoten oder aufgrund einer gestörten Erregungsleitung, wenn etwa die Überleitung vom Vorhof auf die Kammer blockiert ist. Es handelt sich um eine gefährliche Komplikation vieler kardialer Erkrankungen.

Sinusbradykardie

Von einer Sinusbradykardie spricht man bei einer **Schlagfrequenz von < 60/min.** Bei Sportlern kann dies Ausdruck eines starken Vagotonus sein und ist nicht behandlungsbedürftig. Die Rhythmusstörung kann ansonsten durch eine mangelhafte Blutversorgung des Gehirns zu Schwindel und Bewusstlosigkeit führen. In der Klinik geht es v. a. darum, die Ursache ausfindig zu machen. Wird nämlich die zugrunde liegende Erkrankung erfolgreich therapiert, verschwindet zumeist auch die Bradykardie. Nur bei schwerer akuter Symptomatik muss ein Herzschrittmacher implantiert werden.

> **Praxistipp**
> Herzschrittmacher können in ihrer Funktion durch Magnetfelder beeinträchtigt werden. Gewisse Vorsicht ist geboten beim Umgang mit Handys; auch Diebstahlsicherungen in Kaufhäusern oder die Kernspintomographie können sich auf den Schrittmacher auswirken.

Karotissinussyndrom

Bei dieser Erkrankung liegt eine Überempfindlichkeit der Pressorezeptoren in der Karotisgabel vor. Eine leichte Karotisreizung löst bereits reflexartig Bradykardie und Hypotonie aus.

Betroffen sind zumeist ältere Menschen mit arteriosklerotischen Gefäßveränderungen. Bei spontanen Kopfbewegungen erleiden die Patienten akuten Schwindel oder eine Synkope. Die Symptomatik kann diagnostisch wegweisend sein.

1.4.2 Tachykarde Herzrhythmusstörungen

Von Tachykardien spricht man bei einer **Herzfrequenz von > 100 Schlägen/min.** Bei den im Folgenden besprochenen supraventrikulären Tachykardien liegt das Erregungsbildungszentrum in den Vorhöfen.

Sinustachykadie

Die Sinustachykardie geht vom Sinusknoten aus. Sie übersteigt selten eine Frequenz von 150 Schlägen/min und tritt als Begleitphänomen auf, etwa bei Fieber, Aufregung, Koffeingenuss und Nikotinabusus, aber auch bei entzündlichen Herzerkrankungen oder bei Schilddrüsenüberfunktion (Hyperthyreose). Die Behandlung besteht in der Behebung des Grundleidens. β-Blocker und Kalziumantagonisten sind hilfreich.

Bei einer sog. paroxysmalen supraventrikulären Tachykardie handelt es sich um ein anfallartiges Herzrasen. Der Puls steigt auf 160–200 Schläge/min.

> **Praxistipp**
> Kurzfristig kann das Trinken von einem Glas kalten Wassers den Vagotonus aktivieren.
> Eine andere Maßnahme ist der Valsalva-Pressversuch: Man lässt den Patienten tief einatmen, den Atem anhalten und pressen.

Vorhofflattern und Vorhofflimmern

Das Vorhofflattern ist eine potenziell lebensbedrohliche Rhythmusstörung, der fast immer eine organische Erkrankung zugrunde liegt, z. B. eine Vorhoferweiterung oder eine Schilddrüsenüberfunktion. Die Herzkontraktionen sind zwar regelmäßig, weisen aber eine **Frequenz von 250–300/min** auf. In der Regel wird nur jede zweite oder dritte Vorhoferregung auf die Herzkammer übertragen, was vom Patienten dann noch toleriert wird. Kommt es jedoch zu einer 1-zu-1-Überleitung, resultiert daraus Kammerflattern oder Kammerflimmern.

Beim Vorhofflimmern werden **Frequenzen von 350–600 Kontraktionen/min** erreicht (▣ Abb. 1.6). Da die Erregung nur unregelmäßig übergeleitet werden kann, schlägt auch das Herz unregelmäßig. Auch beim Vorhofflimmern sind organische Ursachen auszumachen, wie etwa Herzklappenfehler, Linksherzinsuffizienz oder Bluthochdruck. Bei der anfallsartigen (paroxysmalen) Form treten Herzklopfen, mitunter Schwindel, Synkopen und Atemstörungen auf, verbunden mit ausgeprägten Angstgefühlen.

Eine schwerwiegende und gefürchtete Komplikation ist die Bildung von Thromben, die sich ablösen und eine **Hirnembolie** verursachen können.

> **Besteht ein permanentes Vorhofflimmern, beträgt das Embolierisiko etwa 5%.**

Therapie

Die Behandlung zielt auf die Ausschaltung der Ursache. Darüber hinaus kann man mit Antiarrhythmi-

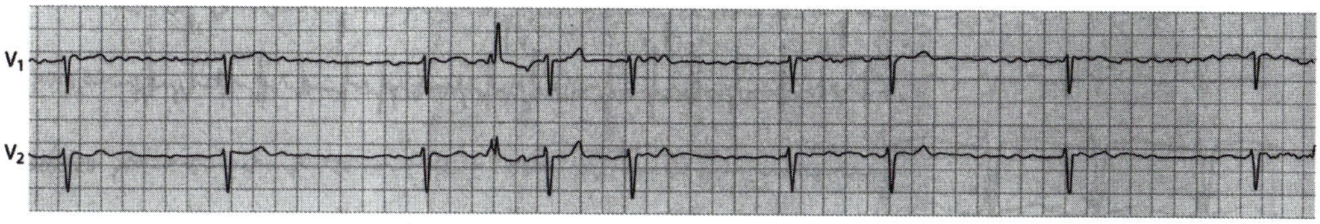

Abb. 1.6. Vorhofflimmern im EKG

ka versuchen, den Normalrhythmus wiederherzustellen. Die Therapieentscheidung muss aber sorgfältig abgewogen werden, denn die zur Verfügung stehenden Medikamente sind bei weitem nicht immer erfolgreich und obendrein nicht frei von Risiken. Heute ist man mit einer spezifischen antiarrhythmischen Behandlung zurückhaltend. Studien haben im Übrigen gezeigt, dass es nicht unbedingt erforderlich ist, in jedem Fall einen Sinusrhythmus wiederherzustellen. Von großer Bedeutung ist aber – insbesondere bei Vorhofflimmern – eine Thromboembolieprophylaxe. Die Prognose hängt von der Grunderkrankung ab.

1.4.3 Störungen der Erregungsleitung

AV-Block

Die Blockierung der Erregungsleitung vom Vorhof auf die Kammern kann zur verlangsamten Überleitung oder zur Unterbrechung der Erregungsleitung führen. Daraus ergeben sich verschiedene Krankheitsbilder:

- **AV-Block 1. Grades:** Hier ist die Erregungsüberleitung verzögert.
- **AV-Block 2. Grades:** Die Überleitung ist periodisch beeinträchtigt, also bei jedem zweiten, dritten oder vierten Herzschlag (Wenckebach-Periode). Sie kann immer weiter nachlassen und schließlich ganz abbrechen. Beim Mobitz-Typ liegt die periodische Leitungsunterbrechung in der Nähe des His-Bündels. Dadurch kann ein vorübergehender doppelseitiger Linksschenkelblock eintreten.
- **AV-Block 3. Grades:** Hier liegt ein totaler AV-Block mit vollständiger und dauerhafter Unterbrechung der Erregungsüberleitung vor. Kammer und Vorhof schlagen unabhängig voneinander. Oftmals besteht gleichzeitig ein Kammerflimmern. Es besteht die Gefahr eines lebensbedrohlichen Adam-Stokes-Anfalls durch eine längeres Ausbleiben einer Systole zwischen dem Beginn des totalen Blocks und dem Einsetzen eines Kammersatzrhythmus. Die Patienten werden akut bewusstlos und können krampfen. Im Gegensatz zur Epilepsie besteht ein Atemstillstand.

Therapie

Die Therapie besteht in der Implantation eines Herzschrittmachers. Beim Adam-Stokes-Anfall kann die Reanimation lebensrettend sein.

Extrasystolen

Extrasystolen sind Herzaktionen, die nicht zum Normalrhythmus gehören. Sie können organisch bedingt sein, aber auch durch Gifte oder überdosierte Medikamente hervorgerufen werden. Je nach Lokalisation werden **supraventrikuläre** und **ventrikuläre** Extrasystolen unterschieden.

Extrasystolen sind nicht unbedingt krankhaft, sie kommen oft auch bei gesunden Menschen vor. Man nimmt sie als Herzstolpern oder als Aussetzer der Herzaktion wahr. Stress, Übermüdung, Aufregung oder vegetative Labilität können die Ursache sein. Andererseits können sie infolge einer KHK, einer Kardiomyopathie oder einer Herzmuskelentzündung auftreten. Auch nichtkardiale Ursachen, wie Elektrolytstörungen, können Extrasystolen hervorrufen.

Geht die normale Reizbildung vom Sinusknoten, dem Vorhof oder dem AV-Knoten aus, wird eine normale, wenn auch vorzeitig einsetzende Kammersystole ausgelöst. Der Rhythmus geht dann normal weiter.

Bei ventrikulären Extrasystolen liegt der Ursprung in der Herzkammer, wobei der Sinusrhythmus erhalten ist, weil der Sinusknoten nicht rückwärts erregt wird. Zwischen der vorzeitig einfallenden und der regulären Systole des Herzmuskels entsteht eine kompensatorische Pause, die als Herzstolpern imponiert.

Therapie

Ob der Patient behandlungsbedürftig ist, entscheidet sich oft anhand der Ergebnisse einer Langzeit-EKG-Untersuchung. Bei (herz-)gesunden Menschen kann der Betroffene mit Aufklärung über die Harmlosigkeit der Beschwerden beruhigt werden. Liegen organische Ursachen vor, ist die Therapie des Grundleidens angezeigt.

Schenkelblock

Die Erregungsblockierung unterhalb des His-Bündels bezeichnet man als Schenkelblock. Die Reizleitung ist dabei verzögert oder unterbrochen. Je nachdem, welcher Kammerschenkel betroffen ist, spricht man von **Links- oder Rechtsschenkelblock**. Letzterer tritt v. a. bei degenerativen Herzerkrankungen und bei Septumvorderwandinfarkt auf. Prognostisch ungünstiger ist der Linksschenkelblock, der bei dekompensiertem Bluthochdruck, Myokarditis und KHK sowie nach Herzinfarkt auftritt. Die Therapie gilt dem Grundleiden, in bestimmten Fällen wird ein Herzschrittmacher eingesetzt.

1.5 Endokarditis und Perikarditis

1.5.1 Rheumatische Endokarditis

Die Endokarditis ist eine Entzündung der Herzinnenwand. Vor allem ist der Klappenapparat betroffen. Zumeist handelt es sich um eine **rheumatische Endokarditis**. Die Erkrankung war früher als Spätkomplikation einer Angina tonsillaris gefürchtet, tritt heute aber nur noch selten auf. Der Grund für den Rückgang ist letztlich nicht geklärt.

Klinisches Bild

Die Erkrankung nimmt von einem **Racheninfekt** mit β-hämolysierenden Streptokokken der Gruppe A ihren Ausgang. Nach einem etwa 3 Wochen andauernden beschwerdefreien Intervall bilden sich im Rahmen einer Immunisierung Antikörper, die das rheumatische Fieber als Folgekrankheit hervorrufen. Die Patienten bemerken ein Anschwellen der mittleren und großen Gelenke, das Fieber steigt wieder an, und es kann eine Chorea minor auftreten. Am Herz manifestiert sich die Entzündung vorwiegend am Endokard der Klappen, sie kann aber auch das Myokard ergreifen. Manifeste Spätschäden werden v. a. an der Mitral- und der Aortenklappe gefunden. Bei jedem zweiten Betroffenen erkranken beide Klappen.

Hauptsymptom der Endokarditis ist oft eine Tachykardie, hinzu gesellen sich Allgemeinsymptome, wie Fieber, Appetitlosigkeit, Schwäche und Arthralgien. Am Herz kann man Herzgeräusche wahrnehmen, die durch die Klappenschädigung und ihre Auswirkungen auf den Blutstrom hervorgerufen werden.

Therapie

> **Die Gabe von Antibiotika im frühen Stadium ist entscheidend, um eine bleibende Klappenschädigung zu verhindern.**

Gelingt dies nicht, können **Komplikationen** auftreten: Herzinsuffizienz, Ventrikelseptumdefekt, Perikarditis. Daneben sind auch Embolien und septische Verläufe möglich. Ein nicht behandeltes rheumatisches Fieber kann außerdem zu einer schweren Nierenschädigung (Gomerulonephritis, Niereninfarkt etc.) führen.

> **Praxistipp**
> Patienten mit Endokarditis müssen zunächst voll gepflegt werden, da sie strenge Bettruhe einzuhalten haben. Pflegende sollten auf einen Fieberanstieg achten. In diesem Fall muss rasch eine Blutkultur angefertigt werden, um mögliche Erreger identifzieren zu können. Die Flüssigkeitsbilanzierung lässt Rückschlüsse auf eine Nierenschädigung zu. Plötzlich auftretende Sehstörungen weisen auf Mikroembolien in den Netzhautgefäßen hin.

1.5.2 Perikarditis

Bei der Perikarditis handelt es sich um eine Entzündung des Herzbeutels. Die Erkrankung tritt oft gleichzeitig mit einer Myokarditis auf. Sie ist zu 70% **idiopathisch**. Möglicherweise spielen Infektallergien oder autoimmunologische Vorgänge eine Rolle. Die Perikarditis beginnt nicht selten nach einem grippalen Infekt, oft sind junge Männer betroffen. Bekannte Ursachen sind Tuberkulose, Aids und rheumatisches Fieber.

Klinisches Bild

Die Erkrankung beginnt mit Brustschmerzen, Beklemmungsgefühl, das im Liegen stärker wird, atemabhängigen Schmerzen und allgemeinem Krankheitsgefühl. Bei der Auskultation des Herzens kann man mitunter ein Perikardreiben hören – allerdings nur zu Beginn der Erkrankung, denn bald kommt es zu einer serösen Ausschwitzung. Bei dieser sog. **feuchten Perikarditis** vermehrt sich die perikardiale Flüssigkeit, und es kann dann zu einer Behinderung der diastolischen Ventrikelfüllung kommen, das Herzschlagvolumen nimmt ab und ein kardiogener Schock droht. Um eine solche sog. **Herzbeuteltamponade** zu beheben, wird der Herzbeutel unter echokardiographischer Kontrolle punktiert.

Therapie

Die Therapie richtet sich nach der Grunderkrankung. Wichtig ist Bettruhe.

Komplikationen

In Spätstadien können im Rahmen einer konstriktiven Perikarditis auftretende Narbenschrumpfungsprozesse zu Verwachsungen führen, in denen sich schlimmstenfalls Kalkspangen bilden, die das Herz regelrecht einmauern (**Panzerherz**). Dadurch wird die Ventrikelfüllung geschwächt und eine Herzinsuffizienz ist die Folge. In diesen Fällen muss eine Herzoperation erfolgen (Dekortikation, Entschwielung).

1.6 Herzmuskelerkrankungen

1.6.1 Myokarditis

Die Herzmuskelentzündung tritt oft als Begleiterkrankung auf und ist nur selten ein schweres Krankheitsbild. Zumeist sind **Virusinfekte** die Ursache, die Myokarditis kann aber auch nach bakteriellen oder nach Pilz- und Parasiteninfekten auftreten.

Klinisches Bild

Die Symptomatik kann recht unterschiedlich ausfallen. Allgemeine Schwäche, Abgeschlagenheit und Fieber, aber auch Atemnot und Herzsensationen kommen vor. Bei der klinischen Untersuchung des Herzens fallen oft Herzrhythmusstörungen auf.

Therapie und Prognose

Eine strenge Bettruhe ist von symptomatischen Patienten einzuhalten, wobei eine Thromboseprophylaxe angezeigt ist. Bei bestehender Grunderkrankung muss diese therapiert werden; bei bakterieller Myokarditis werden Antibiotika nach Erregernachweis in der Blutkultur verabreicht. Bei Symptomfreiheit erfolgt die allmähliche Mobilisation. Die Krankheit heilt zumeist folgenlos aus; schwere Verlaufsformen, die in eine Herzinsuffizienz münden, sind aber auch möglich.

1.6.2 Dilatative Kardiomyopathie

Es handelt es sich um eine ursächlich ungeklärte Herzmuskelerkrankung, bei der die Ventrikel erweitert (dilatiert) sind und die Pumpleistung herabgesetzt ist. Die Erkrankung kann in jedem Lebensalter auftreten, der Erkrankungsgipfel liegt um das 40. Lebensjahr.

Klinisches Bild

Die dilatative Kardiomyopathie äußert sich als eine beide Herzkammern betreffende fortschreitende **Herzinsuffizienz**. Weil sich die Herzkammern immer weiter vergrößern, hat das Herz auf lange Sicht immer weniger Kraft, das zunehmende Blutvolumen aus dem Herz in die Lungenaterien bzw. die Aorta zu pumpen. Die Entwicklung ist fatal, weil auf diese Weise die Schwächung der Herzkammern zu einer weiteren Größenzunahme führt. Als Folge davon schließen die Herklappen irgendwann nicht mehr richtig, wodurch die Herzinsuffizienz noch weiter zunimmt.

Therapie und Prognose

Die symptomatische Behandlung besteht in der Eindämmung der Herzinsuffizienz und möglicher Rhythmusstörungen sowie in der Embolieprophylaxe.

> **Insgesamt ist die Prognose ungünstig. Jeder fünfte Patient stirbt an einer Embolie, nur gut 50% der Betroffenen überleben länger als 5 Jahre nach Diagnosestellung.**

Im Endstadium bleibt als letzte Möglichkeit die Herztransplantation.

1.7 Herzklappenerkrankungen (Vitien)

Es handelt sich um Fehlfunktionen des Herzklappenapparats durch Veränderungen des Klappengewebes, zumeist durch eine abgelaufene Endokarditis oder aber durch degenerative Prozesse.

Da die Endokarditis zumeist die linken Herzklappen befällt, überwiegen **Mitral- und Aortenklappenfehler**. Es bildet sich durch Schrumpfungsprozesse der Klappensegel eine Verschlussunfähigkeit aus, die dann als **Aorten- oder Mitralklappeninsuffizienz** bezeichnet wird. Überwiegen Verwachsungen, Verdickungen und Auflagerungen, entsteht das Bild einer **Mitral- oder Aortenstenose**. Beide Vorgänge können auch nebeneinander bestehen (kombiniertes Vitium). Die Verlauf kann akut oder chronisch sein. Eine akute Insuffizienz tritt durch Klappenperforation oder -einriss auf, akute Stenosen sind hingegen selten.

1.7.1 Mitralklappenstenose

Pathophysiologie und klinisches Bild

Der linke Vorhof muss das Blut in der Systole durch die verengte Klappenöffnung pressen. Durch das Hindernis entsteht ein erhöhter Druck im Vorhof, der darauf mit einer Hypertrophie antwortet. Damit steigt die Gefahr eines Blutrückstaus in die Lunge (Lungenödem). Es entsteht eine **pulmonale Hypertonie** mit schwerer Gasaustauschstörung. Später wird zumeist auch der rechte Vorhof in Mitleidenschaft gezogen, da durch die Überdehnung der Kammer eine relative Insuffizienz der Trikuspidalklappe entsteht. Nunmehr strömt das Blut bei jeder Kammersystole durch den Vorhof zurück in die großen Körpervenen. Folge ist eine **Rechtsherzinsuffizienz**.

Nur wenige Patienten sind längere Zeit beschwerdefrei. Meist klagen sie schon früh über Kurzatmigkeit, die selbst in Ruhe auftreten kann. Nächtliches Husten, das die Kranken zum Aufsitzen zwingt, deutet auf ein sich entwickelndes Lungenödem hin. Bei der Auskultation hört man typischerweise einen paukenden ersten Herzton und ein diastolisches Geräusch, das durch das Zurückschnellen der stenosierten Mitralklappensegel entsteht.

Therapie und Prognose

Die Behandlung zielt zunächst auf die Beseitigung oder Linderung von Herzinsuffizienz und Rhythmusstörungen. Daneben ist eine Endokarditisprophylaxe erforderlich. In weiter fortgeschrittenen Stadien, wenn bei leichten Anstrengungen bereits Beschwerden bestehen, kommt eine operative Klappenrekonstruktion oder ein Klappenersatz in Betracht. Die Operation sollte rechtzeitig durchgeführt werden.

> **Die Prognose hängt von den Komplikationen, wie Embolie, Vorhofflimmern und Lungenhochdruck, ab.**

1.7.2 Mitralklappeninsuffizienz

Pathophysiologie und klinisches Bild

Die Mitralinsuffizienz ist der häufigste Klappenfehler. Sie entsteht fast immer auf dem Boden einer **Endokarditis**. Klappensegeldefekte und -schrumpfungen führen zur Verschlussunfähigkeit, wobei daneben meist auch eine Stenose erkennbar ist. Durch die Klappeninsuffizienz strömt während der Kammersystole Blut in den linken Vorhof zurück. Das Pendelblut bedeutet eine Mehrbelastung, die zunächst durch eine Hypertrophie wieder ausgeglichen wird. Dabei entsteht schon früh ein erhöhter Druck im Lungenkreislauf, was eine Mehrarbeit der rechten Kammer erfordert. Kommt es zum Versagen der linken Kammer, strömt Blut in den linken Vorhof zurück, der den nötigen Kraftaufwand nicht mehr leisten kann. Hat der Vorhof Zeit zur Anpassung, entsteht eine langsam fortschreitende Herzinsuffizienz, bei raschem Verlauf droht dagegen ein akutes Kreislaufversagen. Bei nicht zu schwer geschädigten Klappen ist die Herzfunktion jahrelang kompensiert.

Eine Mitralinsuffizienz kann auch durch einen Mitralklappenprolaps (eine Vorwölbung der beiden Mitralsegel in den linken Vorhof) entstehen. Oft ist diese Besonderheit aber klinisch unbedeutend.

Bei der Auskultation hört man einen leisen ersten Herzton und ein Geräusch über der Herzspitze während der gesamten Systole.

Therapie

Die Behandlung konzentriert sich auf die Besserung der Herzinsuffizienz sowie auf Thromboemboliephylaxe, Rhythmuskontrolle und Endokarditisprophylaxe.

1.7.3 Aortenklappenstenose

Hierbei handelt es sich um eine Verengung der linksventrikulären Ausflussbahn im Bereich der Aortenklappe. Die Erkrankung tritt v. a. bei älteren Menschen auf. Zumeist liegt ein arteriosklerotisch-degenerativer Prozess zugrunde. Die Aortenstenose tritt oft in Kombination mit einer Aorteninsuffizienz auf.

Pathophysiologie und klinisches Bild

Durch Verwachsung der Klappenteile wird die Aorteneinstrombahn verengt, sodass die linke Kammer das Blut mit erhöhtem Druck durch die Öffnung pressen muss. Auch hier stellt sich eine Hypertrophie der linken Herzkammer ein. Die Entwicklung verläuft aber zumeist langsam, sodass die Aortenstenose über lange Zeit symptomlos bleibt.

Durch den hohen Füllungsdruck am Ende der Diastole werden die Koronargefäße schlechter durchblutet.

Ist die Krankheit weiter fortgeschritten, erleben die Patienten einen Leistungsknick mit rascher Ermüdbarkeit, Schwindel und auch Synkopen als Ausdruck eines absinkenden Herzminutenvolumens.

Therapie

In den Frühstadien steht die Endokarditisprophylaxe im Vordergrund. Im weiteren Verlauf müssen sich die Patienten schonen. Bei Auftreten von Symptomen verbessert der operative Klappenersatz die Prognose, die ansonsten schlecht ist.

1.8 Kongenitale Herzfehler

Etwa 1% aller Neugeborenen kommen mit Herz- und Gefäßmissbildungen auf die Welt. Angeborene Herzfehler entstehen in den ersten Wochen der Schwangerschaft durch eine Keimschädigung infolge infektiöser, metabolischer oder pharmaklogischer Noxen oder durch die Einwirkung ionisierender Strahlen. Etwa 85% dieser angeborenen Herzfehler können im Kindesalter operativ korrigiert werden. Am häufigsten sind Vorhof- und Ventrikelseptumdefekt sowie ein offener Ducus Botalli.

1.8.1 Vorhofseptumdefekt

Bei diesem angeborenen Defekt besteht eine offene Verbindung zwischen den beiden Vorhöfen durch Defekte in der Vorhofscheidewand. Der Vorhofseptumdefekt kann zusammen mit fehleinmündenden Lungenvenen auftreten, gelegentlich sind auch die Klappensegel defekt.

Pythophysiolgie und klinisches Bild

Durch den höheren Druck im linken Vorhof wird dem venösen Blut im rechten Vorhof arterielles Blut beigemischt und gelangt auf diese Weise in den kleinen (Lungen-)Kreislauf. Bei kleinem Shunt-Volumen bestehen keine Beschwerden, und die Lebenserwartung ist nicht beeinträchtigt. Größere Defekte jedoch sorgen durch die Überlastung der rechten Herzkammer und führen bereits im frühen Kindesalter zu Beschwerden:

- Leistungsminderung,
- Ermüdbarkeit,
- Blässe und
- Atemnot bei Belastung (Belastungsdyspnoe).

Infolge der Überdehnung des Vorhofs kann es zu Vorhofflimmern kommen.

Diagnose und Therapie

Mittels **Echokardiographie** lassen sich die pathologischen Strömungen bildlich darstellen. Bei einem Shuntvolumen von > 30% muss der Defekt operativ geschlossen werden, bevor sich eine pulmonale Hypertonie entwickelt.

Patienten mit Vorhofseptumdefekt haben bei rechtzeitiger Korrektur eine gute Prognose.

1.8.2 Ventrikelseptumdefekt

Hier besteht eine offene Verbindung zwischen linker und rechter Herzkammer. Bei jedem zweiten Patienten ist der Herzfehler mit anderen Herzanomalien assoziiert.

Pathophysioloie und klinisches Bild

Wanddefekte zwischen den Herzkammern führen dazu, dass das Blut unmittelbar von der einen Herzhälfte in die andere übertreten kann. Da die linke Herzhälfte normalerweise wesentlich kräftiger ist als die rechte, kommt es i. d. R. zu einem **arteriell-**

venösen (Links-rechts-)Shunt, d. h. zu einem Übertreten arteriellen Blutes in das rechte Herz. Gelegentlich tritt eine Shunt-Umkehr auf, also ein Übertreten von venösem Blut in das linke Herz. Dies ist v. a. bei hochsitzenden Defekten der Fall, wenn diese mit einem Hochdruck im kleinen Kreislauf vergesellschaftet sind.

Bei kleinen Shunt-Volumen ist der Defekt symptomlos. Bei größeren Defekten sind häufige bronchopulmonale Infekte, aber auch Luftnot, Gedeihstörungen und Herzinsuffizienz zu beobachten.

Diagnose und Therapie

Bei der Auskultation ist ein bandförmiges Systolikum zu hören. Die **Echokardiographie** bringt den Defekt und die Strömungsumkehr zur Darstellung. Daneben gibt es typische **röntgenologische Zeichen** (Herzvergrößerung) und Hinweise im **EKG** (Linksherzhypertrophie).

Der Defekt schließt sich bei etwa einem Drittel der Patienten von allein. Wenn dies nicht geschieht, ist der operative Verschluss geboten. Besteht ein sehr großes Shunt-Volumen, wird die Operation bereits im Säuglings- oder Kleinkindesalter durchgeführt.

> **Nach gelungener Operation ist die Lebenserwartung normal.**

1.8.3 Offener Ductus Botalli

Hiermit bezeichnet man eine nach der Geburt fortbestehende irreguläre Verbindung zwischen Aorta und A. pulmonalis. Normalerweise verschließt sich die postnatal noch bestehende Verbindung zwischen den beiden Gefäßen (Ductus arteriosus Botalli) innerhalb der ersten Lebenswochen. Insbesondere bei Frühgeborenen kann der Duktusverschluss verzögert einsetzen oder ganz ausbleiben.

Klinisches Bild

Auch hier bildet sich wegen des größeren Drucks im großen Kreislauf ein **Links-rechts-Shunt**. Je nach Größe des Shunt-Volumens sind die Symptome unterschiedlich: Manche Patienten sind beschwerdefrei, andere klagen über Atemnot unter Belastung oder über Herzklopfen.

Diagnose

Bei der **Auskultation** hört man ein typisches kontinuierliches »Maschinengeräusch« über dem 2. Zwischenrippenraum. Auch hier zeigt sich der Defekt sehr gut in der **Echokardiographie**.

Therapie

Man kann versuchen, den Verschluss des Ductus Botalli medikamentös herbeizuführen, z.B. durch Gabe von Indometazin. Wichtig ist dabei eine parallel durchgeführte Endokarditisprophylaxe. Man kann den Verschluss auch mit Hilfe eines Katheters herbeiführen oder durch einen offenen operativen Eingriff. Der Verschluss sollte erfolgen, bevor sich eine Herzinsuffizienz entwickelt hat. Bei adäquater Therapie ist die Prognose sehr gut.

Krankheiten des Gefäß- und Kreislaufsystems

2.1 Einleitung

Wenn von Krankheiten des arteriellen Gefäßsystems die Rede ist, dann geht es in erster Linie um die Folgen der **Arteriosklerose**. Dieser Begriff bezeichnet eine ganze Reihe von degenerativen Gefäßveränderungen, die zu Elastizitätsverlust und Einengung des Arterienlumens führen und gleichzeitig eine Regulationsstörung des Gefäßtonus hervorrufen. Umgangssprachlich spricht man zumeist von Arterienverkalkung.

Der arteriosklerotische Gefäßumbau ist im Grunde eine physiologische Erscheinung, die sich mit zunehmendem Alter unweigerlich ausbildet. Erste Veränderungen dieses fortschreitenden Prozesses finden sich bereits bei gesunden jungen Erwachsenen. Neben einer **genetischen Disposition** ist für eine vorzeitige oder raschere Entwicklung einer Arteriosklerose die Einwirkung der folgenden **Risikofaktoren** entscheidend:

- Rauchen,
- Fettstoffwechselstörungen (erhöhter LDL-Cholesterin-Spiegel, niedriger HDL-Cholesterin-Spiegel),
- Bluthochdruck,
- Diabetes mellitus,
- Übergewicht,
- Bewegungsmangel.

Eine lückenlose pathogenetische Aufklärung der Arteriosklerose ist trotz erheblichem wissenschaftlichen Aufwand bislang nicht gelungen. Allerdings gibt es eine Vielzahl von Erkenntnissen und Befunden, die in verschiedene Theorien eingegangen sind. Sie können in diesem Rahmen nicht ausführlich besprochen werden. Wir beschränken uns im Folgenden auf einige wichtige Aspekte.

Der Prozess der Arteriosklerose nimmt seinen Ausgang offenbar von der Gefäßinnenwand, dem **Endothel**. Die **»Response-to injury«-Theorie** geht davon aus, dass bestimmte schädigende Faktoren eine Dysfunktion des Endothels auslösen. Dabei treten Sauerstoffradikale und Stickstoffmonoxid (NO) als Gegenspieler auf. NO schützt die Gefäße, indem es diese entspannt, das Einwandern von Makrophagen in die Gefäßwand verhindert und die Aggregation von Blutplättchen hemmt. Reichern sich Sauerstoffradikale im Blut an, wird die Verfügbarkeit von NO und dessen Schutzwirkung herabgesetzt. Durch diesen und andere Mechanismen wird das Endothel in seiner Funktionstüchtigkeit behindert, bis die Bahn frei ist für Monozyten, die durch die Intima eindringen, sich unter der Gefäßinnenschicht als Makrophagen einnisten und einen Entzündungsprozess in Gang bringen. Die Interaktion zwischen Gefäßwand und Makrophagen regt diese zur Produktion von Wachstumsfaktoren an, die für eine Vermehrung der glatten Muskelzellen in der Media verantwortlich gemacht werden. Vor allem aber nehmen die Fresszellen LDL-Cholesterin-Partikel in sich auf und bilden sich zu Schaumzellen um, dem Hauptbestandteil der sog. **arteriosklerotischen Plaques** (▣ Abb. 2.1).

Eine Plaque kann im Laufe der Zeit in die Media hineinwuchern. Das Gefäß wird dadurch noch nicht verengt. Die Gefahr ergibt sich vielmehr aus dem Umstand, dass arteriosklerotische Plaques die Neigung haben, zu zerreißen und ein **Ulkus** zu hinterlassen, an das sich dann Thrombozyten anlagern. Eine solche **Thrombusformation** engt das Gefäß zunehmend ein (Stenose) oder verschließt es sogar (Obliteration). Zudem lagern sich Kalksalze in der Intima ein und führen zur Verkalkung.

In den vergangenen Jahren ist zudem diskutiert worden, ob das Bakterium **Chlamydium pneumo-**

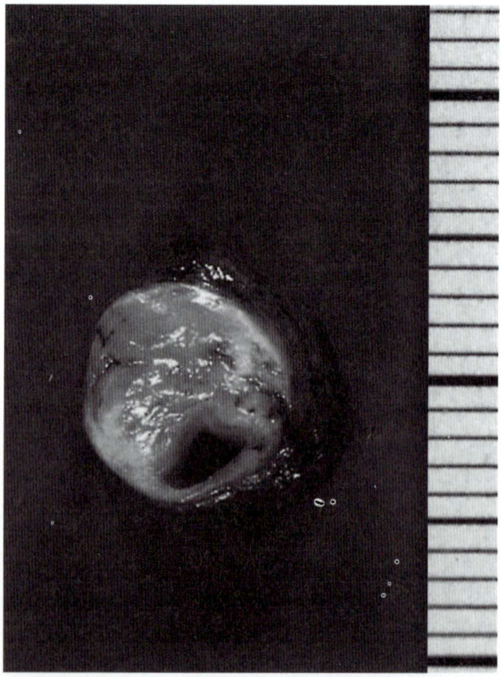

▣ **Abb. 2.1.** Gemischte (weiche und verkalkte) Plaque

niae eine ursächliche Rolle bei der Arterioskleroseentstehung spielt. In arteriosklerotischen Gefäßen ist der Erreger vermehrt nachweisbar. Es könnte sein, dass Chlamydien die Makrophagen infizieren und von diesen in die Gefäßwand eingeschleppt werden. Inwieweit die Erreger aber eine Rolle im arteriosklerotischen Geschehen spielen, ist weiter unklar, womöglich handelt es sich bei ihnen doch nur um wenig bedeutsame Trittbrettfahrer. Bisherige Studien haben jedenfalls nicht zu zeigen vermocht, dass die Bekämpfung der Chlamydien mit Antibiotika die Arteriosklerose und ihre Folgen nachhaltig beeinflusst.

Die Auswirkungen der Arteriosklerose sind durch die Einengung oder den Verschluss des Lumens bedingt, wodurch **Minder- und Mangeldurchblutung (Ischämie)** im betroffenden Versorgungsgebiet auftreten. Die wichtigsten Erkrankungen sind die **koronare Herzkrankheit** (▶ s. S. 8), der **Schlaganfall** (▶ s. S. 208) sowie die in diesem Kapitel beschriebene **periphere arterielle Verschlusskrankheit** und das **arteriosklerotische Aneurysma**.

2.2 Erkrankungen der Gefäße

2.2.1 Periphere arterielle Verschlusskrankheit

Die periphere arterielle Verschlusskrankheit ist eine chronische Durchblutungsstörung der Beinarterien auf dem Boden einer fortgeschrittenen Arteriosklerose.

Klinisches Bild

Leitsymptom sind ziehende, krampfartige Muskelschmerzen, die den Patienten dazu zwingen, nach einer bestimmten Wegstrecke stehen zu bleiben. Um das erzwungene Anhalten zu überspielen, blicken manche Kranke wie absichtsvoll in die Auslagen der Geschäfte, weshalb man auch von der »**Schaufensterkrankheit**« spricht.

Diagnose

Bei der Untersuchung fällt die minderdurchblutete Extremität als blass und kühl auf, die Venenzeichnung ist vermindert, der Fußpuls abgeschwächt. Manchmal ist bei Stenosen im Bereich der A. femoralis ein Strömungsgeräusch hörbar. Sind mehrere Stenosen im Verlauf der Arterien vorhanden, spricht man von einem **Mehretagenverschlusstyp.** Oft bestehen am Fuß trophische Störungen, wie Haarverlust oder Nagelmykosen. Strömungsgeräusche sind bei diesen Patienten oft auch an der Halsschlagader (A. carotis) zu auskultieren. Eine genaue diagnostische Abklärung erfolgt heute mit Hilfe der Duplexsonographie.

Therapie

Zunächst geht es darum, bestehende Grundkrankheiten, wie Herzinsuffizienz oder Hypertonie, zu behandeln und kardiovaskuläre Risikofaktoren (Rauchen, erhöhte Blutfettwerte) auszuschalten. Die spezifische Behandlung umfasst je nach Krankheitsstadium ein **Gehtraining** und die **Gabe von Thrombozytenaggregationshemmern**. Bei fortgeschrittener Stenose kann auch eine Angioplastie mit lokaler Fibrinauflösung oder, bei arteriellem Verschluss, eine Bypass-Operation durchgeführt werden.

2.2.2 Aortenaneurysma

Das Aortenaneurysma ist eine **lokale Erweiterung** dieses großen Blutgefäßes. Am häufigsten ist der Abschnitt unterhalb des Abgangs der Nierenarterien betroffen. Es handelt sich beim Aneurysma um eine **Komplikation der Arteriosklerose**, von der vorwiegend Männer im mittleren bis höheren Lebensalter betroffen sind. Gelegentlich wird eine familiäre Häufung beobachtet.

Klinisches Bild

Aortenaneurysmen verursachen oft über lange Zeit überhaupt keine Beschwerden und werden allenfalls zufällig bei einer Ultraschalluntersuchung entdeckt. Manchmal bemerken die Patienten Pulsationen im Bauchraum. Bei plötzlichem Druckanstieg im Abdomen, z. B. durch Anheben von Lasten oder durch Pressen beim Stuhlgang, kann ein Aneurysma platzen.

> **Wegen der Größe des Gefäßes und dem hohen Druck verläuft die innere Blutung nicht selten tödlich.**

Therapie und Prognose

Die Prognose hängt von der Größe des Aneurysmas und von den zumeist vorhandenen weiteren arteriosklerotisch bedingten Gefäßerkrankungen (z. B. koronare Herzkrankheit, KHK) ab. Treten Symptome auf oder ist das Aneurysma größer als 5 cm oder nimmt es rasch an Größe zu, besteht die Indikation zu einem **gefäßchirurgischen Eingriff**. Die Prognose ist meist gut. Anders verhält es sich bei einer erforderlichen Notfalloperation, die jeder zweite Patient nicht überlebt.

2.2.3 Endangiitis obliterans

Es handelt sich um eine in Schüben verlaufende **Vaskulitis**, die allmählich zum Verschluss der Gefäße führt. Betroffen sind in erster Linie die kleinen Blutgefäße der unteren Extremität, seltener auch der oberen Extremität. Die Ursache ist zwar nicht geklärt, jedoch spielt Nikotin offenbar die entscheidende Rolle. Von der Erkrankung sind fast ausnahmslos Raucher betroffen, was zu der Bezeichnung **»Raucherbein«** geführt hat.

Klinisches Bild und Therapie

Meist beginnen die Symptome – Durchblutungsstörungen der Füße und der Hände, Parästhesien und Schmerzen – schon vor dem 40. Lebensjahr.

! Beachte

Die Erkrankung lässt sich nur dann entscheidend günstig beeinflussen, wenn die Patienten das Rauchen aufgeben.

Am gefährlichsten wirkt sich der Befall der Unterschenkelartierien (A. tibialis anterior und A. tibialis posterior) aus, da in diesem Bereich kein brauchbarer Umgehungskreislauf einspringen kann. Bei fortgesetztem Nikotinabusus kommt es zum Absterben der nicht mehr ausreichend mit Blut versorgten Gebiete, und es bleibt nur noch die **Amputation** des betroffenen distalen Gliedes. Hohe Amputationen sind dagegen kaum je erforderlich.

2.2.4 Raynaud-Syndrom

Das Raynaud-Syndrom beschreibt eine anfallsartig auftretende **Verengung der Finger- und Zehenarterien** als Ausdruck einer gestörten Vasomotorik. Die typischen Auslöser sind Stress und Kälte. Die Erkrankung betrifft v. a. junge Frauen nach der Pubertät. Mit Eintritt der Menopause tritt oft eine Besserung ein.

Ätiologie

Die Erkrankung kann **idiopathisch** (ohne erkennbare Ursache) oder auch **sekundär** auftreten, dann z. B. im Rahmen einer systemischen Erkrankung (Sklerodermie, Lupus erythematodes) oder als Folge von Vibrationstraumen (Presslufthammer).

Klinisches Bild

Die Attacken dauern Minuten bis Stunden und gehen mit **Schmerzen in den Fingern** einher. Als Zeichen des Gefäßspasmus sind die Finger zunächst weiß gefärbt. Infolge einer venösen Stase können die Finger auch blau werden, später färben sie sich als Zeichen einer reaktiven Hyperämie rot.

Prophylaxe und Therapie

Zur **Anfallsprophylaxe** werden empfohlen:
- Wärme,
- Vermeiden von Kälte,
- Abbau von Stress,
- Nikotinverzicht.

Medikamentös kommt in erster Linie der **Kalziumantagonist Nifedipin** zur Anwendung.

2.2.5 Thrombophlebitis

Es handelt sich um eine **Entzündung der oberflächlichen Venen** mit thrombotischer Verlegung des Lumens. Die Thrombophlebitis ist aber nur sehr selten Ausgangspunkt einer Embolie.

Ätiologie

Die Thrombophlebitis tritt zumeist nach vielen Jahren als **Spätkomplikatioon einer Varikosis** (Krampfadern) auf. Sie kann sich aber auch als **Sekundärerkrankung** infolge lokaler Infektionen, einer Throm bangiitis obliterans, von Autoimmunkrankheiten oder von Tumoren ausbilden. Dabei sind i. d. R. die Beine betroffen. Eine Thrombophlebitis des Armes ist zumeist Folge einer Infektion eines venösen Verweilkatheters.

Klinisches Bild

Bei dem Patienten erkennt man einen schmerzhaften, druckempfindlichen, derben Venenstrang. Als Zeichen der Entzündung ist die darüber liegende Haut rot und überwärmt sowie ödematös geschwollen. Die Patienten haben oft eine leicht erhöhte

Temperatur. Basiert die Thrombophlebitis auf einer Infektion, findet sich eine Eintrittspforte, und der Patient weist schwere Allgemeinsymptome auf, wie Fieber, Schüttelfrost und Sepsis.

Beachte
Hämodynamisch sind i. A. keine Auswirkungen zu erwarten, da der Hauptblutfluss über die tiefen Venen erfolgt.

Therapie

Die Thrombophlibitis wird medikamentös mit **Antiphlogistika** behandelt.

In Sonderfällen, wie der Varikophlebitis, kommt auch die **Stichinzision** als kleiner operativer Eingriff in Betracht. Hierbei wird das Blutgerinnsel exprimiert, was dem Patienten sofortige Erleichterung verschafft. Bei septischer Thrombophlebitis wird die infizierte Vene unter Antibiotikaschutz exzidiert.

Patienten mit oberflächlicher Thrombophlebitis werden mit einem Heparinsalbenverband versorgt und sollen sich unbedingt bewegen. Im Gegensatz dazu müssen Patienten mit tiefer Venenthrombose strikte Bettruhe einhalten.

2.2.6 Tiefe Bein- und Beckenvenenthrombose

Bei dieser Gefäßerkrankung liegt ein teilweiser oder kompletter **Verschluss einer der tiefen Hauptvenen** vor. Die Beinvenen sind doppelt so häufig betroffen wie die Beckenvenen.

Ätiologie und Pathogenese

Bei der Pathogenese spielen 3 Faktoren eine Rolle.

Pathogenese der tiefen Bein- und Beckenvenenthrombose

- **Schädigung des Endothels:** Die Gefäßwand kann mechanisch verletzt werden (Trauma, Operation), aber auch durch langes Sitzen oder körperliche Belastung bei Untrainierten in Mitleidenschaft gezogen werden.
- **Verlangsamung des Blutstroms:** Diese kann durch Immobilisation (z. B. Bettlägerigkeit, Gipsverband), aber auch durch eine Herzinsuffizienz oder eine Venenschwäche (postthrombotisches Syndrom) hervorgerufen sein.
- **Veränderte Blutzusammensetzung:** Diese kann zu einer erhöhten Thromboseneigung (Thrombophilie) beitragen. Es gibt vererbte Thrombophilien (z. B. Antithrombin-III-Mangel) und erworbene (z. B. bei Sepsis, Tumoren). Eine erhöhte Thromboseneigung ist auch bei Einnahme von Ovulationshemmern vorhanden, insbesondere bei Raucherinnen.

Allerdings verbleiben noch etwa ein Drittel der Thrombosefälle, deren Ursache sich nicht anhand dieser Mechanismen erklären lässt (**idiopathische Thrombose**).

Klinisches Bild

Tiefe Venentrombosen sind gar nicht so selten symptomlos und können dann nur mit Hilfe der Duplexsonographie festgestellt werden.

Die stumme Venenthrombose ist gefährlich, weil auch sie die potenziellen Komplikationen, wie Lungenembolie (▸ s. S. 40) und postthrombotisches Syndrom (▸ s. unten), nach sich ziehen kann.

Die symptomatische Venenthrombose gibt sich durch folgende **Beschwerden** zu erkennen:
- Berstungsschmerz in der Wade beim Gehen und Stehen,
- Ödem,
- livide Verfärbung, zumeist mit Überwärmung und auffälliger Zeichnung der Oberflächenvenen.

Therapie

Die Patienten müssen, anders als bei der Thrombophlebitis, sofort **Bettruhe** einhalten. Zur Auflösung des Thrombus wird **Heparin** verabreicht, zunächst als Bolus (5000 IE), dann als Dauerinfusion. Zur Nachbehandlung müssen die Patienten Marcumar einnehmen oder, bei Unverträglichkeit, Heparin s. c.

injizieren. **Kompressionsstrümpfe** sind über lange Zeit zu tragen, aber erst nach Abschwellung des Beines.

2.2.7 Postthrombotisches Syndrom

Unter dem postthrombotischen Syndrom werden Symptome zusammengefasst, die nach einer tiefen Beinvenenthrombose bestehen bleiben oder sich in deren Folge nach einigen Jahren ausbilden.

Pathogenese

Eine tiefe Beinvenenthrombose kann prinzipiell durch 2 Mechanismen überwunden werden:

- Entweder kommt es zu einer Rekanalisation, also der Wiederherstellung der Strohmbahn, oder
- es bildet sich ein Kollateralkreislauf bei verschlossener Strombahn.

Im Zuge der **Rekanalisation**, die oft unvollständig bleibt, werden durch einsprossendes Gewebe die Venenklappen zerstört – mit der Folge, dass bei jeder Muskelanspannung das Blut nicht nur in Richtung Herz befördert wird, sondern z. T. auch rückwärts (retrograd) fließt. Es bahnt sich schließlich seinen Weg über die epifaszialen Venenstämme, die nun als Kollateralvenen in Dienst gestellt werden. Ein bedeutender **Kollateralkreislauf** läuft über die V. saphena magna.

Durch das erhöhte Blutvolumen erweitern sich die Kollateralen, bis sich eine **Stammvarikose** mit der Unfähigkeit zum Klappenschluss ausbildet. Der Venendruck steigt, es tritt eine venöse Stase ein und es bildet sich ein chronisch-venöses **Stauungssyndrom**. Die Folgen sind trophische Störungen an der unteren Extremität. Neben erheblichen Hautveränderungen kommt es bei bis zu 50% der Patienten zu einem **Unterschenkelgeschwür** (◘ Abb. 2.2), das nur schwer heilt und oft sehr schmerzhaft ist.

Therapie

Die Behandlung richtet sich nach den Stadien der chronisch-venösen Insuffizienz. Zu Beginn, wenn Druck- und Schweregefühl sowie Ödeme bestehen, die Haut pigmentiert ist oder sich ein akutes Ulkus ausbildet, ist die **Kompressionstherapie** angezeigt. Bei chronischem Ulkus und einer Gewebeverhärtung oder wenn die Faszien dauerhaft komprimiert werden, sind **operative Eingriffe** unumgänglich (z. B. Fasziotomie oder Fasziektomie).

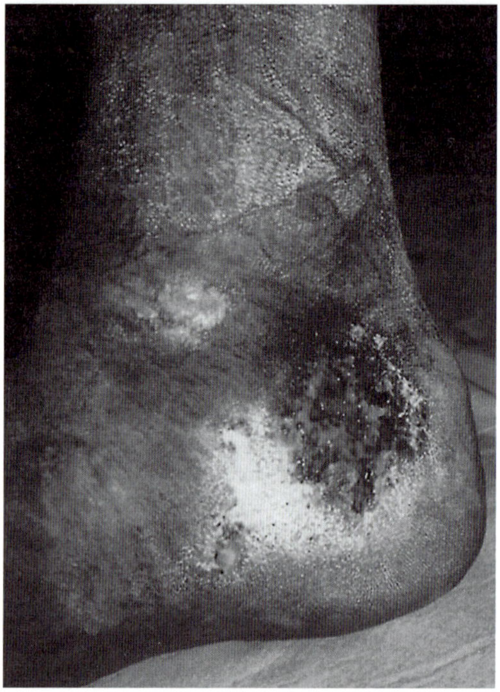

◘ **Abb. 2.2.** Nässendes Unterschenkelgeschwür (Ulkus) am distalen Innenknöchel

2.3 Blutdruckregulationsstörungen

Der normale Blutdruck eines gesunden jungen Menschen beträgt in Ruhe etwa 120/80 mmHg. Je nach körperlicher Anstrengung steigt er – als physiologische Reaktion – mehr oder weniger deutlich an.

Die **Höhe des Blutdrucks** hängt maßgeblich von 3 Faktoren ab:

- Herzzeitvolumen,
- Blutvolumen,
- peripherer Gefäßwiderstand.

> **Ein pathologisch erhöhter Blutdruck ist ein wichtiger Risikofaktor für die Entstehung einer Arteriosklerose und kann die Endorgane Herz, Niere und Gehirn schädigen. Ein zu niedriger Blutdruck kann zu einer Minderdurchblutung führen.**

Der Organismus verfügt über eine Reihe von Mechanismen, mit denen er den Blutdruck den jeweiligen Erfordernissen anpassen kann. Von besonderer Bedeutung sind **Druckrezeptoren** (Pressorezeptoren), die sich im Bereich des Aortenbogens befinden. Ist der Druck erhöht, senden sie verstärkt Impulse an das verlängerte Mark, wo das Blutdruckregulationszentrum seinen Sitz hat. Dieses reagiert mit einer Drosselung der Sympathikusaktivität und einer Aktivierung des Parasympathikus. Schlagfrequenz und Schlagvolumen nehmen daraufhin ab. Sinkt der Blutdruck, wird das sympathische Nervensystem stimuliert. Das Herz schüttet vermehrt Blut aus (die Herzfrequenz wird gesteigert), und bei starkem Druckabfall, etwa infolge großer Blutverluste, tritt eine ausgeprägte periphere Gefäßverengung hinzu – mit der Folge einer Kreislaufzentralisation, mit der der Organismus versucht, in dieser Situation die Durchblutung der lebenswichtigen Organe aufrecht zu erhalten.

Daneben gibt es andere, mittel- bis langfristig wirkende Blutduckregulationsmechanismen. Hierzu zählt etwa das **Renin-Angiotensin-Aldosteron-System** der Niere (◘ Abb. 2.3), das zur Bildung von Angiotensin II führt, der stärksten gefäßverengenden und damit blutdrucksteigernden körpereigenen Substanz. Aldosteron hingegen erhöht die Natrium- und Flüssigkeitsreabsorption in der Niere und erhöht dadurch das Blutvolumen. Ebenfalls über eine Beeinflussung der Blutmenge wirkt das **antidiuretische Hormon** (ADH), das im Hypophysenhinterlappen gebildet wird. Nimmt beispielsweise das zirkulierende Blutvolumen ab, steigt die ADH-Sekretion, die Ausscheidung (Diurese) nimmt ab und das Blutvolumen steigt.

Warum diese komplizierten Regelsysteme bei der primären Hochdruckkrankheit nicht mehr imstande sind, den Blutdruck in gewissen physiologischen Grenzen zu halten, ist letztlich unklar.

2.3.1 Hypertonie (Bluthochdruck)

Unter Bluthochdruck (Hypertonie) versteht man einen anhaltend erhöhten Blutdruck auf Werte von mindestens 140/90 mmHg. Besonders häufig ist bei alten Menschen die **isolierte systolische Hypertonie.** Sie ist definiert durch einen systolischen Blutdruck von mindestens 160 mmHg bei einem diastolischen Druck von < 90 mmHg. Eine **maligne Hypertonie** besteht bei diastolischen Blutdruckwerten von > 120 mmHg.

Ätiologie und Pathophysiologie

Nur bei jedem 10. Hypertoniker lässt sich eine Organerkrankung nachweisen, die ursächlich für den

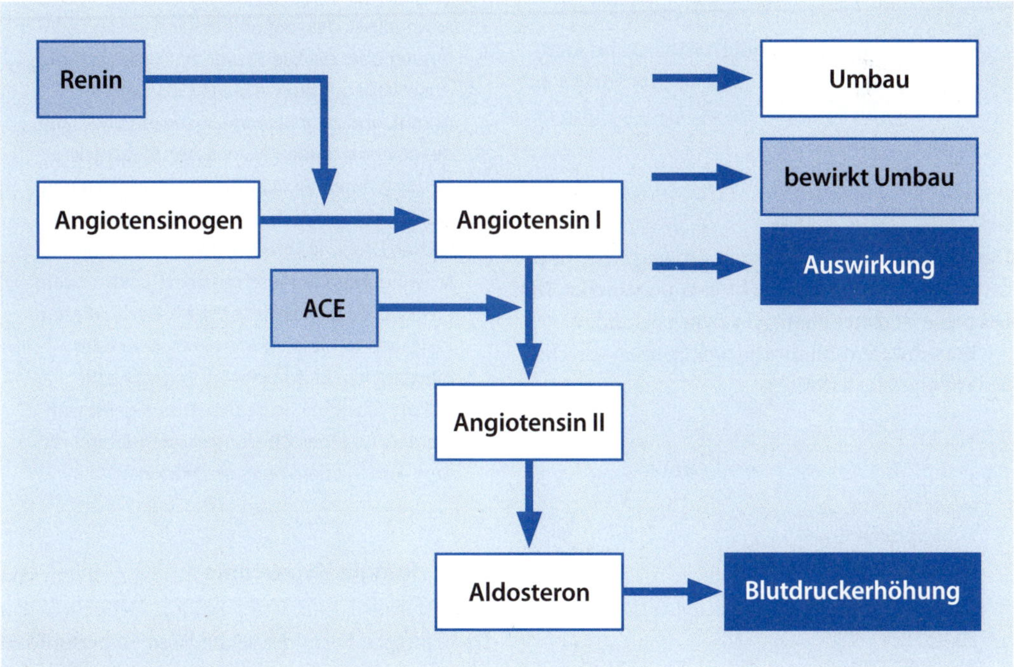

◘ **Abb. 2.3.** Renin-Angiotensin-Aldosteron-System. ACE Angiotensin-convertin

hohen Blutdruck verantwortlich gemacht werden kann (**sekundäre Hypertonie**). Dabei handelt es sich zumeist um Nieren- oder Drüsenkrankheiten (Schilddrüsenüberfunktion, Phäochromozytom etc.). In den meisten Fällen liegen jedoch keine Organschäden zugrunde, und man spricht von einer **essenziellen oder primären Hochdruckkrankheit**.

Für die Entwicklung des primären Hochdrucks spielen genetische Faktoren eine Rolle, aber auch Übergewicht, hohe Kochsalzzufuhr, Rauchen und Stress tragen ihren Teil bei.

Die Hypertonie beruht pathophysiologisch fast immer auf einer **Erhöhung des peripheren Gefäßwiderstandes**. Die Mechanismen sind aber komplex und noch nicht hinreichend bekannt. Sicher ist, dass der Pressorezeptorenreflex bei Hypertonikern nicht angemessen auf die Druckerhöhung hin einsetzt. Mit der Zeit verstellt sich der Sollwert und der Hochdruck wird vom Körper nicht mehr als solcher erkannt.

Beachte
Entscheidend ist, dass ein über Jahre und Jahrzehnte andauernder Hochdruck schwerwiegende Schäden hervorruft. Hierzu gehört die Herzhypertrophie, weil das Herz gegen einen permanent erhöhten Widerstand anarbeiten muss. Zudem ist der Bluthochdruck ein wichtiger Risikofaktor für die Entwicklung der Arteriosklerose.

Klinisches Bild

Der Bluthochdruck verursacht oft lange Zeit überhaupt keine Probleme, bleibt also unbemerkt. Die Diagnose ist daher häufig ein Zufallsbefund.

Bei schwerem Bluthochdruck können verschiedene Symptome auftreten.

Symptome bei schwerem Bluthochdruck
- Schwindel
- Kopfschmerzen
- Augenflimmern
- Ohrensausen
- Nasenbluten
- Synkopen

Eine Herzinsuffizienz entwickelt sich erst nach vielen Jahren, in denen eine unbehandelte Hypertonie besteht.

Diagnose

Um verlässliche Angaben zu erhalten, sollte der Blutdruck mehrmals gemessen werden – und zwar unter Ruhebedingungen. Bei manchen Patienten ist der Blutdruck künstlich erhöht, wenn die Messung durch medizinisches Personal erfolgt (»**Weißkitteleffekt**«). Deshalb empfiehlt sich auch die Selbstmessung durch den Patienten. Den selben Vorteil hat die 24-Stunden-Blutdruckmessung, mit der gleichzeitig die zirkadianen (tageszeitlichen) Schwankungen erfasst werden. Mit dieser Methode wird beispielsweise ein fehlender Blutdruckabfall in der Nacht erst aufgedeckt.

Zur Basisuntersuchung bei Bluthochdruck gehört die **Suche nach auslösenden Organkrankheiten**. Hier versprechen Laborwerte, die Nierensonographie und Schilddrüsenfunktionstests Aufklärung.

Praxistipp
Die Blutdruckmessung nach der Methode von Riva-Rocci gehört zu den häufigsten medizinischen Untersuchungen überhaupt. Die Blutdruckmanschette muss dabei dem Armumfang entsprechend gewählt werden. Sie wird so angelegt, dass der untere Rand wenige Zentimeter über der Ellenbeuge zu liegen kommt. Anschließend wird die Manschette aufgepumpt, und zwar bis etwa 30 mmHg oberhalb des zu erwartenden systolischen Blutdrucks. Bei langsamem Ablassen der Luft markiert das erste hörbare (Korotkow-)Geräusch den systolischen Druck. Bei weiterer Druckreduktion verschwindet das Geräusch an dem Punkt, an dem das Blut wieder frei fließen kann. Der zu diesem Zeitpunkt gemessene Wert entspricht dem diastolischen Blutdruckwert. Regelgerecht soll der Blutdruck an beiden Armen gemessen werden, folgende Messungen erfolgen stets an dem Arm mit dem höheren Druckwert.

2.3.2 Renale Hypertonie

Die häufigste Form der sekundären Hypertonie ist die renale Hypertonie. Alle Nierenerkrankungen, bei denen sich ein **Abfall der glomerulären Filtrati-**

onsrate eingestellt hat, kommen als Ursache in Betracht. Oft handelt es sich um eine nicht ausgeheilte interstitielle oder glomeruläre Nephritis.

Ätiologie

Die **renovaskuläre Hypertonie** entsteht durch Stenosen im Bereich der Nierengefäße, die zu einer Aktivierung des Renin-Angiotensin-Aldosteron-Sytems (▶ s. oben) führen. Umgekehrt kann aber auch eine langjährige essenzielle Hypertonie zur Nierenschädigung führen.

Ursache einer sekundären Hypertonie kann auch ein **Tumor des chromaffinen Gewebes** sein, der meist vom Nebennierenmark oder von den um die Aorta liegenden Paraganglien ausgeht. Diese Tumoren schütten anfallsweise Adrenalin und Noradrenalin aus und führen dann zu Blutdruckkrisen. Dabei können u. U. systolische Blutdruckwerte von bis zu 300 mmHg auftreten. Die Anfälle können Minuten bis Stunden andauern, zwischen den Anfällen ist der Blutdruck normal oder gar erniedrigt. Die Patienten klagen über Schweißausbrüche, Herzrasen, Schwindel und pektanginöse Beschwerden. Bei etwa der Hälfte der Betroffenen treten heftigste Kopfschmerzen auf. Grundsätzlich können die Tumoren aber auch eine Dauerhypertonie verursachen.

Diagnose

Die Diagnose eines »produktiven« Nierentumors erfolgt durch die Bestimmung der Katecholaminkonzentration im 24-Stunden-Urin. Um einen Tumor zu lokalisieren, werden Sonographie, Computertomographie und Szintigraphie eingesetzt. Oftmals handelt es sich um gutartige Tumoren, die operative entfernt werden können. Nierenarterienstenosen lassen sich durch die Angiographie sichtbar machen (◘ Abb. 2.4).

Therapie

Die Behandlung einer sekundären Hypertonie verlangt nach der Beseitigung der Ursache.

> **Bei allen Hypertonieformen ist das Ziel die Einstellung des Blutdrucks auf Werte von höchstens 140/90 mmHg.**

Der Patient kann oft einen Beitrag zur Drucksenkung leisten, und zwar durch **Änderung seiner Lebensgewohnheiten**. Stressbewältigung, körperliche Bewegung, Rauchabstinenz und auch Entspannungsübungen senken den Blutdruck. Werden die Blutdruckziele auf diese Weise verfehlt, was zumeist der Fall ist, sind zusätzlich blutdrucksenkende **Medikamente** erforderlich, die zumeist lebenslang eingenommen werden müssen. Eine Vielzahl von Antihypertensiva stehen zur Verfügung. Sie unterscheiden sich in ihrer Wirksamkeit nicht nennenswert voneinander, basieren aber auf unterschiedlichen Wirkmechanismen. Die Therapie soll mit der geringsten Dosis begonnen werden.

Die lang erprobten **β-Rezeptoren-Blocker** und die **Diuretika** sind in vielen Fällen Mittel der ersten Wahl. Weitere gleichwertige Substanzen sind **ACE-Hemmer, Kalziumantagonisten und Angiotensin-II-Rezeptor-Antagonisten**. Oft reicht eine Substanz nicht aus, und es sind Zweier- oder auch Dreierkombinationen erforderlich. Dabei gilt die Regel,

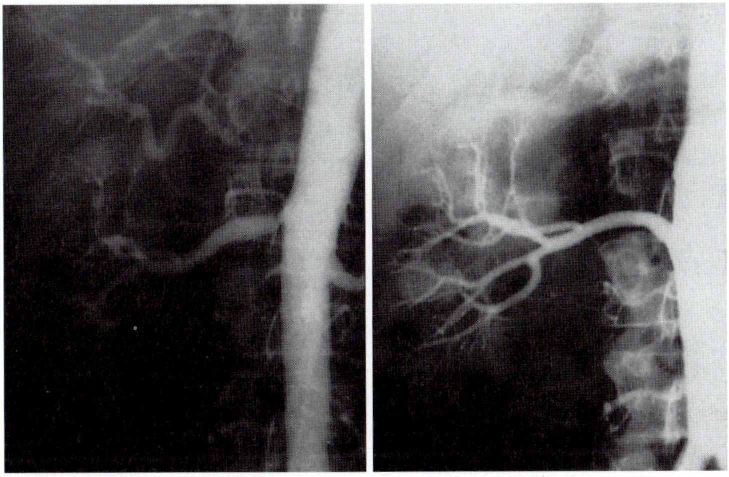

◘ **Abb. 2.4.** Nierenarterienstenose vor und nach Therapie in der Angiographie

möglichst nur Medikamente mit unterschiedlichem Wirkprinzip zu kombinieren.

2.3.3 Hypertensive Krise und maligne Hypertonie

Beachte
Die hypertensive Krise ist ein medizinischer Notfall, der eine Klinikeinweisung erfordert.

Bei den Betroffenen steigt der Blutdruck auf Werte von > 210/120 mmHg an. Die Patienten leiden unter Kopfschmerz, Übelkeit, Sehstörungen und Schwindel, womöglich ist das Bewusstsein getrübt. Bedrohliche Folgen sind Lungenödem und koronare Ischämie, Enzephalopathie, Grand-mal-Anfall oder Myokardinfarkt. Anders als sonst üblich, wird der Blutdruck in solchen Notfallsituationen rasch gesenkt. Die Patienten zerbeißen eine Nifedipin-Kapsel, aber auch Clonidin oder Nitrogylzerin (i. v.) sind wirksame Medikamente. Ist der Patient tachykard, kommt Clonidin (i. v. oder i. m.) in Betracht, bei Bradykardie Dihydralazin (Nepresol). Ist die Krise auf diese Weise nicht beherrschbar, wird Nitroprussidnatrium in steigender Dosis und unter ständiger Blutduckkontrolle infundiert (1–10 ml/h).

Auch bei der malignen Hypertonie liegt der diastolische Blutdruck bei Werten von > 120 mmHg. Bei diesen Patienten liegen bereits Augenhintergrundveränderungen und eine Niereninsuffizienz vor. Die maligne Hypertonie ist insgesamt sehr selten und erfordert eine intensive Therapie. Ohne eine solche Therapie ist die Prognose schlecht.

2.3.4 Arterielle Hypotonie

Eine arterielle Hypotonie besteht bei einem systolischen Blutdruck von < 100 mmHg.

Die Hypotonie hat nur Krankheitswert, wenn sie Beschwerden hervorruft.

Ähnlich wie bei der Hypertonie, wird auch hier unterschieden zwischen essenzieller, d. h. primärer, und sekundärer Hypotonie, die durch eine Grunderkrankung hervorgerufen wird. Die **essenzielle Hypotonie** tritt vorzugsweise bei schlanken (leptosomen) Frauen auf.

Eine **sekundäre Hypotonie** ist Folge unterschiedlichster Krankheitszustände.

Krankheitszustände, die eine sekundäre Hypotonie zur Folge haben können
- Vermindertes Blutvolumen (Blutung, Austrocknung)
- Herzinsuffizienz
- Endokrinologische Störungen (Nebenniereninsuffizienz, Schilddrüsenunterfunktion)
- Neurologische Störungen (Erkrankungen des ZNS, vasovagale Reaktion, Karotissinussyndrom)

Auch Medikamente (Antidepressiva, dopaminhaltige Substanzen, Diuretika) können eine sekundäre Hypotonie bewirken.

Tritt ein übermäßiger Blutdruckabfall beim Aufstehen auf, spricht man von **orthostatischer Hypotonie**. Puls bzw. Herzfrequenz können dabei erhöht oder erniedrigt sein. Die Patienten klagen in dieser Situation aufgrund der zerebralen Minderdurchblutung über Schwindel, Sehstörungen (Schwarzwerden vor den Augen), Kopfschmerzen und psychomotorische Unruhe. Bei ausgeprägtem Druckabfall ist auch eine Synkope (Ohnmachtsanfall) möglich. Grundsätzlich gilt: Treten solche Symptome auch beim Hinlegen auf, handelt es sich nicht um eine orthostatische Hypotonie, sondern um eine sekundäre Hypotonie, die in aller Regel lageunabhängig ist, z. T. jedoch durch Aufstehen verstärkt wird. Die orthostatische Hypotonie wird mit dem Schellong-Test diagnostiziert, bei dem Blutdruck und Herzfrequenz des Patienten zunächst im Liegen und dann (mehrmals) nach dem Aufstehen gemessen werden.

Therapie

Bei einem akuten Kreislaufkollaps sollen die Beine hochgelagert werden. Ansonsten gibt man Patienten mit essenzieller Hypotonie einige **Verhaltensregeln** an die Hand:
- keine plötzlichen Sitz-Steh-Wechsel,
- regelmäßiger Sport,
- Wechselduschen,
- Bürstenmassage,
- kochsalzreiche Ernährung.

Eine Hypotonie ist **sympathikusbetont**, wenn der systolische Blutdruck nach dem Aufstehen absinkt und der diastolische Blutdruck sowie die Pulsfrequenz zugleich steigen.

Bei sympathikotoner Hypotonie dürfen keine Sympathomimetika verabreicht werden, weil sie die Herzfrequenz weiter erhöhen.

Erkrankungen der Lunge

3.1 Einführung

Die Hauptaufgabe der Lunge besteht im **Gasaustausch**, also der Aufnahme von Sauerstoff aus der eingeatmeten Luft und der Abgabe von Kohlendioxid mit der Ausatemluft. Erkrankungen der Lunge können folglich zu einer Gasaustauschstörung mit Sauerstoffmangel im Blut (**Hypoxämie**) und Anreicherung von Kohlendioxid (**Hyperkapnie**) führen.

Die Luft gelangt über Nasen-Rachen-Raum, Kehlkopf und Luftröhre in die Hauptbronchien, die sich baumartig über die Segment- und Endbronchien bis in die Bronchioli verzweigen (◘ Abb. 3.1).

Der Gasaustausch selbst findet in den **Lungenbläschen (Aveolen)** statt, deren Gesamtoberfläche etwa 100 m^2 beträgt. Alveolen und Blutkapillaren sind durch eine nur etwa 1/1000 mm dünne Blut-Luft-Schranke getrennt, sodass Sauerstoff und Kohlendioxid leicht entlang dem Konzentrationsgefälle diffundieren können. Sauerstoff wird von den Blutkapillaren aufgenommen, Kohlendioxid an die Alveolen abgegeben.

Voraussetzung für den Gasaustausch ist eine intakte **Atmung**. Die Inspiration erfolgt aktiv unter Einsatz der Atemmuskulatur. Die Lunge erweitert sich dabei passiv mit der Ausdehnung des Brustkorbs (Thorax). Eine wichtige Funktion kommt dem Brustfell (Pleura) zu. Es bedeckt die Lungenoberfläche als Lungenfell, die Rippen als Rippenfell. Dazwischen findet sich ein kleiner, mit Flüssigkeit gefüllter Spalt, der dafür sorgt, dass beide Blätter aufeinander gleiten.

Funktionell bedeutsam ist, dass im Pleuraspalt ein Unterdruck gegenüber dem Druck in der Lunge besteht. Das Druckgefälle ist Voraussetzung dafür, dass die Lunge sich bei den Atembewegungen ausdehnt und den Thoraxbewegungen folgt. Dringt Luft in den Pleuraspalt ein, weicht der negative pleurale Druck, die Lunge folgt ihrer Eigenelastizität und kollabiert – mit der Folge einer schweren Atemstörung.

Mit jedem Atemzug gelangen etwa 500 ml Luft in die Atemwege, in einer Minute sind dies etwa 7 l. Ein Teil der Luft nimmt aber nicht am Gasaustausch teil, weil er in den großen Bronchien verbleibt. Dieser sog. **funktionelle Totraum** kann bei bestimmten Erkrankungen, etwa dem Lungenemphysem, erheblich vergrößert sein. Der Patient versucht, diesen Mangel

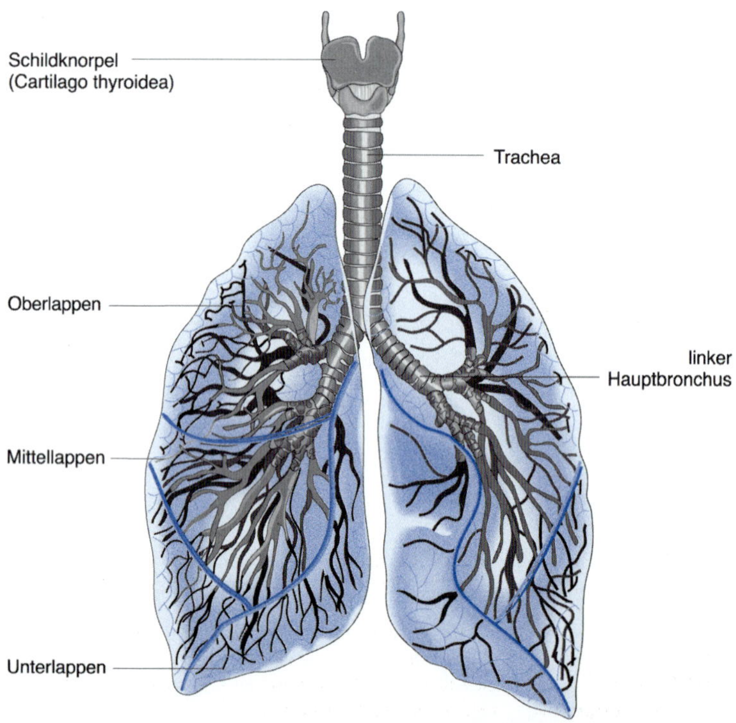

◘ **Abb. 3.1.** Vorderansicht der Lunge. Die Grenzen der Lungenlappen sind eingezeichnet, rechts sind 3 Lappen und links 2 Lappen vorhanden. Die größten Äste des Bonchialbaumes sind *durchscheinend* gekennzeichnet. Am linken Lungenflügel ist die Aussparung für das Herz (Incisura cardiaca) zu sehen

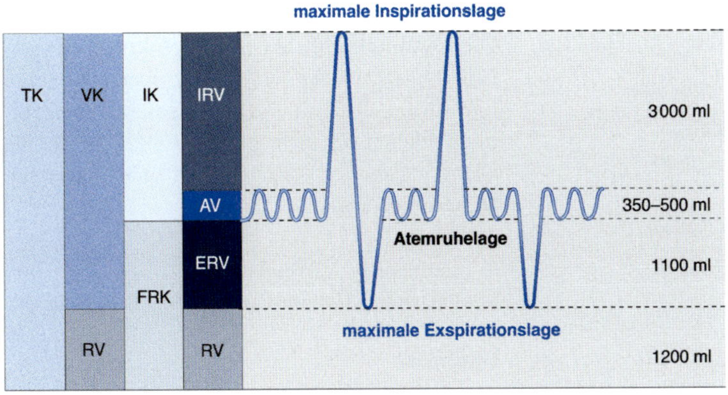

Abb. 3.2. Messung der Lungenvolumina mittels Spirometrie. *TK* Totalkapazität, *VK* Vitalkapazität, *RV* Residualvolumen, *IK* Inspirationskapazität, *FRK* funktionelle Residualkapazität, *IRV* inspiratorisches Reservevolumen, *AV* Atemzugvolumen, *ERV* exspiratorisches Reservevolumen

durch tiefere und häufigere Atemzüge auszugleichen. Die Gasaustauschfläche kann auch durch eine Minderdurchblutung der Lunge reduziert sein. Ein klassisches Beispiel hierfür ist die Lungenembolie.

Die Lungenfunktion und die Lungenvolumina werden routinemäßig mit Hilfe der **Spirometrie** überprüft (Abb. 3.2). Im Rahmen der Untersuchung werden verschiedene Atemvolumina bestimmt, die nicht nur von der Lungengesundheit, sondern auch von Geschlecht und Lebensalter abhängen. Bei einem normalen Atemzug werden, wie oben gesagt, etwa 500 ml eingeatmet, bei tiefer Einatmung können zusätzlich 2–3 l in die Lunge aufgenommen werden (**inspiratorisches Reservevolumen**), und durch vertiefte Ausatmung lässt sich etwa 1 l zusätzlich ausatmen (**exspiratorisches Reservevolumen**). Diese Atemvolumina ergeben zusammen die **Vitalkapazität**, die eine wichtige Messgröße darstellt. Insbesondere bei restriktiven Lungenerkrankungen, bei denen die Lunge nicht voll belüftet ist (z. B. Lungenfibrose), ist die Vitalkapazität entsprechend verringert.

Das **Sekundenvolumen (Atemstoßtest nach Tiffeneau)** wird im Zuge der Spirometrie ermittelt (Abb. 3.3): Der Patient wird aufgefordert, nach maximaler Einatmung so stark wie möglich auszuatmen. Die aufgezeichnete Atemkurve zeigt an, wieviel Luft der Untersuchte in einer Sekunde ausatmet. Normal sind 70–80% der Vitalkapazität. Bei obstruktiven Lungenerkrankungen, die sich durch einen erhöhten Atemwegswiderstand und eine Überblähung der Lunge auszeichnen (z. B. Asthma bronchiale), ist das Sekundenvolumen verringert.

Die in der Lunge nach forcierter Ausatmung verbleibende Restluft bezeichnet man als **Residualvolumen**. Dieses wird nicht spirometrisch, sondern mit Hilfe der **Ganzkörperplethysmographie** ermittelt. Das Residualvolumen ist ebenfalls bei obstruktiven Lungenerkrankungen erhöht.

Auskunft über den Zustand der Sauerstoffversorgung des Körpers sowie den Säure-Basen-Haushalt gibt die **Blutgasanalyse** (BGA). Dazu wird Blut aus der Beinarterie (A. femoralis) gewonnen oder aber aus dem Ohrläppchen, das zuvor mit einer durchblutungsfördernden Salbe eingerieben wird. Die BGA ist wichtig für die Beurteilung von Lungenerkrankungen oder von bestimmten Stoffwechselstörun-

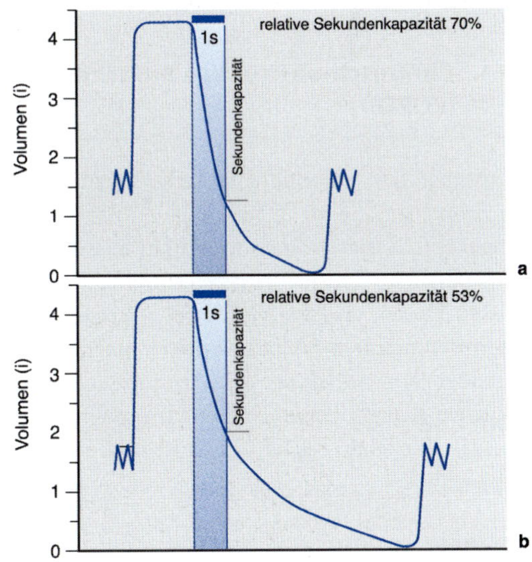

Abb. 3.3. Messung des Sekundenvolumens. **a** Bei einem Jugendlichen, **b** bei einem älteren Menschen (beim älteren Menschen ist das Sekundenvolumen reduziert). *Links* ist das Volumen in Litern angegeben

gen, wie dem diabetischen Koma. Auch bei beatmeten Patienten ermöglicht sie wichtige Rückschlüsse.

Normalwerte der Blutgasanalyse
- Sauerstoffpartialdruck (PaO_2): 70–100 mmHg
- Kohlendioxidpartialdruck ($PaCo_2$): 35–45 mmHg
- pH-Wert: 7,36–7,44
- Bikarbonatkonzentration (HCO_3-Konzentration): 22–26 mmol/l
- Basenüberschuss: 0 ± 2 mmol/l

> **Unangenehmer Atemgeruch (Foetor) kann Hinweise auf bestimmte Erkrankungen geben: Fäulnisgeruch kann bei Lungengangrän oder Bronchialkarzinom entstehen, Eitergeruch deutet auf eine bakterielle Lungeninfektion hin, Uringeruch ist Zeichen einer terminalen Niereninsuffizienz, Azetongeruch kann ein Hinweis auf einen entgleisten Diabetes sein. Bei schwersten Leberfunktionsstörungen riecht die Atemluft nach Ammoniak.**

3.2 Chronisch-obstruktive Atemwegserkrankungen

3.2.1 Chronisch-obstruktive Bronchitis (COPD)

Es handelt sich um eine chronische Entzündung der Bronchien, die oft in Kombination mit einem Lungenemphysem vorkommt und fast ausschließlich langjährige Raucher betrifft. Definitionsgemäß müssen Husten und Auswurf an den meisten Tagen von mindestens 3 Monaten zweier aufeinander folgender Jahre vorhanden sein Das sich von dem englichen Begriff »chronic obstructive pulmonary disease« ableitende Kürzel COPD ist auch bei uns gebräuchlich.

Ätiologie

Als Hauptursache gilt langjähriges Zigarettenrauchen. Daneben spielen virale und bakterielle Infekte eine Rolle, die gemeinsam die Bronchialschleimhaut schädigen.

Klinisches Bild

Die chronisch-obstruktive Lungenkrankheit verläuft typischerweise schleichend über viele Jahre und wird deshalb oft erst im fortgeschrittenen Stadium erkannt. Verdacht auf eine COPD besteht bei allen langjährigen Rauchern, die unter folgenden **Symptomen** leiden:
- Husten,
- zähflüssiger Auswurf,
- Belastungsdyspnoe (Atemnot bei Belastung).

Diagnose

Die **spirometrische Untersuchung** erhärtet den Verdacht und erlaubt es, den Schweregrad der Erkrankung festzustellen. Unabhängig vom pathologisch ausfallenden Tiffeneau-Test weist eine **Rechtsherzinsuffizienz** auf eine schwere COPD hin. Die Belastung des rechten Herzens ist eine Folge des emphysematischen Umbaus der Lunge und gibt sich u. a. durch Halsvenenstauung und Knöchelödeme zu erkennen. Im letzten Stadium werden die Patienten hinfällig, nehmen stark an Gewicht ab und leiden unter einer »pulmonalen Kachexie« (Auszehrung).

Röntgenaufnahmen des Thorax liefern über lange Zeit keine sehr auffälligen Befunde, in fortgeschrittenen Stadien sind Zeichen eines Emphysems erkennbar, das jedoch am besten im Computertomogramm zur Darstellung kommt.

Therapie

> **Eine COPD ist grundsätzlich bis zu einem gewissen Grad revidierbar. Absolute Voraussetzung hierfür ist der strikte Rauchverzicht – die einzige dauerhaft wirksame Maßnahme zur Verbesserung der Lungenfunktion.**

In fortgeschritten Stadien ist eine **medikamentöse Dauertherapie** (▶ s. unten, »Asthma bronchiale«) erforderlich, die auf die Linderung der Obstruktion zielt.

Beim akuten bronchitischen Infekt werden **Antibiotika**, z. B. Amoxicillin (Binotal u. a.) oder Clarithromycin (Klacid), nur verordnet, wenn das Sputum gelb gefärbt ist und die Dyspnoe zunimmt. Andernfalls handelt es sich vermutlich um einen viralen Infekt, der mit Antibiotika nicht behandelbar ist.

Wegen der erhöhten Infektanfälligkeit werden COPD-Patienten **Grippeimpfung** (jährlich) und **Pneumokokkenimpfung** (alle 5 Jahre) empfohlen.

Im letzten Krankheitsstadium mit hochgradiger Ateminsuffizienz und starkem Abfall des Sauerstoffpartialdrucks ist eine Sauerstoffdauertherapie über eine tragbare Vorrichtung notwendig. Als letzte Maßnahme ist die Lungentransplantation ins Auge zu fassen.

Praxistipp

Auch die Atemtherapie ist für Patienten mit obstruktiven Lungenerkrankungen wichtig. Ziel ist es, die Zwerchfellatmung zu verbessern und gegen Widerstand atmen zu lernen. Langsames Ausatmen mit zusammengepressten Lippen (Lippenbremse) erhöht den Lungendruck bei Ausatmung und verhindert einen Kollaps der Bronchien.

3.2.2 Asthma bronchiale

Das Bronchialasthma ist gekennzeichnet durch eine anfallsweise auftretende **Atemwegsverengung (Obstruktion)** infolge von Entzündung und Überreagibilität der Atemwege.

Ätiologie

Der Erkrankung liegt eine abnorme Reaktionsbereitschaft des Bonchialsystems auf unterschiedliche Reize zugrunde. Die Muskulatur reagiert mit einer spastischen Kontraktion (**Bronchospasmus**), die **Schleimhaut ist ödematös geschwollen** und bildet einen zähflüssigen **Schleim**, was heute als Ausdruck einer chronischen Entzündung aufgefasst wird. Gemeinsam bedingen diese 3 Faktoren die Verengung der Luftwege. Die Obstruktion hat Folgen: Sie führt zur Minderbelüftung der Alveolen und damit zu einem verringerten Gasaustausch. Da die Ausatmung behindert wird, ist die Lunge insgesamt überbläht. Der Asthmatiker versucht, die Luft unter Einsatz der Atem(hilfs)muskulatur aus der Lunge zu drücken.

Grundsätzlich unterscheidet man 2 Krankheitsformen.

Krankheitsformen des Asthma bronchiale

- Das **exogen allergische Asthma** geht auf eine allergisch-entzündliche Reaktion zurück. Es gibt zahlreiche Allergene, die ein Bronchialasthma auslösen können. Am häufigsten sind Pollen, Hausstaub, Tierhaare und Pilzsporen. Das Bäckerasthma, das durch Inhalation von Mehlstaub verursacht wird, ist eine anerkannte Berufskrankheit. Viele Asthmatiker haben eine erhöhte allergische Reaktionsbereitschaft, eine sog. Atopie. Die 3 wichtigsten atopischen Erkrankungen sind: atopische Dermatitis (Neurodermitis), allergische Rhinitis und Asthma.
- Das **nichtallergische, endogene (idiopathische) Asthma** wird als Überempfindlichkeitsreaktion angesehen, die durch Viren, Bakterien, kalte Luft, Stress und Arzneimittel (Aspirin) ausgelöst werden kann. Diese auch als »Infektasthma« bezeichnete Form tritt zumeist erst bei über 40-Jährigen auf.

Eine Sonderstellung nimmt das **Anstrengungsasthma** ein. Es unterscheidet sich in der Symptomatik nicht von den anderen Formen, jedoch ist i. A. keine Entzündung der Atemwege nachweisbar. Anstrengungsasthma tritt bei starker körperlicher Belastung auf, etwa beim Sport.

Klinisches Bild

Bei einem Asthmaanfall gerät der Patient in eine akute, hochgradige Atemnot, wobei v. a. die Ausatmung erschwert und verlängert ist. Um die verbleibende Atemkapazität nutzen zu können, setzt sich der Betroffene auf und benutzt in auffälliger Weise die Atemhilfsmuskulatur. Mit pfeifender Atmung ringt er angstvoll und schweißgebadet nach Luft. Oft besteht quälender Hustenreiz, der durch die Schleimproduktion ausgelöst wird. Zumeist löst sich aber nur wenig Schleim. Wegen der beeinträchtigten Sauerstoffaufnahme werden manche Patienten zyanotisch, was an den blau gefärbten Lippen erkennbar ist. Der Puls ist während des Asthmaanfalls beschleunigt (Tachykardie).

Ein Asthmaanfall kann unbehandelt Stunden bis Tage anhalten und zum Tod führen.

Einen lang anhaltenden Anfall über 24 Stunden nennt man **Status asthmaticus**, der durch ein sich entwickelndes Rechtsherzversagen tödlich verlaufen kann.

Therapie

Bei der Behandlung von Asthmatikern ist die Akuttherapie von der Basistherapie zu unterscheiden. Bei der **Akuttherapie** geht es darum, die Atemnot möglichst rasch zu beenden. Hierfür sind **β-2-Sympathomimetika** gut geeignet, die als Dosieraerosol inhaliert werden (z. B. Fenoterol). Eine rasche Erweiterung der Bronchien wird auch durch die Kurzinfusion von **Theophyllin** bewirkt. Daneben wird dem Patienten im Asthmaanfall Sauerstoff über eine Maske zugeführt.

Die **Basistherapie** zielt auf die Bekämpfung der zugrunde liegenden Entzündung. Mittel der Wahl sind **tropische Kortisonpräparate**, die der Patient unabhängig von aktuellen Beschwerden regelmäßig inhalieren soll.

Beachte
Die Gefahr systemischer Kortisonnebenwirkungen (Kortisonangst!) ist auch bei jahrelanger Inhalation gering, da nur kleine Mengen in den Blutkreislauf gelangen.

Ebenfalls entzündungshemmend sind **Chromoglyzinsäure** und **Leukotrienantagonisten** (z. B. Montelukast), die auch als Dosieraerosole verabreicht werden. Beide Substanzen erreichen aber nicht die Wirkstärke von Kortison.

Die Therapie richtet sich individuell nach der Schwere des Asthmas. Bei Asthma, das nur hin und wieder auftritt (**intermittierendes Asthma**), ist i. d. R. keine Basistherapie notwendig, nur bei auftretenden asthmatischen Beschwerden wird ein β-2-Sympathomimetikum eingesetzt. Steigt der Bedarf an β-2-Sympathomimetika, können niedrigdosierte topische Kortisonpräparate zusätzlich eingesetzt werden. Dazu werden im Bedarfsfall andere entzündungshemmende Mittel verabreicht, in erster Linie Leukotrienantagonisten (z. B. Montelukast). Bei **mittelschwerem persistierenden (andauernden) Asthma** wird die Dosis des topischen Kortikosteroids erhöht, zusätzlich erhalten die Patienten ein langwirksames β-2-Sympathomimetikum. Bei **sehr schwerem Asthma** kann eine vorübergehende orale Kortisontherapie erforderlich werden.

Ziel der Asthmabehandlung ist, dass der Patient die Medikamentendosis je nach Situation selbstständig anpassen kann. Dazu dient ein individueller, in Abstimmung zwischen Arzt und Patient erstellter **Therapieplan.**

Bei Patienten mit **allergischem Asthma** hat die Ausschaltung der auslösenden Allergene hohen Stellenwert. Zunächst gilt es, im beschwerdefreien Intervall die verantwortlichen Allergene durch Allergentests herauszufinden. Optimal ist es, wenn es dem Betroffenen gelingt, die allergenen Stoffe zu meiden, was nur bedingt möglich ist. Hygienische Maßnahmen, etwa gegen Hausstaub, können die Exposition eindämmen. Bei Pollenallergikern kann eine Hyposensibilisierung versucht werden. Der richtige Zeitpunkt hierfür ist die pollenfreie Zeit, also Herbst und Winter. Dem Patienten werden dabei in langsam steigender Dosis die asthmaauslösenden Allergene injiziert, mit dem Ziel, eine Allergentoleranz herbeizuführen. Die Therapie ist jedoch nicht bei jedem Patienten erfolgreich.

Raucher sollten unbedingt davon überzeugt werden, von der Zigarette zu lassen. Die Teilnahme an Raucherentwöhnungsprogrammen erhöht die Chance auf eine dauerhafte Nikotinabstinenz.

3.2.3 Lungenemphysem

Unter einem Lungenemphysem versteht man eine **chronische Lungenüberblähung** infolge irreversibler Zerstörung der Alveolarsepten (Trennwände zwischen den Lungenbläschen), wodurch die Alveolen zu größeren Bläschen zusammenfließen. In schweren Fällen verschmelzen ganze Läppchen zu großen Blasen (bullöses Emphysem).

Ätiologie

Die häufigste Ursache ist das Zigarettenrauchen. Selten liegt ein genetisch bedingter Mangel an α-1-Antitrypsin vor, in dessen Folge der Stoffwechsel der Alveolen gestört ist.

Klinisches Bild

Menschen mit einem Lungenemphysem leiden ständig unter **Atemnot**, die unter Belastung zunimmt. Der Thorax wird fassförmig, die Rippen sind horizontal gestellt, sodass nur geringe Atemexkursionen möglich sind. Die Patienten werden nach jahrelanger Erkrankung zyanotisch. Selbst kleine Bronchialinfekte können die Ateminsuffizienz erheblich verschlimmern.

Im Verlauf der Erkrankung entwickelt sich eine Rechtsherzbelastung wegen des erhöhten pulmonalen Widerstandes (Cor pulmonale).

Therapie

Die Therapie richtet sich auf die Beseitigung der Obstruktion, also darauf, die Schleimbildung zu hemmen und den Bronchialspasmus zu verhindern. Zur Erweiterung der Bronchien werden v. a. **β-Sympathomimetika** eingesetzt. Wichtig ist eine konsequente **antibiotische Therapie** bei Lungeninfekten. Fällt der Sauerstoffpartialdruck zu stark ab, kann den Patienten nur noch mit einer **Sauerstofflangzeittherapie** geholfen werden. Die Patienten erhalten dann Sauerstoff über eine tragbare Vorrichtung, und zwar für mindestens 18 Stunden am Tag. Damit lässt sich die Prognose verbessern. Manchmal hilft auch eine **chirurgische Resektion großer Emphysemblasen**. Wenn die Lebenserwartung weniger als ein Jahr beträgt, kann u. U. eine **Lungentransplantation** als letzte Möglichkeit in Betracht gezogen werden.

3.2.4 Bronchiektasen

Hierbei handelt es sich um eine **irreversible Erweiterung großer Bronchien**.

Ätiologie und Pathophysiologie

Ursache ist sehr häufig eine **chronische Bronchitis**, in deren Verlauf es zu Wandschädigungen der Bronchien mit nachfolgender Schrumpfung des Lungengewebes kommt. Auch **Narbenzug** durch ausgeheilte entzündliche Lungenerkrankungen (z. B. Lungentuberkulose) kann zur Erweiterung der Bronchien führen. Gelegentlich kommen Bronchiektasen als **Folge frühkindlicher Infektionen** (Masern, Keuchhusten) vor. Sehr selten sind **angeborene Bronchiektasen**.

Klinisches Bild

Charakteristisches Symptom ist ein **chronischer Husten** mit Auswurf, der blutig sein kann. Später treten **Fieberschübe** als Zeichen gehäuft vorkommender Infektion auf. Als Ausruck des gestörten Blutkreislaufs sieht man bei den Patienten häufig **Uhrglasnägel** als Ausdruck des chronischen Sauerstoffmangels (▫ Abb. 3.4).

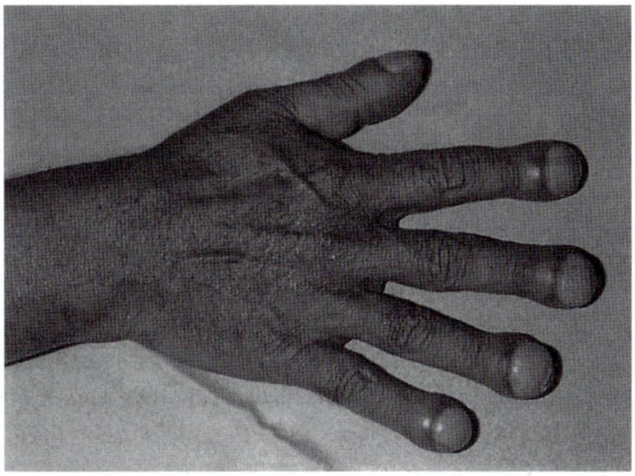

▫ **Abb. 3.4.** Uhrglasnägel

3.3 Restriktive Lungenkrankheiten

Es handelt sich hierbei um eine Gruppe verschiedener Erkrankungen, die mit einer **Zerstörung des Lungengewebes** und mit einer **Vermehrung des Bindegewebes** einhergehen und die schließlich in einer Lungenfibrose enden.

3.3.1 Idiopathische Lungenfibrose

Ätiologie

Die Ursache der idiopathischen Lunenfibrose ist unbekannt.

Klinisches Bild

Die Erkrankung ist durch eine **Entzündung der Alveolen** gekennzeichnet. Oft schreitet sie sehr rasch voran. Zu Beginn leiden die Patienten unter Husten und Atemnot, später tritt eine globale Ateminsuffizienz ein, die Patienten sind zyanotisch, und infolge des chronischen Sauerstoffmangels formen sich die Fingernägel zu Uhrglasnägeln, durch den erhöhten Lungenwiderstand entsteht eine Rechtsherzbelastung.

Das **Hammon-Rich-Syndom** ist eine besonders rasch verlaufende Krankheitsform, bei der die Patienten oft innerhalb eines Jahres versterben.

Therapie

Man versucht, die Erkrankung durch **Kortison** und **Immunsuppresiva** zu bremsen, was aber oft nicht gut gelingt. Unter Umständen kann eine **Lungentranslantation** ins Auge gefasst werden.

3.3.2 Sarkoidose (M. Boeck)

Es handelt sich um eine Systemerkrankung, deren Kennzeichen die **Bildung von Granulomen** ist. Auch bei dieser Erkrankung ist die Ursache unbekannt. Wahrscheinlich liegt eine Störung des Immunsystems vor. Die Erkrankung beginnt zwischen dem 15. und dem 40. Lebensjahr, Frauen sind bevorzugt betroffen. Befallen ist nicht nur die Lunge, sondern auch Lymphknoten, Augen, Leber und Nervensystem.

Klinisches Bild

Die akute Form beginnt mit Abgeschlagenheit, Fieber, Gelenkschmerzen, Husten und Atemnot. Eine besondere Erscheinungsform, die vor allem Frauen betrifft, ist das **Löfgren-Syndrom**. Hier treten Erythema nodosum, Lymphknotenschwellung im Lungenhilus und Gelenkentzündung (Arthritis) gemeinsam auf.

Die **chronische Form** ist am häufigsten. Sie geht mit Reizhusten und Belastungdyspnoe einher. Nur bei jedem Zehnten entwickelt sich aber eine Lungenfibrose.

Diagnose

Die Diagnose wird mit Hilfe der **Computertomographie** gestellt. Bei der **Lungenfunktionsuntersuchung** stellt sich eine restriktive Ventilationsstörung dar.

Prognose

Die akute Sarkoidose hat eine gute Prognose, sie heilt meist nach einigen Wochen ohne bleibende Schäden aus. Bei der chronischen Form bleiben gelegentlich geringere Dauerschäden zurück.

3.3.3 Exogen-allergische Alveolitis

Hierbei handelt es sich um eine seltene **Allergie auf organische Stäube**. Nach wiederholter Einatmung entsteht eine Alveolitis mit Ausbildung von Granulomen und schließlich einer Lungenfibrose. Nicht selten spielt die Einatmung von Vogelexkrementen eine Rolle (z. B. von Wellensittichen). Landwirte können durch Sporen aus verschimmeltem Heu erkranken.

3.3.4 Weitere fibroseverursachende Krankheiten

Lungenfibrosen mit bekannter Ursache sind die **Strahlenfibrose** (Bestrahlng von Lungenrebs) oder die **medikamentös ausgelöste Lungenfibrose** (durch Antibiotika, Chemotherapeutika). Weitere Erkrankungen, die zu einer Lungenfibrose führen können, sind **Kollagenosen** (► s. S. ■) und eine chronische Stauungslunge bei **Herzinsuffizienz**.

3.4 Lungenembolie

Es handelt sich hierbei um den **Verschluss einer Lungenarterie** durch einen verschleppten Thrombus (Thromboembolie).

Ätiologie

Die Thromboembolie ist in der Mehrzahl Folge einer **Thrombose** der tiefen Beinvenen. Ein erhöhtes Thromboserisiko besteht insbesondere bei Immobilisation (Bettlägerigkeit) sowie bei Fettleibigkeit, Schwangerschaft, Tumoren und Blutgerinnungsstörungen.

Klinisches Bild

Die Symptomatik ist abhängig vom Schweregrad der Lungenembolie. Bei kleinen Embolien werden nur eine geringfügige **Dyspnoe** und **Brustschmerz** bemerkt.

> **! Beachte**
> **Kleine Embolien können Vorläufer großer Embolien sein.**

Große Embolien treten als hochakutes Krankheitsbild in Erscheinung und lassen u. a. an einen Herzinfarkt denken. Die Betroffenen leiden plötzlich unter schwerer Dyspnoe, Thoraxschmerz und Husten, sie werden rasch zyanotisch, es kann sich eine Schocksymptomatik entwickeln, schlimmstenfalls tritt ein Herz-Kreislauf-Stillstand ein. Etwa 5% dieser Patienten versterben an der Lungenembolie.

Therapie

> **Es handelt sich um einen Notfall, der nach sofortiger klinischer Intensivtherapie verlangt.**

Je nach Zustand des Patienten sind **Schmerztherapie** und **Schockbehandlung** erforderlich. **Sauerstoff** wird über eine Nasensonde zugeführt, und man versucht, das Blutgerinnsel durch **Heparin** aufzulösen. Bei schwerer Embolie kann der Embolus im Rahmen einer Notfalloperation chirurgisch entfernt werden (**Embolektomie**). Im Anschluss an eine erfolgreiche Akuttherapie wird eine **Langzeittherapie mit Cumarinen** durchgeführt, um eine erneute Thrombosebildung zu verhindern.

3.5 Entzündliche Lungenkrankheiten

3.5.1 Pneumonie (Lungenentzündung)

Die Lungenentzündung ist eine akut oder chronisch verlaufende Entzündung des Lungenparenchyms und der Alveolen.

Beachte
Die Pneumonie ist in Industrieländern die häufigste zum Tode führende Infektionskrankheit.

Ätiologie

Die Pneumonie wird durch eine Reihe von Bakterien, Viren, Pilze und Protozoen hervorgerufen. Die Erreger können prinzipiell auf 3 Wegen in die Lunge gelangen:

- **Aspiration von Keimen aus dem Nasen-Rachen-Raum, der normalerweise mit Keimen besiedelt ist:** Werden große Mengen stark virulenter (krankheitsauslösender) Keime verschluckt und ist obendrein die Infektabwehr gestört (etwa bei chronischen Krankheiten, wie Diabetes mellitus, chronische Bronchitis, AIDS), wird das lokale Abwehrsystem der Lunge überfordert, und es entwickelt sich eine Pneumonie.
- **Tröpfcheninfektion:** Sehr kleine Erreger können die Abwehrmechanismen des Körpers überwinden, in die Alveolen vordringen und dort eine Entzündung hervorrufen. Dies trifft typischerweise für die Lungentuberkulose zu.
- **Hämatogene Streuung:** Die Keime können auch auf dem Blutweg in die Lunge gelangen, und zwar durch Streuung aus lokalen Infektionsherden (z. B. bei Endokarditis).

Klinisches Bild

Die **typische Pneumonie** entwickelt sich akut mit Schüttelfrost und hohem Fieber, eitrigem, zuweilen rostfarbenem blutigen Auswurf, Luftnot und Tachykardie. Wenn sich eine begleitende Pleuritis entwickelt, treten atemabhängige Schmerzen hinzu. Diese können verschwinden, wenn sich ein Erguss bildet. Man spricht dann von feuchter Rippenfellentzündung. Die typische Pneumonie ist zumeist auf einen Lappen oder ein Segment beschränkt. Zumeist sind Pneumokokken die verantwortlichen Keime, es können aber mitunter auch atypische Erreger eine typische Pneumonie hervorrufen.

Die **atypische Pneumonie** beginnt schleichend und erinnert zunächst an eine Grippe. Die Patienten haben Kopf- und Gliederschmerzen, das Fieber steigt nur leicht an. Beim Abhören der Lunge zeigt sich oft kein krankhafter Befund, während das Röntgenbild häufig einen erheblichen, nicht selten beidseitigen Befall zeigt. Typische Erreger der atypischen Pneumonie sind Mykoplasmen, Viren, Pilze und Protozoen, wie etwa Pneumocystis carinii. Letztere kommen v. a. bei Patienten mit Immunschwäche, etwa AIDS, oder bei Immunsupprimierten nach Organtransplantation vor.

Eine mögliche Komplikation ist der **Lungenabszess**. Dabei handelt es sich um eine Einschmelzung entzündlicher Herde, deren Ausgangspunkt meist ein kleiner Bronchus ist. Treten Fäulniserreger in das Geschehen ein, entwickelt sich eine **Lungengangrän.** Das Krankheitsbild ist schwer, mit hohem Fieber und eitrigem Sputum. Die Blutwerte zeigen alle Zeichen der Entzündung. Gesichert wird die Diagnose aber durch das Röntgenbild. Dort kann man oft eine Abszesshöhle mit Flüssigkeitsspiegel und darüber liegender Gaskuppel erkennen.

Diagnose

Der Verdacht auf eine Lungenentzündung ergibt sich aus dem **klinischen Bild**. Die Diagnose wird anhand des **Röntgenbildes des Thorax** bestätigt (Abb. 3.5).

Therapie

Die Therapie mit **Antibiotika** sollte nach Möglichkeit gezielt erfolgen, d. h. nach dem jeweiligen bakteriologischen Befund und dem Antibiogramm. Die meisten ambulant erworbenen Pneumonieerreger sind Pneumokokken, die auf Penicillin G ansprechen.

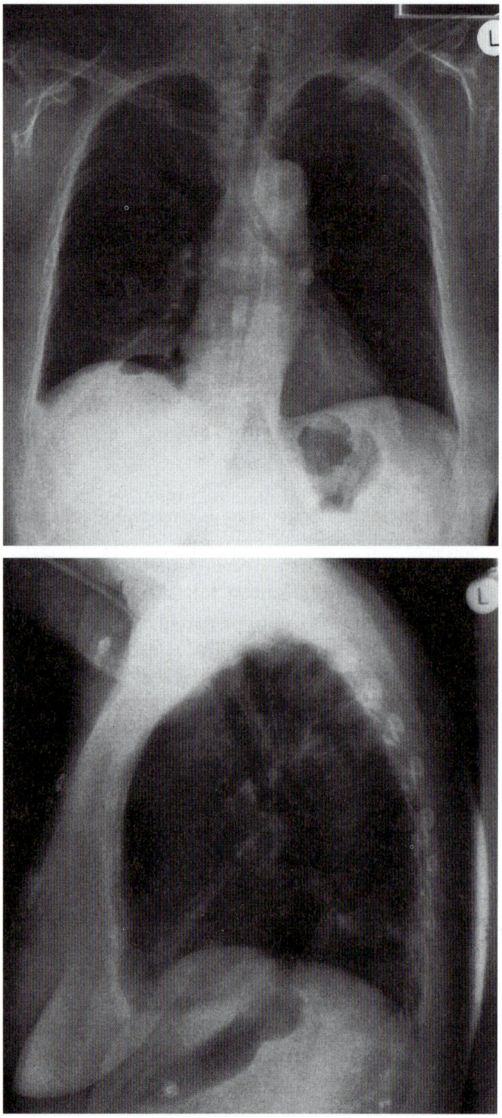

Abb. 3.5. Durch Staphylokokken ausgelöste Pneumonie mit Abszessbildung im Röntgenbild

Im Krankenhaus erworbene (nosokomiale) Infektionen können große Schwierigkeiten bereiten, da einzelne Keime gegen fast alle verfügbaren Antbiotika resistent sind, also dem Angriff der Antibiotika trotzen. Nosokomiale Infektionsgefahr besteht besonders bei Hochbetagten sowie bei Patienten auf Intensivstationen, die beatmet und mit einer Magensonde ernährt oder über einen zentralen Venenkatheter versorgt werden.

Zumeist heilen Lungenentzündungen aus. Das gilt auch für Lungenabszesse, die gelegentlich jedoch auch operativ angegangen werden, indem man den Eiterherd reseziert und eine Drainagebehandlung durchführt.

3.5.2 Lungentuberkulose

Die Lungentuberkulose ist eine Infektionskrankheit, die durch eine Tröpfcheninfektion mit dem Erreger Mycobacterium tuberculosis hervorgerufen wird. Die Entwicklung der Tuberkulose lässt sich in **2 Stadien** unterteilen:
- primäre Phase,
- postprimäre Phase.

Primäre Tuberkulose

Etwa 5–6 Wochen nach der Infektion mit den Tuberkelbakterien entwickelt sich ein kleiner, haselnussgroßer Entzündungsherd. Die zugehörigen Lymphknoten an der Lungenwurzel (Hilusdrüsen) erkranken mit und zeigen eine starke Reaktion. Beide Herde zusammen werden als **Primärkomplex** bezeichnet. Die Krankheitssymptome sind zumeist nur gering ausgeprägt und wenig charakteristisch: leichter Temperaturanstieg, Appetitlosigkeit, Müdigkeit und manchmal leichter Husten. Tuberkelbakterien werden im Sputum zu diesem Zeitpunkt fast nie gefunden. In der Mehrzahl der Fälle heilt der Primärkomplex ab, da die noch vermehrungsfähigen Tuberkelbakterien durch Kalkeinlagerungen praktisch eingemauert und damit inaktiviert werden.

In selteneren Fällen, zumeist bedingt durch eine schlechte Abwehrlage, heilt der Primärkomplex nicht ab, sondern schmilzt ein. Anstelle des Primärherdes entsteht eine **Kaverne**. Von hier aus kann die Infektion in das Bronchialsystem einbrechen, und die Keime werden in ein anderes Lungenareal verschleppt. Es bildet sich eine tuberkulöse (käsige) Lungenentzündung, die den gesamten Lungenlappen befällt und ein schweres Krankheitsbild hervorruft, mit hohem Fieber, Auswurf, Husten und schwer beeinträchtigtem Allgemeinbefinden.

Auch über den Blutweg kann eine Streuung der Tuberkelbakterien erfolgen, die Erreger gelangen dabei über den befallenen Lymphknoten und die Lymphgefäße in die Blutbahn. So entsteht die schwerste Form dieser Krankheit, die **Miliartuberkulose.** Betroffen ist v. a. die Lunge selbst. Die Allgemeinsymptome einer schweren Infektion, wie hohes Fieber, Abgeschlagenheit, Kopfschmerzen und Erbrechen, sind von Husten und Atemnot begleitet. Das Röntgenbild des Thorax zeigt bei diesen Patienten dicht gesäte miliare Fleckschatten. Die hämatogene Aussaat kann etwas seltener auch die Hirnhäute betreffen. Die tuberkulöse Meningitis geht mit zerebralen Symptomen einher (▶ s. Kap. 18).

Postprimäre Tuberkulose

Nach einer oft jahrelangen, symptomfreien Latenzzeit kann es bei geschwächter Abwehrlage zu einer **Reaktivierung** der alten, an der Lungenspitze (also unterhalb der Schlüsselbeine) gelegenen Herde kommen. Häufig geht von diesen Spitzenherden eine tuberkulöse Bronchitis aus, die nun wiederum neue Herde in tieferen Lungenabschnitten setzt. Solche Fühinfiltrate können einschmelzen und Höhlen (Kavernen) bilden, die Anschluss an das Bronchialsystem finden.

> **! Beachte**
> **In diesem Stadium ist die Tuberkulose »offen« geworden, das heißt sie ist hochansteckend.**

Die Kranken sind in diesem Stadium weitgehend beschwerdefrei. Oft bestehen nur geringe Temperaturerhöhungen und eine gewisse Mattigkeit sowie gelegentlich Husten mit geringem Auswurf, der manchmal leicht blutig sein kann.

Bei guter Abwehrlage kann sich eine Form der chronischen Lungentuberkulose Jahre nach der Erstinfektion ausbilden, die sich durch die Tendenz auszeichnet, die immer wieder auftretenden Herde durch spezifisches Granulationsgewebe zu ersetzen. Diese an sich gutartige Verlaufsform, die völlig symptomfrei verläuft, kann allerdings bei ausgedehnteren Prozessen zur Einschränkunge der Lungenfunktion führen, v. a. wenn die narbigen Abheilungen zu Schrumpfungsprozessen geführt haben. Diese **Spätform** kann u. U. Bronchiektasen, eine chronische Bronchitis, ein Lungenemphysem und in schweren Fällen auch Brustkorbdeformitäten zur Folge haben. Bei solchen pulmonalen Spätkomplikationen tritt dann das eigentliche Leiden, die Tuberkulose, in den Hintergrund.

Therapie

Da viele Tuberkelbakterien resistent gegenüber Antibiotika geworden sind, wird eine **Kombinationsbehandlung** durchgeführt. Zur Verfügung stehen dafür Isoniazid, Rifampicin, Pyrazinamid, Ethambutol und Streptomycin. DieTherapie muss über einen Zeitraum von mindestens 9 Monaten durchgeführt werden. Obwohl die Behandlung nicht frei von Nebenwirkungen ist, hat die moderne Mehrfachtherapie der Tuberkulose ihren Schrecken weitgehend genommen.

3.6 Erkrankungen der Pleura

3.6.1 Pneumothorax

Tritt Luft zwischen die beiden Pleurablätter, schrumpft die Lunge der betroffenen Seite sofort zusammen (**Lungenkollaps**) und kann an der Atmung nicht mehr teilnehmen. Man bezeichnet dies als Pneumothorax.

Ätiologie

Man unterscheidet 3 Formen des Pneumothorax, die unterschiedliche Ursachen haben.

Formen des Pneumothorax

- **Spontanpneumothorax:** Dieser tritt aus heiterem Himmel auf, entweder ohne ersichtlichen Grund (idiopathisch) oder infolge einer Ruptur (Einriss) einer unter der Pleura gelegenen Emphysemblase. Oft sind Männer zwischen dem 20. und dem 40. Lebensjahr betroffen. Auch sekundär kann ein Spontanpneumothorax bei bestimmten Lungenkrankheiten auftreten, namentlich bei chronischem Asthma, beim Lungenabszess mit einer bronchopleuralen Fistel oder im Rahmen einer Mukoviszidose.
- **Traumatischer Pneumothorax:** Dieser tritt infolge von Brustverletzungen, wie Rippenbrüche oder Stichverletzungen, auf.
- **Spannungspneumothorax:** Dieser kommt am häufigsten bei mechanischer Beatmung oder bei Wiederbelebungsversuchen vor. Es handelt sich um eine lebens-

gefährliche Situation: Durch einen entstehenden Ventilmechanismus dringt Luft während der Einatmung in den Pleuraspalt, die bei Ausatmung aber nicht entweichen kann (Abb. 3.6) Dadurch steigt der Druck im Pleuraraum rasch an. Das Mediastinum wird zur gesunden Seite hin verschoben. Die Verlagerung des Herzens kann zum akuten Herztod führen.

Klinisches Bild

Zeichen eines Spontanpneumothorax ist ein akuter, meist lokalisierter Brustschmerz, gefolgt von Dyspnoe und Tachypnoe (gesteigerte Atemfrequenz). Die Situation kann sich beim Spannungspneumothorax bis hin zum Schock verschlechtern.

Therapie

Ein kleiner Spontanpneumothorax bildet sich von selbst zurück. Der Patient muss für einige Tage flach liegen, bis die Luft resorbiert ist. Größere Luftmengen erfordern eine Thoraxdrainage. Beim offenen, traumatisch bedingten Pneumothorax kommt es darauf an, die Wunde luftdicht zu verschließen.

! Beachte
Beim Spannungspneumothorax ist die sofortige Pleurapunktion mit anschließender Saugdrainage als Notfallmaßnahme geboten.

3.6.2 Pleuritis und Pleuraerguss

Die Pleuritis ist eine Entzündung der Pleura, die durch Lungenerkrankungen, aber auch durch Verletzungen ausgelöst werden kann. Sie kann trocken als Pleuritis sicca oder mit einem Pleuraerguss verlaufen.

Ätiologie

Die **trockene Form** tritt meist bei Lungenprozessen, wie Pneumonien, Tuberkulose oder Lungeninfarkt, auf, wobei die Abscheidung von Fibrin im Vordergrund steht. Dadurch wird die sonst glatte Fläche der Pleura aufgeraut.

Der **Pleuraerguss** wird oft durch eine Herzinsuffizienz mit Stauung im Lungenkreislauf hervorgerufen, kommt aber auch beim Lungenkarzinom vor (dann oft mit Blutbeimengungen).

Klinisches Bild

Bei der Pleuritis sicca stehen starke, atemabhängige Schmerzen im Vordergrund, das sog. **Pleurareiben**. Beim Pleuraerguss fehlen Schmerzen, stattdessen kann die starke Ergussbildung zur **Atemnot** führen, weil die Lunge eingeengt wird.

Diagnose

Bei der **Auskultation** sind die Atemgeräusche über dem betroffenen Gebiet abgeschwächt, das Abklopfen der Lunge (**Perkussion**) ergibt eine Schalldämpfung. Die Diagnostik erfolgt letztlich anhand des

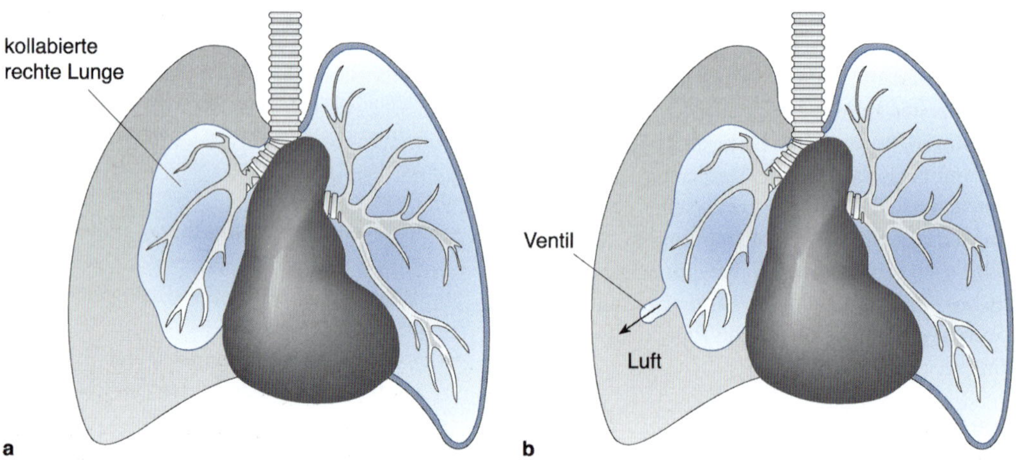

Abb. 3.6. **a** Rechtsseitiger Pneumothorax, **b** Ventilpneumothorax

Röntgenbildes des Thorax, auf dem die Ergussbildung erkennbar ist. In der Klinik wird eine **Pleurapunktion** durchgeführt. Die Untersuchung der Flüssigkeit erlaubt gewisse Rückschlüsse auf die zugrunde liegende Ursache. Findet sich Eiter, spricht dies für ein Pleuraempyen, wie es etwa nach Pneumonie oder Lungenabzessen auftreten kann. Blutiges Exsudat weckt gerade bei älteren Menschen den Verdacht auf ein Lungenkarzinom.

Therapie

Die Therapie zielt auf die zugrunde liegende Krankheit. Bei eitrigem Exsudat werden **Antibiotika** verabreicht und es wird eine **Drainage** angelegt.

> **Da sich aus einer Pleuritis sicca eine Pleuraschwarte entwickeln kann, sind atemgymnastische Übungen (unter begleitender Schmerzbehandlung) erforderlich.**

3.7 Lungenkarzinom

Lungenkarzinome sind bösartige Tumoren, die vom Epithel der Lunge ausgehen, und zwar von Bronchien, Bronchioli oder Alveolen.

> **Beachte**
> **Lungenkrebs ist der häufigste zum Tode führende Tumor bei Männern und Frauen.**

Ätiologie

Die Zahl der Bronchialkarzinome ist in den vergangenen Jahren deutlich angestiegen. Hauptursache sind mit dem **Zigarettenrauch** inhalierte krebserregende Stoffe. Daneben spielen in weit geringerem Maße andere **Umwelteinflüsse** eine Rolle. Hierzu gehören radioaktive Substanzen, wie Uran, daneben erhöhen Asbest sowie Nickel und Chrom bei langjähriger Exposition das Erkrankungsrisiko. Auch eine hohe Radonkonzentration in Wohnräumen ist in jüngster Zeit als Risikofaktor bestätigt worden.

> **Wer das Rauchen aufgibt, senkt das Erkrankungsrisiko, ohne allerdings das Niveau eines Nichtrauchers zu erreichen.**

Man unterscheidet nach der Histologie verschiedene Lungenkrebsarten. Wir wollen hier nur eine grobe, aber klinisch bedeutsame Differenzierung vornehmen:

- Das **kleinzellige Lungenkarzinom** zählt wegen seines raschen Wachstums und der frühzeitigen Bildung von Metastasen zu den sehr bösartigen Tumoren. Es wächst infiltrierend und mauert frühzeitig die Hauptbronchien ein. So kommt es zu Stenosen mit Ausfall der zugehörigen Lungenregion und herdförmigen Entzündungen. Gelegentlich erfolgt ein Durchbruch in das Mediastinum.
- Das **nichtkleinzellige Lungenkarzinom** ist differenzierter und besteht aus Plattenepithel. Es ist weniger aggressiv und befällt zu etwa 50% die Oberlappen.

Klinisches Bild

Das Anfangsstadium der Erkrankung ist fast immer sehr schlecht zu erkennen. Hartnäckiger **Husten mit Auswurf**, zuweilen mit blutig-schleimigen Beimengungen, und **Fieberschübe** gehören zu den häufigsten Symptomen und sind v. a. bei Rauchern ein Alarmsymptom, wenn sie länger als 2–3 Wochen andauern und sich anderweitig nicht hinreichend erklären lassen.

Diagnose

Der Verdacht auf ein Lungenkarzinom wird zumeist durch eine **Röntgenaufnahme des Thorax**, besser noch durch die **Computertomographie**, erhärtet. Gesichert wird die Diagnose i. d. R. über die **Bronchoskopie**: In Lokalanästhesie wird ein Endoskop in das Bronchialsystem eingeführt, mit einer Zange werden dabei Gewebeproben entnommen. Die genaue histologische Differenzierung des Tumors ist für das therapeutische Vorgehen wichtig. In seltenen Fällen muss der Brustkorb zu diagnostischen Zweck eröffnet werden.

Nach der Diagnose des Tumors und noch vor Aufnahme der Therapie beginnt die Suche nach **Metastasen**. Diese siedeln sich auf dem Blutweg in erster Linie in Leber, Knochen, Gehirn und Nebenniere ab.

Therapie und Prognose

Das **kleinzellige Lungenkarzinom** ist zum Zeitpunkt der Diagnose fast immer inoperabel. Man versucht, den Tumor mit Hilfe der Chemotherapie, die in mehreren Zyklen erfolgt, zum Einschmelzen zu bringen. Anschließend folgt eine Strahlentherapie.

Das **nichtkleinzellige Lungenkarzinom** ist zumeist operabel. Die Chirurgen streben eine radikale Entfernung des Tumorgewebes an. In einigen Fällen kann eine Strahlentherapie folgen. Die Chemotherapie kommt hier nur in ausgewählten Fällen in Betracht.

Bei **fortgeschrittener Krankheit** leiden die Patienten nicht nur unter Atemnot, sondern v. a. unter Tumorschmerzen. Entscheidend ist hier eine optimale **Schmerztherapie**, wobei insbesondere Morphin und seine Abkömmlinge erforderlich sind. Die Schmerztherapie richtet sich nach einem genauen Schema und setzt nicht erst bei Bedarf ein. Mit diesem Vorgehen lassen sich die Schmerzen oft, aber nicht immer, erträglich halten. Die Schmerzmittel müssen so hoch dosiert werden, wie es der Situation angemessen ist.

Die Prognose des kleinzelligen Bronchialkarzinoms ist ausgesprochen schlecht. Die mittlere Überlebenszeit beträgt etwa 1 Jahr.

3.8 Schlafapnoe

Mit »Schlafapnoe« bezeichnet man vorübergehende **Atempausen** einer Dauer von mindestens 10 s während des Schlafes. Die Schlafapnoe ist die häufigste Ursache für Tagesschläfrigkeit.

Ätiologie und klinisches Bild

Man unterscheidet die obstruktive von der zentralen Schlafapnoe, wobei gemischte Formen häufig sind.

Bei der **obstruktiven Schlafapnoe** wird der Luftstrom durch einen Verschluss der Luftwege im Nasen-Rachen-Raum im Schlaf unterbrochen, etwa durch Zurückfallen der Zunge. Das typischerweise auftretende laute Schnarchen wird durch Atempausen unterbrochen. Nach der Atempause wachen die Betroffenen kurzzeitig auf, manche hyperventilieren und setzen dann den Schlaf fort. Dieser Zyklus wiederholt sich mehrmals pro Nacht. Durch den unterbrochenen Schlaf sind die Patienten tagsüber oft müde. Da während der Apnoephasen vermehrt Katecholamine (z. B. Adrenalin) ausgeschüttet werden, können sich in schweren Fällen eine Hypertonie oder auch Herzrhythmusstörungen ausbilden. Aufgrund eintretender passagerer Hypoxämien und Hyperkapnien verengen sich die Pulmonalarterien, wodurch in einzelnen Fällen über die Zeit eine pulmonale Hypertonie mit Rechtsherzinsuffizienz als Komplikation entstehen kann. Begünstigende Faktoren für die obstruktive Schlafapnoe sind sedierende Medikamente, Alkoholgenuss und Adipositas.

> **Schnarchen ohne weitere Symptome hat keinen Krankheitswert.**

Bei der **zentralen Schlafapnoe** fehlt vorübergehend der zentrale Atemantrieb, weil die Chemorezeptoren vermindert stimulierbar sind.

Diagnose

Die Diagnose ergibt sich aus den **Berichten** des Betroffenen und des Partners. Hinweise liefert ein ambulantes **Schlafmonitoring**, bei dem nachts die Sauerstoffsättigung gemessen und ein Langzeit-EKG aufgezeichnet wird. Bei positivem Befund können umfangreiche Untersuchungen im **Schlaflabor** vorgenommen werden.

Therapie

Die Behandlung besteht im Wesentlichen in der **Ausschaltung der Risikofaktoren**: Einschränkung des Alkoholkonsums, Gewichtsabnahme, verbesserte Schlafhygiene (Schlafen in Seitenlage, regelmäßiger Schlafrhythmus etc.). Bleiben diese Bemühungen erfolglos, kann in schweren Fällen eine nächtliche Überdruckbeatmung über eine **CPAP-Maske** helfen (CPAP = »continuous positive airway pressure«). Durch den Überdruck wird ein Kollaps der Atemwege verhindert.

Krankheiten der Verdauungsorgane

4

4.1 Einführung

Zu den Verdauungsorganen (◘ Abb. 4.1) zählen Mundhöhle, Rachen, Speiseröhre, Magen, Dünndarm (bestehend aus Duodenum, Jejunum und Ileum), Dickdarm (bestehend aus Zaekum, Kolon und Rektum), die Analregion und auch die Anhangsdrüsen:
- die Speicheldrüsen, die in die Mundhöhle münden,
- die Bauchspeicheldrüse, die ihren Speichel in das Duodenum abgibt,
- die Leber mit den Gallenwegen und der Gallenblase.

In konzertiertem Zusammenwirken erfüllen sie die in ihrer Bezeichnung als Verdauungsorgane implizierte Funktion der Verdauung in mehreren, zum Teil überlappenden Prozessen:
- mechanische Zerkleinerung der aufgenommenen Nahrung,
- portionierter Durchlauf durch die verschiedenen Abschnitte des Verdauungstrakts,
- Verflüssigung und Homogenisierung der Nahrung zu Speisebrei (Chymus),
- Aufspaltung der verwertbaren Nahrungsbestandteile in resorbierbare niedermolekulare Einheiten,
- Aufnahme dieser Einheiten (neben Wasser, Vitaminen und Mineralstoffen) in das resorptive Epithel des Darmlumens und von dort in das Blut- oder Lymphsystem,
- Entsorgung der nicht verwertbaren Nahrungsbestandteile und anderer Abfallstoffe.

Der oral-aborale (vom Mund in Richtung Analregion führende) Transport im Verdauungstrakt kommt durch Kontraktionen der glatten Ringmuskulatur zustande, die sich wellenförmig nach distal ausbreiten (**propulsive Peristaltik**).

Der **Chymus** entsteht aus der zerkleinerten, eingespeichelten und in Bissen geformten Nahrung im Verlauf der Magenpassage unter ständiger Durchmischung mit Magensaft. Im Dünndarm wird der Chymus dann weiter durchmischt, nunmehr mit Bauchspeichel, dessen Verdauungsenzyme auf diese

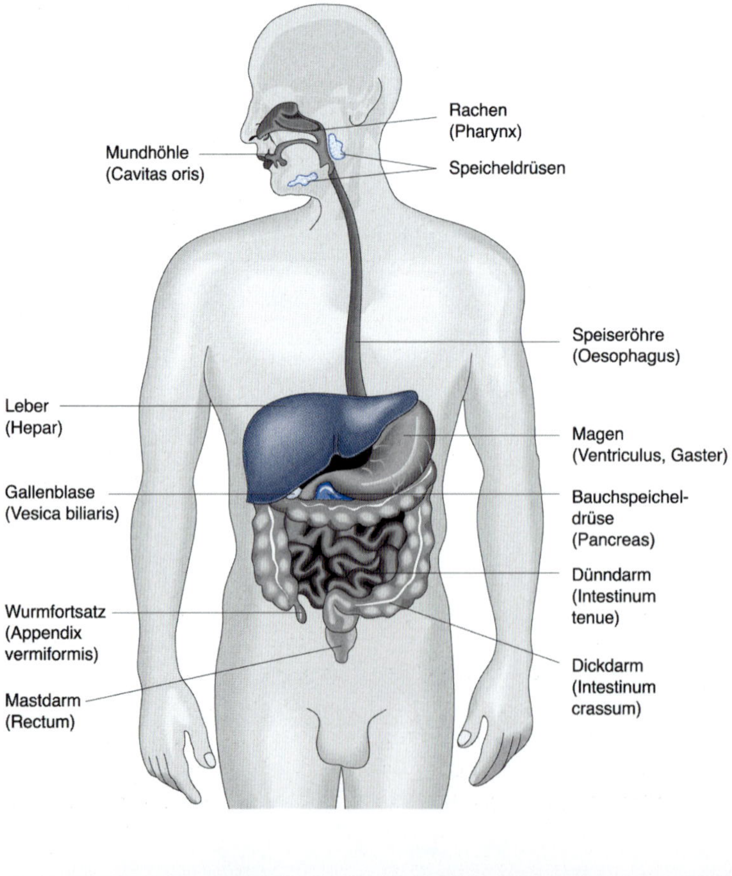

◘ **Abb. 4.1.** Übersicht über die Organe des Verdauungssystems

Weise intensiven Kontakt mit ihren Zielsubstanzen aufnehmen.

Die Durchmischung erfolgt mit Hilfe der **nichtpropulsiven Peristaltik**, deren Kontraktionen keine längeren Strecken durchmessen, sondern gewissermaßen auf der Stelle treten und dabei den Lumeninhalt segmentweise in eine Art Walkbewegung versetzen.

Für die **Aufspaltung der Nahrungsbestandteile** im Chymus sorgen die Verdauungsenzyme des Mund- und Bauchspeichels und der enzymproduzierenden Epithelzellen. Die Fette brauchen eine Sonderbehandlung. Hier kommt die Leber ins Spiel: Mit ihrer Galle ebnet sie den Weg nicht nur für die enzymatische Aufspaltung der Fette, sondern auch für die **Resorption** der anfallenden Spaltprodukte. Diese und alle anderen Resorptionsaufgaben übernehmen spezialisierte Zellen der Dünndarmschleimhaut. Die Entsorgung unverwertbarer Stoffe erfolgt in Form von Fäzes (Kot). Der Auftrag der **Kotbildung** und der portionierten **Kotausscheidung** nach vorhergehender Sammlung und Speicherung fällt dem Dickdarm zu.

Der reibungslose und koordinierte Ablauf all dieser Prozesse und die Abstimmung der verschiedenen Verdauungsorgane untereinander verlangen eine differenzierte Funktionssteuerung mit Rückkopplung. Neurale und endokrine Mechanismen greifen ineinander. So verfügt der Gastrointestinaltrakt über ein eigenes **intrinsisches Nervensystem** in Gestalt zweier Nervengeflechte in der Magen- und Darmwand:

- Plexus submucosus (Meißner), der die Sekretion der Epithelzellen steuert,
- Plexus myentericus (Auerbach), der die gastrointestinale Motorik selbstständig steuert.

Doch hat das (extrinsische) autonome Nervensystem mit **Parasympathikus** und **Sympathikus** beträchtlichen stimulierenden oder bremsenden Einfluss.

Der endokrine Anteil der Funktionssteuerung wird von gastrointestinalen **Peptidhormonen** (z. B. Gastrin, Cholezystokinin, Sekretin) abgedeckt, die von endokrinen Epithelzellen produziert werden. Diese Zellen verfügen über spezielle Rezeptoren, auf die bestimmte Chymusbestandteile als spezifischer Reiz wirken. Die Freisetzung der Peptidhormone erfolgt also in erster Linie über den direkten Kontakt dieser Rezeptoren mit dem Magen- oder Darminhalt, auch wenn parasympathische Impulse modulierend eingreifen.

Die Darstellung der Krankheiten des Verdauungssystems folgt den anatomischen Vorgaben, doch bleiben Mundhöhle, Speicheldrüsen, Rachen und Analregion von der pathologischen Bestandsaufnahme ausgenommen. Von den übrigen Verdauungsorganen werden jeweils die wichtigsten Krankheiten und Syndrome besprochen. Danach erst schließen sich die Krankheiten der Leber, der Gallenwege und des Pankreas an, ungeachtet deren Positionierung im Funktionsablauf.

4.2. Krankheiten der Speiseröhre

Der Ösophagus (Speiseröhre) reicht vom Pharynx (Schlund) bis zur Kardia (Mageneingang) und überbrückt dabei eine Strecke von 25–30 cm. Der Eingang ist durch einen quergestreiften Muskel (den **oberen Sphinkter**), der Ausgang zum Magen, der zugleich dessen Eingang darstellt, durch glatte zirkuläre Muskelfasern (den **unteren** oder **ösophagogastrischen Sphinkter**) gesichert. Die tonische Kontraktion der beiden Sphinkteren fungiert als abschirmende Verschlussvorrichtung, die sich bei Bedarf öffnet. So erschlafft nach der willkürlichen Einleitung des Schluckaktes unwillkürlich der obere Sphinkter und gibt dem Bissen (Bolus) den Weg in die Tiefe frei.

Der Ösophagus dient als Gleitrohr zum Magen ausschließlich der Nahrungsbeförderung. Schleimdrüsen erleichtern mit ihrem Sekret den Transport, den die Wandmuskulatur mit peristaltischen Kontraktionen sicherstellt. Diese **Primärperistaltik** schiebt den Bissen in Richtung Kardia, die sich reflektorisch durch Tonusverlust des unteren Sphinkters öffnet. Die **sekundäre Peristaltik** ist ebenfalls propulsiv, wird aber nicht durch den Schluckakt, sondern weiter unten durch lokale Reizung ausgelöst und soll die Reizursache, z. B. zurückgeflossenen Magensaft, (zurück) in den Magen treiben. Es gibt auch **tertiäre Kontraktionen**, die unkoordiniert und nichtpropulsiv ablaufen und keine Öffnung der Kardia bewirken. Sie haben den Charakter von Spasmen und imponieren retrosternal als heftiger Würgeschmerz, der in den Arm ausstrahlt und häufig im kleinen Finger noch als schmerzhafte Missempfindung zu verspüren ist. Beim Erbrechen (Vomitus) und beim Rückfluss von Speisebrei (Regurgitation) kehrt sich die Richtung der Peristaltik um (**Antiperistaltik**): Die Bewegung ist dann repulsiv.

> **Unabhängig von der Ätiologie sind die Krankheiten des Ösophagus durch typische Symptome gekennzeichet, die in wechselnder Zusammensetzung in das klinische Bild mit einfließen. Dazu gehören Dysphagie, Schmerz, Pyrosis und Regurgitation.**

4

4.2.1 Definitionen

Dysphagie ist eine Transporthemmung des Bissens nach dem Schluckakt: Feste Nahrung kann den Ösophagus überhaupt nicht oder nur mühsam passieren und bleibt ganz oder teilweise stecken. Die Störung kann so weit fortschreiten, dass die Nahrung auch in flüssiger Form nicht mehr in den Magen gelangt. Es kann sich bei der Dysphagie um eine funktionelle oder um eine organische Störung handeln.

Ösophagealer Schmerz ist hinter dem Brustbein (retrosternal) lokalisiert und einer Überdehnung der Ösophaguswand oder spastischen Kontraktionen in einem Segment der Wandmuskulatur zuzuschreiben. Eine Schmerzaussstrahlung zum linken Arm bis in den kleinen Finger hinein kann einen Angina-pectoris-Anfall imitieren.

Pyrosis bedeutet Sodbrennen und manifestiert sich als retrosternales Brennen, das auf den Reflux (Rückfluss) von saurem peptischen Magensaft durch den unteren Sphinkter zurückzuführen ist. Verzögert sich die sekundäre Peristaltik, verlängert sich die Einwirkzeit der Säure und verstärkt den Effekt.

Regurgitation ist das Emporsteigen oder die antiperistaltische Rückbeförderung von Ösophagusinhalt in Form von Flüssigkeit, Schleim und unverdauter Nahrung in die Mundhöhle. Verursacht wird dies durch eine Stase (Stauung) durch Passagehemmung infolge einer Stenose, eines Hindernisses im Lumen oder der fehlenden oder unzureichenden Erschlaffung des ösophagogastrischen Sphinkters. Wo die Luft- die Speisewege kreuzen, kommt es leicht zur Aspiration des Regurgitats mit Husten- und Erstickungsanfällen.

Im groben Überblick gliedern sich die **pathophysiologischen Korrelate** der Krankheiten des Ösophagus in:
- Motilitätsstörungen,
- entzündliche Veränderungen der Schleimhaut,
- Zerstörung der Schleimhaut und tieferer Wandschichten,
- Prozesse, die das Lumen erweitern, einengen oder blockieren und so Passagehemmung und Stase bewirken.

Von diesen Krankheiten werden hier die gastroösophageale Refluxkrankheit, die Divertikelkrankheit, die Ösophagitis, die Achalasie und das Ösophaguskarzinom besprochen.

Praxistipp

Schluckstörungen bergen die Gefahr der Aspiration von festen oder flüssigen Nahrungsbestandteilen in die Lunge. Folgen können akute Atembeschwerden und die Entwicklung einer Lungenentzündung sein. Schluckstörungen lassen sich daran erkennen, dass der Patient oft würgt, hustet und sich verschluckt oder ihm Essensreste aus dem Mund fließen. Um eine Aspiration zu verhindern, soll der Patient beim Essen aufrecht sitzen, auch noch eine gewisse Zeit nach der Mahlzeit. Den Patienten sollte man raten, langsam zu essen und nur kleine Bissen zu schlucken.

4.2.2 Gastroösophageale Refluxkrankheit

Es handelt sich bei der Refluxkrankheit um anhaltenden oder verstärkten Rückfluss von Magensäure oder saurem Mageninhalt in den unteren Abschnitt der Speiseröhre. Die Beschwerden sind dabei stärker als beim normalen Sodbrennen, an dem 10–20% der Bevölkerung leiden. Der Übergang von diesem physiologischen Reflux zur Refluxkrankheit ist fließend, die Schwere der Beschwerden kennzeichnet den Unterschied. Die Ösophagitis (► s. S. 52) ist ein häufiger Begleiter der Refluxkrankheit.

Ätiologie und Pathophysiologie

Am Säurerückfluss ist eine Verschlussschwäche des unteren Ösophagussphinkters (**Kardiainsuffizienz**) ursächlich beteiligt. Bei einem Großteil der Patienten kommt es zum Reflux in Phasen vorübergehender Sphinktererschlaffung außerhalb des Schluckaktes, bevorzugt nach dem Essen und nachts.

Nicht selten steht das pathophysiologische Geschehen in Zusammenhang mit einer axialen oder

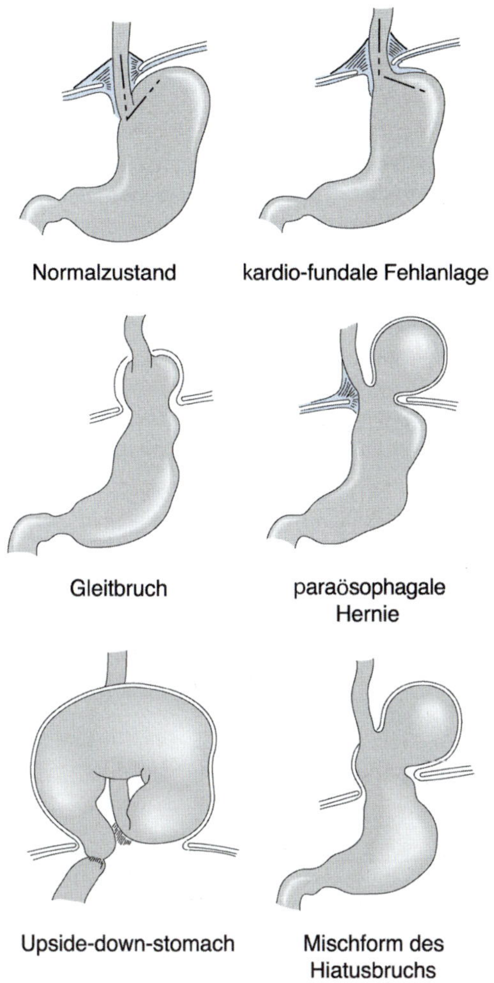

Abb. 4.2. Varianten der Hiatushernie. *Oben rechts:* Der Bandapparat an der Kardia ist gelockert, der normalerweise spitze ösophagogastrische Winkel ist stumpf. Bei diesen Fällen kommt es nur selten zu einem Versagen der Funktion des unteren Sphinkters und zum Reflux. *Mitte und unten links:* Partielle und vollständige Verlagerung des Magens durch das Zwerchfell entlang der Speiseröhre in den Brustraum. *Unten rechts:* Kombination einer Gleit- und einer paraösophagealen Hernie

paraösophagealen **Hiatushernie** (Abb. 4.2). Dabei gleitet ein Teil des Magenfundus durch das über ihm befindliche Zwerchfell entlang der Ösophagusachse in den Thoraxraum und kann den Reflux begünstigen. Ist zusätzlich die Ösophagusmotilität eingeschränkt, wird die Kontaktzeit der Säure mit der Schleimhaut verlängert, und die Beschwerden werden verstärkt.

Beachte

Patienten, die über längere Zeit flach im Bett liegen müssen, sind gefährdet, eine Refluxösophagitis zu entwickeln. Dies gilt besonders dann, wenn sie mit einer Magensonde versorgt sind, weil diese die Ösophagusschleimhaut reizt und obendrein den natürlichen Verschlussmechanismus behindert.

Klinisches Bild und Diagnose

Zum klinischen Bild der Refluxkrankheit gehören **Sodbrennen, retrosternale Schmerzen** nach Mahlzeiten und beim Liegen, **Dysphagie** und **Regurgitation**. Klinisch lässt sich nicht unterscheiden, ob die Refluxkrankheit von einer Ösophagitis begleitet wird oder nicht. Bei Dysphagie ist eine tumorinduzierte Stenosierung (Verengung) auszuschließen. Nicht selten berichten die Patienten von Angina-pectoris-ähnlichen Schmerzen. In der Tat beruhen nichtkardiale Thoraxschmerzen in über der Hälfte der Fälle auf dem Reflux von Magensäure. Die Diagnose der Refluxkrankheit und der refluxbedingten Ösophagitis erfolgt ebenso wie der Ausschluss von Tumoren und anderer Beschwerdenverursacher endoskopisch.

Therapie

Durch Dauereinnahme säurehemmender **Protonenpumpenblocker** lässt sich die Refluxkrankheit in den meisten Fällen wirksam behandeln. Bei Therapieversagen, ständigen Rezidiven oder Abneigung des Patienten gegen eine Langzeitmedikation ist eine **Antirefluxoperation** indiziert. Dabei wird ein Teil des Magenfundus manschettenartig um den unteren Abschnitt der Speiseröhre genäht (Fundoplicatio). Neuerdings werden minimal-invasive endoskopische Eingriffe getestet, die darauf abzielen, gegen den Säurereflux eine mechanische Barriere zu errichten oder den Schließmuskel zu verstärken.

4.2.3 Divertikelkrankheit

Divertikel sind umschriebene, sackartige **Ausbuchtungen des Ösophagus**. Man unterscheidet **Traktionsdivertikel**, die durch Zug von außen, und **Pulsionsdivertikel**, die bei Wandschwäche (Muskellücken) durch erhöhten Innendruck entstehen. Letztere werden auch als »Pseudodivertikel« bezeichnet, weil hier nur eine Ausstülpung der Schleimhaut (durch eine Muskellücke) vorliegt und nicht die ganze Ösophaguswand betroffen ist.

Klinisches Bild

Am häufigsten kommt das **Zenker-Divertikel** vor, ein Pulsionsdivertikel, das sich an der natürlichen Schwachstelle der Ösophaguswand (Killian-Muskellücke) am Übergang vom Rachen zur Speiseröhre entwickelt. Mögliche Symptome sind Halitose (schlechter Mundgeruch) , Regurgitation unverdauter Speisereste, Dysphagie, Globusgefühl (Kloß im Hals) und mitunter eine Neigung zu wiederholten Hustenanfällen. Kleine bis mittelgroße Divertikel in tieferen Abschnitten des Ösophagus sind meist symptomlos und werden nur zufällig entdeckt, z. B. das parabronchiale Traktionsdivertikel, eine angeborene Fehlbildung in Höhe der Trachealbifurkation (Luftröhrengabelung).

Therapie

Größere Divertikel, die das Lumen einengen, werden chirurgisch behandelt, meist durch laparoskopische **Myotomie** (Muskelschnitt), selten durch Abtragung (**Divertikulektomie**). Bei Zenker-Divertikeln, die wegen ihrer halsnahen Lage eine Aspiriationsgefahr darstellen, wird seit einigen Jahren eine endoskopische **Koagulationsbehandlung** angeboten (Argon-Beamer-Koagulation).

4.2.4 Ösophagitis

Die Ösophagitis ist eine Entzündung der Speiseröhre durch Bakterien, Viren, Pilze, Säure aus dem Magensaft oder eine unfallbedingte Verätzung mit Laugen oder Säuren. Sie tritt auf als Begleiterscheinung anderer Krankheiten und therapeutischer Bestrahlungen und im Gefolge von Immunschwäche oder Immunsuppression. Gerade bei AIDS-Patienten befällt der Soorpilz nicht nur den Darm, sonder steigt hoch bis in die Mundhöhle – und hinterlässt dabei eine Soorösophagitis.

Am häufigsten kommt jedoch die **Refluxösophagitis** vor, auch hier nicht zuletzt bei AIDS-Patienten. Wenn Divertikel in der Speiseröhre bestehen, entwickelt sich dort ebenfalls leicht eine Entzündung.

Divertikel sind also ein Risikofaktor der Ösophagitis.

Klinisches Bild

Leitsymptome der Ösophagitis sind **retrosternale Schmerzen** und **Dysphagie**. Säurehaltige Flüssigkeit verursacht brennende Schluckbeschwerden.

Beachte
Ulzerationen sind eine stete Gefahr bei der Refluxkrankheit und bei AIDS. Verätzungen können alle Schichten der Wand zerstören, sodass 2 Wochen lang die Perforation droht – entsprechend lange und intensiv sollten die Patienten überwacht werden.

Therapie

Bei der Soorösophagitis ist **Mystatin** oder **Amphotericin B** als Suspension das (lokale) Mittel der Wahl. Abwehrgeschwächte Patienten werden zusätzlich systemisch behandelt, z. B. mit **Fluconazol**. Verätzungen verlangen unverzüglich die Behandlung mit **Kortikosteroiden** über 2 Monate in absteigender Dosierung. Kommt es dabei während der Narbenbildung (ab der 3. Woche) zu Strikturen, ist das verengte Lumen zu dilatieren.

4.2.5 Achalasie

Die Achalasie gehört zur Gruppe der ösophagealen **Motilitätsstörungen**. Bei ihr besteht die Störung v. a. in einer Insuffizienz des ösophagogastrischen Sphinkters, der beim Schluckakt nicht oder nur unzureichend erschlafft, sodass der Zugang zur Kardia behindert ist. Die Boli können die Kardia nur passieren, wenn der hydrostatische Druck größer wird als der Sphinkterdruck. Die resultierende **Stase** verursacht eine sackartige Erweiterung der Speiseröhre (**Megaösophagus**).

Das Krankheitsbild beruht auf einer neuromuskulären Störung, genauer, auf einer **Störung hemmender Motoneuronen**, die u. a. für die Relaxation des unteren Sphinkters verantwortlich sind. Bei der Achalasie kann der gesamte untere Ösophagus betroffen sein. Die Peristaltik entwickelt dann nicht genügend Druck oder ist gar nicht mehr vorhanden.

Klinisches Bild

Die Leitsymptome sind **Dysphagie** und **Regurgitation** unverdauter Nahrung. Retrosternale Schmerzen sind meist diskret, gelegentlich aber auch krampfartig, weil trotz gestörter Peristaltik tertiäre Kontraktionen ablaufen können.

Diagnose

Die Diagnose wird durch **Druckmessung** (Ösophagusmanometrie), **endoskopisch** und durch **Röntgenkontrastmitteluntersuchungen** gesichert.

Da Ösophagustumoren ähnliche Symptome wie die Achalasie zeigen, ist ein maligner Prozess endoskopisch auszuschließen.

Therapie

Standardbehandlung der Achalasie ist die pneumatische **Dilatation**, die Dehnung der Kardia mit einem aufblasbaren Ballon. Kommt es nach 3-maliger Wiederholung erneut zu einem Rezidiv, ist ein **chirugisches Vorgehen** indiziert. Dabei wird die Muskulatur im Bereich der Kardia längs gespalten (Kardiomyotomie). Neuerdings wird der Eingriff auch laparoskopisch durchgeführt.

4.2.6 Ösophaguskarzinom

Ösophaguskarzinome sind zu 90% **Plattenepithelkarzinome**, die in den oberen zwei Dritteln der Speiseröhre lokalisiert sind, und zu 10% **Adenokarzinome**, die im Bereich der Kardia auftreten. Risikofaktoren für erstere sind Nikotin, Alkohol und zu heiße Mahlzeiten, Risikofaktoren für letztere Übergewicht und die Refluxkrankheit.

Klinisches Bild

Beide Karzinome breiten sich in der Ösophaguswand aus und metastasieren schnell in die benachbarten Lymphknoten. Das macht ihre Gefährlichkeit aus. Symptome stellen sich spät und meistens zu spät ein. Hauptsymptom ist die **Dysphagie** als Ausdruck der Lumenstenosierung, zunächst bei festen, später auch bei flüssigeren Speisen. Mit Fortschreiten der Krankheit verliert der Patient Gewicht, leidet unter retrosternalen Schmerzen und wird chronisch heiser, wenn der Tumor den Rekurrensnerv schädigt, dessen Äste die Kehlkopfmuskulatur versorgen. Im weiteren Verlauf fallen auch Luftröhre und Bronchien dem infiltrativen Tumorwachstum zum Opfer.

Diagnose

Die Diagnose wird durch eine **Ösophagogastroskopie mit Biopsie** und nachfolgender histologischer Untersuchung gestellt. Die Ausdehnung des Tumors lässt sich röntgenologisch (mit Bariumbrei als Kontrastmittel) bestimmen.

Therapie

Zum Zeitpunkt der Diagnosestellung ist eine **operative Behandlung** nur noch bei einem Drittel der Patienten möglich. Doch nur die radikale Resektion des Tumors gewährt eine (geringe) Heilungschance. Dabei müssen auch die Lymphknoten entlang der Speiseröhre samt ihren Leitungsbahnen entfernt werden. Als Speiseröhrenersatz wird ein Teil des Magens in den Brustraum hochgezogen. Ist der Tumor nicht operabel oder sitzt er so hoch, dass auch der Kehlkopf entfernt werden müsste, bleibt nur die **Bestrahlung** in Kombination mit einer **Chemotherapie**.

Beachte

Die Prognose ist schlecht. Die 5-Jahres-Überlebensrate liegt selbst nach Radikaloperation bei < 20%, in allen übrigen Fällen bei < 5%.

4.3 Krankheiten des Magens

Als erweiterter Abschnitt des Verdauungssystems steht der Magen (Gaster oder Ventriculus) naturgemäß im Dienste der Verdauung:

- Er sammelt die unregelmäßig aufgenommene Nahrung,
- bereitet sie für die Verdauung vor, indem er sie mit Hilfe von Schleim und Magensaft in eine visköse, schleimige Masse, den Chymus, verwandelt,
- leitet selbst mit Pepsin, einem Gemisch eiweißspaltender Enzyme (Proteasen), den Abbau der Nahrungsproteine ein und
- gibt den Chymus mit den angedauten Proteinen nach kürzerer oder längerer Verweildauer portionsweise an das Duodenum des Dünndarms zur Weiterverwertung weiter.

Zur Bewältigung dieser Aufgaben stehen dem Magen 2 Instrumente zur Verfügung: der **Magensaft**, dessen Bestandteile er in seinen Drüsen selber herstellt, und eine **spezielle Peristaltik**, die er mit seiner je nach Abschnitt unterschiedlich dicken 3-lagigen Muskelschicht in den 2 bekannten Spielarten hervorbringt: der propulsiven, die für den intragastrischen Transport und die Weitergabe an das Duodenum verantwortlich ist, und der nichtpropulsiven, die für die Durchmischung des Mageninhalts sorgt.

Zur **Nahrungssammlung** prädestiniert ist der Magen durch seine von der Röhrenform des Darmes abweichende Sackform, die sich bei Füllung zur Gestalt eines Füllhorns oder Angelhakens wandelt. Das **Fassungsvermögen** beträgt ohne Überdehnung 1,2–1,6 Liter. Die Verweildauer des Inhalts kann bei fettreichen Speisen bis zu 5 Stunden betragen. Der Fundus tut sich weniger als Nahrungsspeicher hervor denn als Sammelstelle für verschluckte Luft, die stets vorhanden als Blase unter seinem Kuppeldach schwebt.

Damit der Magen die Erfüllung von Aufgaben, die den Einsatz aggressiver Substanzen (Salzsäure, Pepsin) erfordert, unbeschadet übersteht, muss er sich selbst schützen. Zu diesem Zweck überzieht er seine Schleimhaut (Mukosa) mit viskösem **Schleim**, der von deren eigenen Zellen sezerniert wird und eine fest haftende Schicht bildet. Die Schutzwirkung wird noch dadurch verstärkt, dass die Mukosa aktiv **Bikarbonationen** abgibt, welche die Wasserstoffionen des Magensaftes abpuffern. Die Zellen, die **Salzsäure** (HCl) produzieren, tun dies nicht in ihrem Innern, sondern an ihrer Oberfläche – zur Selbsterhaltung. Das eiweißspaltende **Pepsin** wird als inaktive Vorstufe Pepsinogen gebildet und erst im sauren Milieu des Magenlumens aktiviert. So vermeiden die Produzenten ihre Selbstverdauung.

Die **Vorbereitung der aufgenommen Nahrung für die Verdauung** vollzieht sich in mehreren Schritten, die im Korpus ablaufen (◘ Abb. 4.3). Den dazu nötigen Magensaft gewinnt der Magen aus den Hauptdrüsen des Fundus und des Korpus. In diesen Drüsen finden sich Schleimzellen, die wie die Oberflächenepithelzellen viskösen Schutzschleim herstellen, und 4 andere Arten von Zellen, welche die Bestandteile des Magensaftes fabrizieren:

- Nebenzellen: eine zweite Art von Schleim, der dünnerflüssiger ist als der Schutzschleim;
- Hauptzellen: Pepsinogen und Lipase, die aber kaum eine Rolle spielt;
- Belegzellen: HCl und Intrinsic-Faktor;
- hormonbildende Zellen: Somatostatin und Serotonin, von denen das Somatostatin – trotz seiner endokrinen Herkunft – direkt in den Magensaft gelangt.

Zu dem bereits schleimhaltigen Magensaft gelangt ergänzend noch mehr von dem dünnerflüssigen Schleim aus Drüsen in der Kardia und im Antrum. Aus dem Antrum stammt auch das Hormon **Gastrin**, das auf dem Blutweg die Belegzellen der Fundus- und Korpusdrüsen zur HCl-Bildung anregt.

Die bereits zerkleinerte, eingespeichelte und in Bissen aufgeteilte Nahrung wird durch den Magensaft und den zusätzlichen dünnerflüssigen

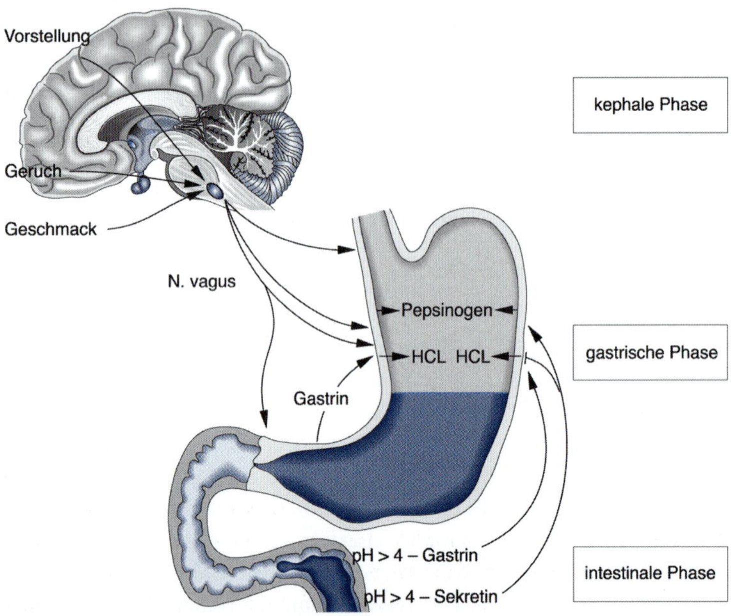

◘ **Abb. 4.3.** Schematische Darstellung der 3 Phasen der Magensaftsekretion: kephale, gastrische und intestinale Phase. Tritt der Mageninhalt in das Duodenum über, wird (*links unten* im Anschluss an den Magen) bei einem pH-Wert von > 4 Gastrin freigesetzt. Dieses regt über den Blutweg im Magen die Sekretion von Salzsäure an. Ein pH-Wert von < 4 führt dagegen zur Freisetzung von Sekretin. Dieses hemmt auf dem Blutweg im Magen die Salzsäuresekretion und regt zugleich die Bildung von Pepsinogen an

Schleim, der als Lösungsmittel für die Nahrungsbestandteile dient, weiter verflüssigt. Gleichzeitig setzt die **Eiweißverdauung** ein, und zwar unter ständiger Umwälzung des Korpusinhalts, damit auch alle Proteine Kontakt zu Pepsin finden. Bei dieser Durchmischung werden die **Fette emulgiert** und der Korpusinhalt zunehmend homogenisiert, bis er als Chymus vorliegt. Die Salzsäure denaturiert dabei die Eiweißkörper und stellt den pH-Wert ein, den das Pepsin für sein Wirkungsmaximum benötigt.

> **Eine wichtige Nebenwirkung des HCl, die der Integrität des gesamten Magens zugute kommt, ist der Schutz vor Bakterien und anderen Krankheitskeimen. Sie gehen an der starken Säure zugrunde.**

Neben der Aufbereitung zur Verdauung allgemein und der Einleitung der Proteinspaltung übernimmt der Korpus noch eine spezielle Aufgabe, nämlich die Vorbereitung des Erythropoesestimulators **Vitamin B_{12}** für die spätere Resorption im Dünndarm: Der in den Belegzellen neben HCl hergestellte Intrinsic-Faktor dient genau diesem Zweck. Ohne ihn ist mangels Vitamin B_{12} die Bildung der Erythrozyten derart gestört, dass eine Anämie entsteht.

Für die Durchmischung als Bedingung der Chymusbildung sorgt die **Magenmotorik** mit peristaltischen Kontraktionen in Form ringförmiger Einschnürungen, die ausgehend vom oberen Korpusbereich 3-mal in der Minute als Welle zum Antrum laufen. Ausgelöst wird die Durchmischungsperistaltik von sog. Schrittmacherzellen des Plexus myentericus, die auf die Dehnung der Korpuswand reagieren.

Die portionierte **Entleerung** des Magens betrifft jeweils die Chymusmenge im Pyloruskanal. Propulsive Peristaltik befördert sie bei erschlafftem Sphinkter durch kräftige, vom Fundus-Korpus-Gebiet ausgehende Kontraktionen der Ringmuskulatur vom Antrum in das Duodenum. Danach schließt sich das Ostium wieder – bis zur nächstfolgenden propulsiven Welle. Diese reflektorischen Entleerungsstöße häufen sich unmittelbar nach dem Essen und ebben dann ab. Der Reflex wird durch eine negative humorale Rückkopplung vom Duodenum aus unterdrückt, wenn dort die Bedingungen, z. B. der Füllungsstand oder der pH-Wert, für den Chymusnachschub nicht günstig sind.

Als wichtigste Krankheiten werden im Folgenden die Gastritis, die Ulkuskrankheit, die funktionelle Dyspepsie und das Magenkarzinom vorgestellt.

4.3.1 Gastritis

Die Gastritis ist eine akute oder chronische **Entzündung der Magenschleimhaut**. Die Diagnose kann nur histologisch, nach einer gastroskopisch durchgeführten Biopsie, zuverlässig gestellt werden. Die akute Verlaufsform entzieht sich durch ihre Kurzlebigkeit meist einer gesicherten endoskopischen Diagnose. Solange kein histologischer Befund vorliegt, sollte die Bezeichnung »Dyspepsie« statt »Gastritis« verwendet werden. Der Begriff »funktionelle Dyspepsie« hat sich als Sammelbegriff für Oberbauchbeschwerden unklarer oder ungeklärter Ursache weitgehend durchgesetzt. Die Bezeichnung wird beibehalten, selbst wenn der Histologiebefund die Gastritis bestätigt, solange sich kein Hinweis auf deren somatische Verursachung ergibt (▶ s. »funktionelle Dyspepsie«, S. 58).

Akute Gastritis

Ätiologie

Es ist bekannt, dass Toxine in Lebensmitteln, Infektionen, exzessiver Alkoholgenuss und bestimmte Medikamente (z. B. Acetylsalicylsäure, Indometacin und andere nichtsteroidale Antirheumatika – NSAR), aber auch extreme Stresssituationen bei Verbrennungen, anderen gravierenden Verletzungen, Schock und Sepsis eine akute Gastritis auslösen können. Weist bei akuten Oberbauchbeschwerden die Anamnese auf einen Zusammenhang mit solchen **Noxen** oder **Krisenerlebnissen** hin, wird daher auch ohne histologische Abklärung von einer akuten Gastritis ausgegangen.

Klinisches Bild und Diagnose

Die Symptomatik kann sich auf ein Druckgefühl im Oberbauch und Brechreiz beschränken oder Übelkeit, Erbrechen, Aufstoßen, Diarrhö und epigastrischen Druckschmerz umfassen. Da es sich im Fall der genannten Auslöser meist um eine erosive Gastritis handelt, bei der es leicht zu Magenblutungen kommt (hämorrhagische Gastritis), sind die Hauptsymptome oft eine Hämatemesis (Bluterbrechen) oder Melaena (blutiger Stuhl), durchaus auch ohne zusätzliche Beschwerden. Die **Gastroskopie**, die bei Magenblutungen zur Quellenabklärung immer indiziert ist, dokumentiert dann eine Schleimhautzerstörung durch multiple blutende Erosionen in Fundus, Korpus, Antrum oder im gesamten Magen. Wird dabei histologisch der Befall mit Helicobacter pylori festgestellt, ist dessen Beteiligung am Krankheitsgeschehen zu vermuten und bei der Therapie zu berücksichtigen. Die Blutungen sind kaum massiv, können sich aber zu leichten Blutverlusten summieren.

> **Der seltene Fall einer lebensgefährlichen Blutung tritt bei Komplikationen ein, wenn Erosionen die Schleimhautgrenzen überschreiten und sich als Ulzera in die gefäßreiche Submukosa vorarbeiten.**

Therapie

Nahrungskarenz und Ausschaltung der auslösenden Noxe oder die Beseitigung der Krisensituation führen rasch zu Besserung und Ausheilung. Auf Antazida oder H_2-Rezeptor-Antagonisten zur Säurebekämpfung kann meist verzichtet werden. Anders bei der hämorrhagischen Gastritis: Nach Stillstand der Blutung werden Antazida zur Säurebindung sowie Ranitidin verabreicht. Bei Nachweis von Helicobacter pylori ist dessen Ausrottung (Eradikation) durch zusätzliche Gabe von Antibiotika anzustreben.

Chronische Gastritis

Die chronische Gastritis wird seit der Entdeckung von Helicobacter pylori, einem gramnegativen Stäbchenbakterium mit bevorzugtem Siedlungsgebiet vor und hinter dem Pylorus, also im Antrum und im Bulbus duodeni (Anfangsteil des Duodenums), in die **Typen A, B und C** sowie den **Mischtyp A/B** unterteilt. Abgesehen von seltenen Sonderfällen sind damit die chronischen Entzündungen der Magenschleimhaut abgedeckt. Die Typen A und C machen jene 10% der Gastritisfälle aus, bei denen zum Zeitpunkt der Diagnose kein Helicobacter pylori nachzuweisen ist.

Typen der chronischen Gastritis

- **Typ A:** Autoimmungastritis, die Korpus und Fundus befällt und mit Autoantikörpern gegen die HCl-produzierenden Belegzellen imponiert. Folgen des Produktionsausfalls sind eine Anazidität des Magens und hohe Gastrinblutwerte als Ausdruck der reaktiven Gegenregulation.
- **Typ B:** Beteiligung von Helicobacter pylori. Das Antrum ist der Hauptort des entzündlichen Geschehens.
- **Typ C:** chemisch-toxische Ursachen, unter denen der Reflux von Gallensaft aus dem Duodenum den ersten Platz einnimmt.)

Klinisches Bild

Rund 40% aller Deutschen in einem Alter über 50 Jahren sind mit Helicobacter pylori infiziert, aber bei 8 von 10 sind keine Symptome zu erkennen. Die beiden anderen berichten von ähnlichen Beschwerden, wie sie bei der funktionellen Dyspepsie (► s. dort) auftreten.

Diagnose

Die Diagnose der Gastritis und die Helicobacter-pylori-Infektion lassen sich gleichzeitig durch eine **Endoskopie mit Biopsie** sichern. Nichtinvasiv ist Helicobacter pylori aber auch problemlos mit dem **C-Harnstoff-Atemtest** und dem **Stuhlantigentest** nachzuweisen. Ob das klinische Bild indes tatsächlich von der Typ-B-Gastritis herrührt oder nicht doch als Ausdruck einer rein funktionellen Dyspepsie ohne kausale organische Beteiligung gewertet werden muss, ist letztlich nur mit einer antihelikobakteriellen Eradikationstherapie zu klären.

Die **Typ-A-Gastritis** ist serologisch zu diagnostizieren, und zwar durch Autoantikörper gegen Belegzellen und durch erhöhte Gastrinwerte. Endoskopisch ist eine Atrophie des Drüsenzellepithels im Korpus festzustellen. Der Magensaft enthält zu wenig Salzsäure, und der Mangel an Intrinsic-Faktor verhindert die Resorption von Vitamin B_{12} und macht ohne parenterale Substitution die perniziöse Anämie zu einer Komplikation der Autoimmungastritis. Auf deren Boden gedeiht auch das Magenkarzinom besser, mit dementsprechend erhöhtem Risiko. Die **Typ-C-Gastritis** als Folge pathologischen Gallenrefluxes etabliert sich bevorzugt in teilresezierten Mägen, macht sich aber nur selten klinisch bemerkbar.

Therapie

Nur die symptomatische chronische Gastritis ist zu behandeln.

Bei **Typ-B-Gastritis** ist das Vorgehen der Wahl die Eradikationstherapie mit einem H_2-Rezeptoren-Blocker und 2 Antibiotika (Clarithromycin mit Amoxicillin oder Metronidazol). Bei **Typ-A-Gastritis** ist im fortgeschrittenen Stadium an die parenterale Substitution von Vitamin B_{12} zu denken. Angesichts des Karzinomrisikos ist jährlich eine Vorsorgeuntersuchung durchzuführen, und zwar eine Endoskopie mit Biopsie. Wird die Refluxgastritis aus der **Typ-C-Gruppe** doch einmal symptomatisch, hilft ein Protonenpumpenhemmer oder Cholestyramin zur Bindung der Gallensäuren. Als Therapie der medikamentös, d. h. durch Acetylsalicylsäure oder NSRA induzierten Gastritis empfiehlt sich ebenfalls die Hemmung der Säuresekretion, auch zur Verhütung eines NSAR-Ulkus.

4.3.2 Ulkuskrankheit

Die Ulkuskrankheit bezeichnet ein chronisch-rezidivierendes **Magen- oder Duodenumgeschwür**, das auf dem Boden einer chronischen Entzündung unter bestimmten Bedingungen über die Zwischenstufe einer Erosion in der Schleimhaut entsteht. Bei Lokalisation im Antrum oder im Bulbus duodeni gilt Helicobacter pylori als Verursacher. Bei Lokalisation im Fundus oder im Korpus stehen die Ulzera fast immer in Zusammenhang mit der Einnahme von Acetylsalicylsäure oder NSAR.

Die Ulkuskrankheit ist vom nichtrezidivierenden akuten Stressulkus zu unterscheiden, dem ebenfalls eine (akute) Entzündung vorausgeht. Entzündung und Ulkus werden von extrem belastenden Situationen oder Ereignissen ausgelöst (▶ s. oben, »akute Gastritis«).

Pathogenese

Damit Helicobacter pylori oder die Einnahme von Acetylsalicylsäure oder NSAR ein Ulkus verursacht, muss eine bestimmte **Faktorenkonstellation** bestehen. Auf diese Weise sind an der Genese der Ulkuskrankheit viele Faktoren beteiligt: Neben dem verursachenden Agens (Helicobacter oder Medikament) hat eine aus den Fugen geratene Säuresekretion die größte Bedeutung.

Die früher herrschende Meinung »Kein Ulkus ohne Säure« wurde modifiziert zu der heute waltenden Einsicht »Kein Ulkus ohne Helicobacter und Säure«.

Nach wie vor gilt, dass die Integrität der Schleimhaut gewahrt bleibt, solange aggressive Faktoren, wie Pepsin und Salzsäure, von **Schutzfaktoren** in Schach gehalten werden. Geschützt wird die Schleimhaut durch:

- intakte Durchblutung,
- ständige Erneuerung,
- eine fest haftende Schleimschicht,
- Bikarbonat vor der Epithelzellmembran als Säurepuffer,
- Prostaglandine,
- hormonelle Rückkopplungsmechanismen.

Bestehen ein Überhandnehmen der Säuresekretion sowie eine Schwächung der Schleimhautbarriere in Gegenwart von Helicobacter pylori oder unter Einwirkung von Noxen, gewinnen die aggressiven Faktoren die Oberhand. Es kommt zur Selbstverdauung oder zur toxischen Schädigung des Epithels in Magen oder Duodenum.

Die ausschlaggebende Rolle von **Helicobacter pylori** bei der Ulkusentstehung erklärt sich durch seine toxinbildenden Enzyme (Phospholipasen und Urease), die einer schutzlosen oder bereits verletzten Schleimhaut großen Schaden zufügen können. Das Schadpotenzial der Toxine hängt vom Helicobacter-pylori-Stamm ab. **NSAR** werden der Schleimhaut auf 2fache Weise gefährlich: durch direkte Einwirkung auf den Zellstoffwechsel nach Resorption in das Zellinnere und indirekt auf dem Blutweg durch Synthesehemmung der schützenden Prostaglandine.

Klinisches Bild

Hauptsymptom der Ulkuskrankheit sind **Oberbauchschmerzen** unterschiedlicher Intensität mit oder ohne Ausstrahlung in den Rücken. Beim Magenulkus tritt der Schmerz kurz nach Nahrungsaufnahme und nahrungsunabhängig auf. Für das Duodenalulkus sprechen Nüchternschmerzen, die sich nach dem Essen bessern, aber auch Appetitlosigkeit, Übelkeit und Erbrechen.

Beachte
Durch NSAR und Acetylsalicylsäure ausgelöste Ulzera machen sich oft ohne jedes

▼

Vorzeichen erst durch eine Akutkomplikation bemerkbar, meist eine Blutung, die lebensbedrohlich sein kann, selten eine Penetration in ein Nachbarorgan oder eine Perforation.

Überhaupt erleidet jeder 4. Ulkuskranke in seinem Leben wenigstens eine **Ulkusblutung**. Zu erkennen ist diese an der Hämatemesis oder der Melaena. Beim Magenulkus kommt als Spätkomplikation eine Narbenstenose im Pylorusbereich in Betracht, welche die Magenentleerung behindert, aber auch eine maligne Entartung, von der bis zu 3% der Patienten bedroht sind.

Diagnose

Die Diagnose eines Magenulkus wird letztlich durch eine endoskopische **Magenspiegelung** und die Untersuchung einer entnommenen **Gewebsprobe** gesichert.

Therapie

Die Behandlung der Ulkuskrankheit ruht auf 3 Pfeilern:

- Absetzen oder Vermeiden von Auslösern (wie Acetylsalicylsäure und NSAR, aber auch Nikotin und Alkohol),
- Eradikation von Helicobacter pylori,
- Unterdrückung der Säuresekretion.

Die **kombinierte Eradikationstherapie** wird 7 Tage lang mit einer Dreifachkombination durchgeführt:

- Die Säurebekämpfung erfolgt mit einem Protonenpumpenhemmer, z. B. Pantoprazol oder Esomeprazol, wobei ein therapeutischer pH-Wert von > 3,5 angestrebt wird.
- Die Eradikation von Helicobacter pylori gelingt am besten mit den Anitbiotika Clarithromycin und Amoxicillin oder Metronidazol.

Beim komplikationslosem Ulcus duodeni ist die einwöchige Säuresuppression ausreichend. Bei Komplikationen und beim Magenulkus wird empfohlen, die Säuresuppression so lange fortzusetzen, bis das Geschwür abgeheilt ist. In jedem Fall sollte der Erfolg der Ausrottung von Helicobacter pylori nach 4 Wochen mittels Atem- oder Stuhltest kontrolliert werden.

4.3.3 Funktionelle Dyspepsie

Die funktionelle Dyspepsie bezeichnet gastrointestinale Beschwerden im Oberbauch, bei denen sich weder eine organische Krankheit noch andere Ursachen feststellen lassen. Ein anderer Ausdruck dafür ist Reizmagen. Häufig wird von akuter Gastritis gesprochen – ohne endoskopische oder histologische Klärung. Es ist aber davon auszugehen, dass die funktionelle Dyspepsie mit oder ohne Begleitung einer Gastritis auftritt. Jedenfalls gehört sie zum engeren Kreis der **psychosomatischen Erkrankungen**.

Ätiologie

Was die funktionelle Dyspepsie ursächlich bedingt, ist nicht geklärt. Große Bedeutung wird der **viszeralen Hypersensibilität** zugemessen: Physiologische Abläufe werden, wohl aufgrund einer Überreaktion zuleitender Nervenfasern nach vorausgegangener Sensibilisierung, als unangenehm oder schmerzhaft empfunden. **Stresssituationen** spielen eine Verstärker-, wenn nicht gar eine Auslöserrolle. Der Zusammenhang mit **psychosozialer Belastung** ist dokumentiert. Fest steht auch, dass dyspeptische Beschwerden für bestimmte Medikamentengruppen als Nebenwirkung typisch sind, z. B. für NSAR und oral verabreichte Eisenpräparate. Die Patienten selbst bringen ihre Symptomatik gerne in ursächliche Verbindung mit der Nahrungsaufnahme, doch erbringen diätetische Maßnahmen keine Besserung des klinischen Bildes.

Klinisches Bild

Zu den gastrointestinalen Beschwerden zählen Völle- und Sättigungsgefühl schon nach geringer Nahrungsaufnahme, außerdem Übelkeit, Aufstoßen, Sodbrennen und Schmerzen im Epigastrium. Die Symptome lassen i. d. R. gegen Abend nach und treten nachts nur selten auf. Die funktionelle Dyspepsie ist weit verbreitet, an ihr leiden bis zu 25% der Bevölkerung.

Beachte
Die Beschwerden können sehr belastend sein und die Lebensqualität beträchtlich beeinträchtigen. Viele Patienten lassen eine depressive Grundstimmung erkennen.

Therapie

Plazebostudien (bei denen die Patienten nur scheinbar ein wirksames Mittel erhalten) ergaben Ansprechquoten von 30–70% – in Einklang mit dem psychosomatischen Charakter der funktionellen Dyspepsie. Zur symptomatischen Behandlung wird der Dopamin-D_2-Antagonist **Domperidon** verabreicht, der stark antiemetisch (erbrechenhemmend) wirkt. Für die von den Patienten selbst oft gewählten Antazida fehlt bislang der Nachweis einer therapeutischen Wirkung. Gesichert ist dagegen die Wirksamkeit einiger **pflanzlicher Mittel**: alkoholischer Extrakt von Iberis amara, dessen Wirkmechanismus unbekannt ist, und die Kombination von Kümmel- und Pfefferminzöl, die auf den Magen-Darm-Trakt relaxierend wirkt.

Bei depressiver Grundstimmung bewähren sich **Antidepressiva**, nicht nur als Stimmungsaufheller, sondern auch als Antidyspeptikum. Bei chronisch-rezidivierenden Verläufen, wie sie in Biographien mit einer belastenden sozialen Situation häufig zu verzeichnen sind, verspricht eine **Psychotherapie** bei Lösung der emotionalen Probleme eine Besserung der dyspeptischen Beschwerden.

4.3.4 Magenkarzinom

Fast alle Krebsarten des Magens sind Karzinome. Während früher das Magenkarzinom der häufigste Tumor überhaupt war, ist es in der Rangliste der Krebstodesursachen inzwischen auf den 5. Platz zurückgefallen. Rückläufig ist aber nur die Häufigkeit der **Deckepithelkarzinome**, während die **Drüsenepithelkarzinome (Adenokarzinome)** aufgrund ihres Häufigkeitsanstiegs im Bereich der Ösophaguseinmündung insgesamt eher vermehrt auftreten.

> **Klinisch und therapeutisch bedeutsam ist die Unterscheidung zwischen dem intestinalen und dem diffusen Typ des Adenokarzinoms: Bei letzterem sind die Tumorzellen so weit verstreut, dass das operative Vorgehen zwangsläufig radikaler ausfällt. Trotzdem ist die Prognose ungünstiger.**

Der Häufigkeitsgipfel des Magenkarzinoms fällt in das 6. Lebensjahrzehnt, Männer sind doppelt so häufig betroffen wie Frauen.

Klinisches Bild

> **Beachte**
> **Sehr lange bleibt das Magenkarzinom klinisch stumm, deswegen ist es so gefährlich.**

Solange der Tumor auf die Schleimhaut begrenzt ist – und dies kann für einige Jahre der Fall sein –, sind die Beschwerden allenfalls gering und unspezifisch: Druck- oder Völlegefühl, Brennen im Epigastrium. Nur wenn der Tumor direkt in Nähe des Pylorus entsteht, kommt es frühzeitig zu schwallartigem Erbrechen. Sind bei der klinischen Untersuchung Lymphknoten über dem linken Schlüsselbein, sog. Virchow-Knötchen, zu tasten, so ist dies Ausdruck einer frühen Metastasierung. Bei Appetitlosigkeit, die sich bei Fleisch bis zur Abneigung steigert, bei anhaltendem Gewichtsverlust und bei Verschlechterung des Allgemeinzustandes befindet sich der Tumor bereits im fortgeschrittenen Stadium. Meist liegen dann schon ausgedehnte Metastasen vor. Symptome durch Verlegung des Mageneingangs oder -ausgangs (fortgesetztes Erbrechen) und ein Tastbefund im Oberbauch gehören ebenfalls in dieses Stadium. Akute Blutungen sind selten zu beobachten.

Die **Metastasierung** erfolgt infiltrativ durch Einwachsen in die Nachbarorgane Kolon und Pankreas, hämatogen durch Ausschwemmung in Leber, Lunge, Skelett und Gehirn sowie lymphogen mit dem Lymphfluss in nahe und fernere Lymphknoten.

> **Bei therapieresistentem Magenulkus ist grundsätzlich an ein Karzinom zu denken.**

Überhaupt wird empfohlen, bei Auftreten eines Ulkus die weitere Entwicklung endoskopisch-bioptisch bis zum völligen Abheilen zu überwachen. Solche Vorsorgeuntersuchungen sind bei allen Krankheiten oder Zuständen indiziert, die das Magenkarzinomrisiko erhöhen:
- Magenpolypen,
- Autoimmungastritis,
- Riesenfaltengastritis (Morbus Menetrier), die als Präkanzerose gilt,
- teilresezierter Magen.

Diagnose

Die Diagnose wird **endoskopisch** und **histologisch** nach einer Probeexzision gestellt. Die Fahndung nach Metastasen und die Stadieneinteilung des Primärkarzinoms werden mittels Endosonographie, Computertomographie, Röntgenuntersuchungen und Oberbauchsonographie durchgeführt.

Therapie

Das Magenkarzinom spricht weder auf eine Bestrahlung noch nennenswert auf Zytostatika an. Prinzipiell ist eine Heilung nur chirurgisch durch **Gastrektomie** mit radikaler Ausräumung der Lymphabflussgefäße und der Lymphknoten zu erreichen – solange sich noch keine Fernmetastasen gebildet haben. Ist das Stadium der Operabilität überschritten, lässt sich durch palliative Therapie die mittlere Überlebenszeit um 3–6 Monate verlängern.

4.4 Krankheiten des Dünndarms

Die Aufgaben des Dünndarms sind:

- enzymatische Aufspaltung der im Chymus befindlichen Nahrungsbestandteile in resorbierbare niedermolekulare Einheiten und
- deren Resorption vom Darmlumen in die Epithelzellen der Schleimhaut und von dort in die Blut- oder Lymphkapillaren der Submukosa.

Der Sprachgebrauch ist bei dem Begriff »Verdauung« (Digestion) in diesem Zusammenhang nicht einheitlich: Für die einen hört die Verdauung mit dem Vorliegen resorbierbarer Einheiten auf, für die anderen gehört die Resorption mit zur Verdauung.

In jedem Fall entspricht die Struktur des Dünndarms mit seinen 3 Abschnitten (Duodenum, Jejunum und Ileum) seiner Funktion als **Resorptionsorgan**. Seine Schleimhaut erfüllt alle Kriterien einer optimalen Resorptionsfläche: Sie schlägt zirkuläre Falten, die mit einem dichten Rasen von Zotten (Villi) bestückt sind. Die Epithelzellen der Zotten wiederum tragen einen Bürstensaum von Mikrovilli an ihrer lumenwärts gerichteten Seite – daher ihre Bezeichnung als Saumzellen (Enterozyten). Insgesamt wird auf diese Weise die Resorptionsfläche auf das 600fache vergrößert, nämlich auf ungefähr 200 m^2.

In den Zotten befindet sich unter der Schleimhaut, in der Submukosa, ein dichtes Netz von **Blut- und Lymphkapillaren**, welche die von den Enterozyten resorbierten Stoffe aufnehmen. Die Enterozyten selbst nutzen sich schnell ab und werden ebenso rasch wieder erneuert: 2–3 Tage beträgt der Turnover – eine hohe Proliferationsrate, die das Darmepithel bei jeder Tumorbehandlung mit Zytostatika in Gefahr bringt. Der Resorptionsvorgang wird, zusammen mit der Durchmischung des Chymus, durch rhythmische Kontraktion der Zotten gesteigert, die den Lymphabfluss und damit die Aufnahme der lipidhaltigen Chylomikronen fördern.

Der Mechanismus der **Resorption** ist für die meisten benötigten und in resorbierbare Form gebrachten Energieträger ein aktiver Transport, der nur mit Hilfe vieler Enzyme und Trägerproteine vonstatten geht.

Der Grundrhythmus der propulsiven **Dünndarmperistaltik**, der die Durchmischperistaltik überlagert, nimmt von 12/min im Duodenum auf 8/min im Ileum ab. Damit ist der Weitertransport des Chymus so weit verzögert, dass dessen Gesamtkontaktzeit mit der Resorptionsfläche für die vollständige Resorption vollkommen ausreicht. Tatsächlich ist unter normalen Bedingungen die Aufnahme der verwertbaren Stoffe abgeschlossen, bevor der Chymus das Jejunum passiert hat. Der Dünndarm verfügt damit über eine beträchtliche Funktionsreserve. Das Ileum kommt zum Einsatz, wenn bei chronisch übertriebener Nahrungsaufnahme das Jejunum quantitativ überlastet ist. Qualitative Resorptionsstörungen kann das Ileum als funktoneller Puffer nicht ausgleichen, weil sein Resorptionsepithel in den Störfall miteinbezogen ist.

Eine wesentliche Voraussetzung der Resorption ist die angemessene Größe der zu resorbierenden Stoffe, die von der Beschaffenheit und der Durchlässigkeit der Zellmembran abhängt. Die **enzymatische Aufspaltung** der Kohlenhydrate, Eiweiße und Fette in niedermolekulare Einheiten dient der Erfüllung dieses Kriteriums. Die dafür benötigten Verdauungsenzyme stammen aus Drüsenzellen des Duodenums, v. a. aber aus dem Pankreas, während die Leber als Emulgierungshilfe für den Fettabbau (Lipolyse) und als Resorptionshilfe für die Spaltprodukte der Lipolyse die Galle beisteuert.

Praxistipp

Die meisten oral verabreichten Medikamente werden im Dünndarm resorbiert. Wird der Wirkstoff bereits im Magen freigesetzt, kann er durch die Magensäure u. U. inaktiviert werden. Zudem kann es zu einer Reizung der Magenschleimhaut kommen. Kapseln sollten deshalb nicht geöffnet und Tabletten nicht zerdrückt werden.

Wenn »Resorption« begrifflich von »Verdauung« unterschieden wird, fallen Störungen in den Abläufen, die der Resorption vorausgehen, unter den Begriff der **Maldigestion**. Für Störungen der Prozesse im Dienste der Resorption und ihre klinischen Folgen wird der Begriff der **Malabsorption** gebraucht. Da die Maldigestion und die Malabsorption in das gleiche klinische Bild münden, werden beide im Begriff der **Malassimilation** zusammengefasst.

Bei der Darstellung der wichtigsten Dünndarmerkrankungen werden Maldigestion und Malabsorption unter dem Begriff des Malassimilationsyndroms gemeinsam behandelt. Als typisches Beispiel für eine Krankheit, die mit Malabsorption einhergeht, wird die einheimische Sprue (Zöliakie) besprochen. Als Beispiel für die Maldigestion kommen alle Krankheiten in Betracht, deren Verlauf eine Pankreasinsuffizienz mit sich bringt. Das Duodenalulkus ist im vorangegangenen Abschnitt zusammen mit dem Magenulkus dargestellt. Die wesentlichen infektiösen Enteritiden sind im Kapitel »Infektionskrankheiten« abgehandelt. Von den nichtinfektiösen Entzündungen wird hier die Enteritis regionalis, der Morbus Crohn, besprochen, obwohl sie vom Dünndarm fast nur das terminale Ileum, vom Dickdarm aber das gesamte Kolon und das Rektum befällt. Dafür wird der Ileus, der in Dünn- und Dickdarm gleichermaßen vorkommt, unter den Dickdarmkrankheiten eingereiht (▸ s. S. 67). Von der Darstellung der im Vergleich zu anderen Darmabschnitten sehr seltenen Tumoren des Dünndarms wird abgesehen.

4.4.1 Malassimilationssyndrom

»Malassimilation« bezeichnet die unzureichende Verwertung der mit der Nahrung aufgenommenen Energieträger, die sich klinisch als Malassimilationssyndrom manifestiert. Das Malassimilationssyndrom deckt sowohl die **Maldigestion** als auch die **Malabsorption** ab. Im englischen und durch anglobegriffliche Abfärbung zunehmend auch im deutschen Sprachgebrauch geht der Begriff der Maldigestion im Begriff der Malabsorption auf. Folgerichtig wird dann Malabsorption als gestörter Nährstoffabbau im Dünndarmlumen bei intakter Schleimhaut (im Sinne einer Maldigestion) von Malabsorption als Erkrankung der Dünndarmschleimhaut bei intaktem Nährstoffabbau (im Sinne einer Resorptionsstörung) abgegrenzt.

Ätiologie

Die Störungen, für welche die **Maldigestion** steht, beruhen auf einem Mangel an Verdauungsenzymen oder Gallensäure im Gefolge bestimmter Krankheiten, z. B. der Leber oder des Pankreas. Dabei handelt es sich um eine partielle Malassimilation, da von den 3 Nährstoffgruppen – Fette, Kohlenhydrate und Proteine – gewöhnlich nur eine Gruppe betroffen ist. Die Resorptionsfähigkeit ist primär nicht beeinträchtigt.

Unter »**Malabsorption**« versteht man die eingeschränkte Aufnahme resorbierbarer Nährstoffbestandteile, Wirkstoffe und Elektrolyte in das Dünndarmepithel oder die Störung des Transports innerhalb der Enterozyten oder auch die (seltene, z. B. bei der intestinalen Lymphangiektasie) gestörte Weiterleitung in die Blut- und Lymphkapillaren. Der Abbau der Nährstoffe des Chymus im Dünndarmlumen zu resorbierbaren Einheiten ist dabei intakt.

Bei der **primären Malabsorption** sind keine Auffälligkeiten der Schleimhaut festzustellen, die Resorptionsstörungen sind selektiv. Ursächlich sind biochemische, meist genetisch bedingte Defekte in den Enterozyten, die letztlich die Membranpassage, den intrazellulären Transport oder die Ausschleusung des zu resorbierenden Nähr- oder Wirkstoffs entscheidend beeinträchtigen. Beispiele für solche durch einen Zelldefekt bedingten Resorptionsstörungen sind die A-β-Lipoproteinämie, die Zystinurie oder das Hartnup-Syndrom.

Der **sekundären Malabsorption** liegt dagegen eine globale Schleimhautschädigung zugrunde, als deren Ursache Dünndarmkrankheiten (z. B. heimische Spue, ▸ s. unten), Speicherkrankheiten (z. B. Amyloidose), Stoffwechselstörungen (z. B. Hyperthyreose), maligne Lymphome, die Sklerodermie oder Fehlbildungen infrage kommen.

Klinisches Bild

Das globale Malassimilationssyndrom ist gekennzeichnet durch häufige, voluminöse und übelriechende **Durchfälle** in Form von Fettstühlen, krampfartige Schmerzen und starke Blähungen mit lauten Darmgeräuschen und Flatulenz. Bei Maldigestion kommt es zu einer Fehlbesiedlung des Darmes mit Fäulniserregern, die einen Teil der unverdauten Nahrungsbestandteile aufspalten und dabei toxische Spaltprodukte und Stoffe mit laxierender Wirkung hervorbringen; der andere Teil findet sich im Stuhl wieder. Der unvermeidliche **Gewichtsverlust** ist nicht allein der unzureichenden Nährstoffverwertung anzulasten, sondern auch der verminderten

Nahrungsaufnahme, mit der die Patienten auf ihre Beschwerden reagieren. Dazu kommen **Ödeme und Aszites** als Ausdruck des Eiweißmangels und andere typische **Mangelsymptome**:

- Blutungsneigung (Vitamin-K-Mangel),
- alimentäre Osteoporose (Vitamin-D-Mangel),
- hyperchrome und hypochrome Anämien (Vitamin-B_{12}-, Eisenmangel),
- Neuritis und periphere Neuropathie (Vitamine-B-Mangel),
- Hyperkeratose, Nachtblindheit und Hauterscheinungen (Vitamin-A-Mangel),
- Krämpfe und Parästhesien (Kalzium-, Magnesiummangel).

Beim **partiellen Malassimilationssyndrom** ist die Symptomgewichtung im klinischen Bild vom betroffenen Nährstoff bestimmt. Die Laborbefunde geben darüber Auskunft. Die häufigste partielle Malassimilation ist die **Laktoseintoleranz**: Im Bürstensaum der Enterozyten fehlt die Laktase, welche die Laktose in 2 resorbierbare Monosaccharide zerlegt. Ungespalten wird diese nicht resorbiert. Stattdessen wird sie im Kolon bakteriell vergärt und trägt so und durch Verstärkung des osmotischen Wasserentzugs zur Pathogenese des Kardinalsymptoms der Malassimilation, der Diarrhö, bei.

Therapie

Das Defizit an Vitaminen, Elektrolyten und Mineralstoffen ist auszugleichen, die Primärkrankheit zu behandeln, die tägliche Diät entsprechend auszurichten (z. B. Glutenverzicht bei Sprue, Meidung unvergorener Milchprodukte bei Laktoseintoleranz). Auf die parenterale Zufuhr von Energieträgern kann meist verzichtet werden. Die **intensive Diätberatung** ist ein Grundpfeiler der Behandlung. Der Einbindung in eine **Selbsthilfegruppe** kommt ein hoher – wenn auch häufig unterschätzter – Stellenwert zu: Der angemessene Umgang mit der Krankheit ist oft erst mit ihrer Hilfe möglich.

4.4.2 Zöliakie/Einheimische Sprue

Bei Kindern heißt die Krankheit Zöliakie, bei Erwachsenen einheimische Sprue. Ein anderer Name dafür ist glutenbedingte Enteropathie. Der pathologische Sachverhalt hinter den verschiedenen Bezeichnungen ist die angeborene **Unverträglichkeit von Gliadin**, einem Bestandteil im Kleberprotein (Gluten) des Weizens. Diese Intoleranz bedingt die häufigste Ursache eines Malabsorptionssyndroms in den Industrieländern. Von der Krankheit sind deutlich mehr Frauen als Männer betroffen.

Ätiologie und Pathogenese

Gluten ist das Klebereiweiß des Weizens, und seine wichtigste Fraktion sind die Gliadine. Ähnliche Proteine sind auch im Roggen und in der Gerste zu finden – sie sind in die Intoleranz miteinbezogen. Die Krankheit ist **genetisch bedingt**, wie bestimmte Konstellationen von Histokompatibilitätsantigenen auf den Immunzellen der Spruepatienten belegen. Außerdem haben ihre Verwandten ersten Grades ein Spruerisiko von 10–20%, und bei Zwillingen beträgt die Krankheitshäufigkeit ein Vielfaches der Norm.

Sind die genetischen Voraussetzungen erfüllt, fungieren Gliadine als Primärauslöser der Enteropathie, insbesondere wenn ihnen eine bakterielle oder virale Infektion, zumal eine mit Adenoviren, zu Hilfe kommt. Bei einer **Entzündung der Darmschleimhaut** setzen Enterozyten das Gewebeenzym Transglutaminase frei, das auf die Gliadine einwirkt. Über eine Aktivierung der T-Lymphozyten richten die modifizierten Gliadine die für die Sprue typischen Schäden an der inneren Dünndarmoberfläche an: Die Falten verstreichen, die Schleimhaut atrophiert und geht in unterschiedlicher Ausprägung ihrer Zotten verlustig. Darunter leidet die Resorption: Sie muss erhebliche Einbußen hinnehmen.

Klinisches Bild

Die Schleimhautinsuffizienz im Gefolge der glutenbedingten Enteritis präsentiert sich mit ihren klassischen Symptomen:

- reichlich Diarrhö mit Fettstühlen,
- Bauchschmerzen,
- Meteorismus.

Die zwangsläufige **Malnutrition** verursacht bei Kindern Wachstums- und neurologische Störungen und lässt sie psychisch auffällig werden. Die Erwachsenen verlieren an Gewicht, bis hin zur Kachexie, und der Allgemeinzustand reduziert sich. Insgesamt spiegelt das klinische Bild die chronische Malabsorption und steht im Zeichen des Mangels: Die mangelnde Fettresorption bedeutet einen Mangel an fettlöslichen Vitaminen mit den Mangelsymptomen Nachtblindheit, Osteomalazie (bei Kindern Rachitis) und

Blutungsneigung (► s. »Malassimilationssyndrom«, S. 61). Zum Symptomspektrum gehören ferner Eiweißmangelödeme, Eisenmangelanämie sowie Parästhesien und Krampfneigung als Ausdruck eines Kalzium- und Magnesiummangels auf dem Boden einer allgemeinen Störung des Elektrolythaushalts.

Wird die Sprue erst im Erwachsenenalter entdeckt, so liegt dies an einer Manifestation mit sehr leichten oder untypischen Krankheitszeichen. Dessen ungeachtet kommt es bei diesen Patienten genauso zu **Komplikationen** wie bei den Patienten mit schwerer Manifestationsform. Die Komplikationsliste verzeichnet Autoimmunerkrankungen, wie Typ-1-Diabetes, Kollagenosen, Erkrankungen der Schilddrüse oder die Dermatitis herpetiformis, zudem Osteoporose, Arthritis, Migräne, Reizdarmsyndrom und neurologische Ausfälle.

Diagnose

Die Diagnose lässt sich oft schon **endoskopisch**, in jedem Fall aber **histologisch** anhand endoskopisch gewonnener Biopsien stellen. Diagnostisch und für Screeningtests bedeutsam ist die Bestimmung von Antikörpern im Serum: Bei fast allen Spruepatienten lassen sich **Antikörper gegen Gliadin** feststellen. Als Test am besten geeignet ist jedoch der Nachweis von **Antikörpern gegen Endomysium**, das Hüllgewebe der glatten und Skelettmuskelfasern. Diese Antikörper sind immer und ausschließlich bei der Sprue zu finden. Die Treffsicherheit beträgt 100%.

Therapie

Haben sich bereits Mangelerscheinungen manifestiert, müssen die fehlenden Elektrolyte und Wirkstoffe, ggf. auch die Nährstoffe im Rahmen einer parenteralen Ernährung substituiert werden.

> **Nach Rückkehr zur enteralen Ernährung ist der lebenslange Verzicht auf glutenhaltige Nahrungsmittel oberstes Gebot.**

Auch bei nur leichter Symptomatik ist eine strikte **Glutenkarenz** einzuhalten, weil ohne Behandlung das Risiko für das Auftreten einer der sprueassoziierten Autoimmunkrankheiten oder anderer Komplikationen von Jahr zu Jahr wächst und nach 20 Jahren 35% erreicht. Gleichzeitig wird durch den konsequenten Verzicht auf Gluten das Risiko für ein T-Zell-Lymphom des Dünndarms auf das Normalmaß gesenkt.

4.4.3 Enteritis regionalis/Morbus Crohn

Der M. Crohn ist eine **chronisch-entzündliche Krankheit**, die den gesamten Verdauungstrakt befallen kann, aber das terminale Ileum und das Kolon bevorzugt. Sie verläuft in Schüben und tritt familiär gehäuft auf. Die Ätiologie ist unbekannt. Die Entzündung kann akut oder schleichend einsetzen und breitet sich diskontinuierlich aus, sodass immer wieder auch größere Bezirke ausgespart bleiben. Histologisch sind die für diese Krankheit typischen Schleimhautgranulome zu finden. Der entzündliche Prozess beschränkt sich aber nicht auf die Schleimhaut, sondern durchdringt alle Schichten der Darmwand (transmurale Entzündung). Die resultierende Wandverdickung kann stellenweise zu Stenosen führen. Häufig bilden sich Fisteln.

Ätiologie

Gleichwohl die Ätiologie nicht geklärt ist, häufen sich Hinweise darauf, dass durch Defekte der angeborenen unspezifischen Immunabwehr das Darmepithel chronisch von Bakterien besiedelt ist, die den Entzündungsprozess in Gang bringen. Die sonst übliche Toleranz gegenüber dieser Flora ist aufgehoben. Inzwischen sind 3 Krankheitsgene bekannt, die für diese Defekte verantwortlich sind.

Klinisches Bild

Leitsymptome des M. Crohn sind:
- Diarrhö mit oder ohne Blutbeimengung,
- Bauchschmerzen, die anhaltend oder kolikartig sein können,
- tastbare Resistenzen im Bauch,
- Fieber oder erhöhte Temperatur,
- leichte Ermüdbarkeit,
- Gewichtsverlust.

Die Ausprägung dieser und anderer Symptome sowie die relevanten Laborwerte fließen in die **Berechnung von Indizes**, z. B. des CDAI (Crohn's Disease Activity Index) ein, mit denen die Aktivität der Krankheit während der Schübe und der Remissionen abgeschätzt wird.

> **Beachte**
> **Bei Befall des teminalen Ileums manifestieren sich die Beschwerden im rechten Unterbauch und simulieren die Symptomatik einer Appendizitis (► s. S. 68).**

Häufige Komplikationen sind die **Obstruktion** des Darmes und die Bildung von **Fisteln**: innere Fisteln zwischen Darmabschnitten oder zwischen Darm und Harnblase, äußere Fisteln zwischen Darm und Körperoberfläche. Rektale und perianale Fisteln kommen oft vor und sind mitunter der erste Hinweis auf die Krankheit, obwohl das Rektum selbst bei über der Hälfte der Patienten am Entzündungsprozess gar nicht teilhat. Durch Fisteln oder Perforation der entzündlich geschwächen Darmwand entwickeln sich leicht Abszesse. Extraintestinal kann sich der M. Crohn an den Gelenken, in der Leber und den Gallenwegen, an der Haut und an den Augen manifestieren.

Diagnose

Die Diagnose des M. Crohn wird endoskopisch, histologisch und radiologisch gestellt. Im Röntgenbild lässt die Schleimhaut als typische Veränderung ein »**Pflastersteinrelief**« (◘ Abb. 4.4) erkennen. Die Wandverdickung als Ausdruck der transmuralen Entzündung ist sonographisch nachweisbar.

Therapie

Ohne Kenntnis der Ursachen ist eine kausale Therapie nicht möglich. Ziele der **symptomatischen Behandlung** sind die Kupierung der Schübe und die Einleitung von Remissionen, ggf. auch die Remissionserhaltung. Zu diesem Zweck werden **entzündungshemmende Medikamente** und **Glukokortikoide** eingesetzt. Der Therapieplan fällt je nach Befallsort (oberer Dünndarm, ileozökale Region, Kolon), Schwere der Schübe (ersichtlich am Aktivitätsindex) und bisherigem Krankheitsverlauf unterschiedlich aus.

> **Praxistipp**
> Für die Anwendung der bewährten Glukokortikoide gilt die Prämisse »So viel wie nötig, so wenig wie möglich«.

Als nebenwirkungsarm und fast genauso wirksam wie systemische Steroide hat sich das topisch (lokal) wirkende Kortikoid **Budesonid** erwiesen. Etwas weniger wirksam sind **Aminosalicylate**. Bei schweren Verläufen kommen **Immunsuppressiva** zum Einsatz: Die Standardtherapie erfolgt mit Azathioprin, als Alternative empfiehlt sich Methotrexat (i. m.). Bei Fisteln hat sich das Antibiotikum **Metronidazol** bewährt.

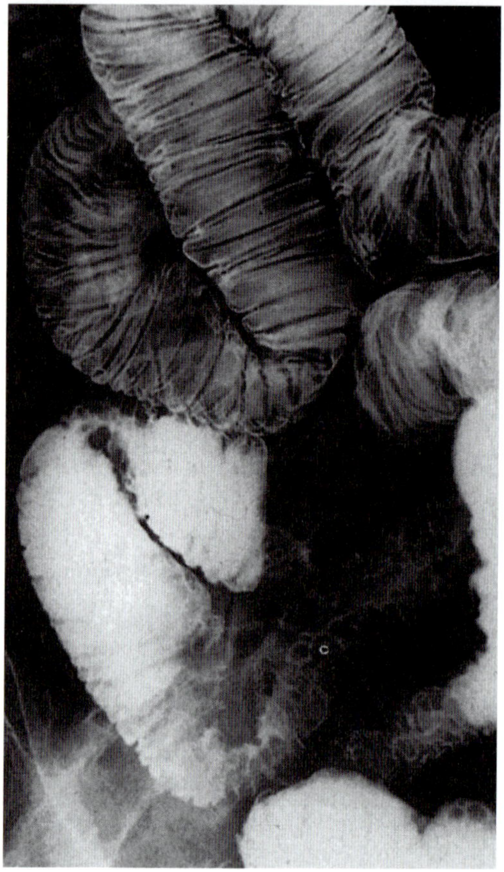

◘ **Abb. 4.4.** M. Crohn: Bei der Dünndarmdarstelllung nach Sellink sind neben unauffälligen Jejunumschlingen im linken Unterbauch hochentzündliche Abschnitte mit Pflastersteinrelief zu erkennen. (Aus: Adler et al., Hrsg., Klinische Gastroenterologie und Stoffwechsel, 2000, Springer, S. 299, ◘ Abb. 34.16)

Bei Patienten mit schwerem und kompliziertem Krankheitsverlauf ist eine aktive, medikamentöse **Remissionserhaltung** indiziert. Es hat sich gezeigt, dass ohne Medikation innerhalb eines Jahres 30% und binnen zweier Jahre zusätzliche 40% der Patienten ein Rezidiv erleiden. Mit **Azathioprin** lassen sich zwei Drittel der Patienten in Remission halten.

Der Nutzen **diätetischer Maßnahmen** ist auf die aktiven Krankheitsphasen beschränkt.

> **Zu beachten ist, dass unter Crohn-Patienten die Fraktion der Laktoseintoleranten 30% ausmacht.**

Die **operative Behandlung** kommt nur bei Komplikationen in Betracht. Der lebenslange Verlauf der

Krankheit mit ihrem Gefolge von Fisteln, Abszessen, Narbenstenosen, Perforationen und Sphinkterinsuffizienzen erspart kaum einem Patienten die Begegnung mit dem Chirurgen.

4.5 Krankheiten des Dickdarms

Dem Dickdarm kommen die **Aufgaben** zu, den nach der Dünndarmpassage verbliebenen, wässrigen Chymus mit den unverdaulidchen Nahrungsresten und zu entsorgenden Abfallstoffen durch Wasserentzug einzudicken, mit Hilfe von Darmbakterien weiter aufzuschließen und portionsweise auszuscheiden sowie die Vitamine K, Folsäure, Biotin und Niacin zu bilden.

Ausgangs- und Angriffspunkt der Dickdarmaktivität ist der flüssige **Chymus**, der vom Ileum durch die als Sphinkter fungierende ileozökale Klappe (Bauhin-Klappe) in einer Tagesmenge von 1–1,5 l portioniert in den ersten Dickdarmabschnitt, das Zäkum (Blinddarm), befördert wird. Davon werden auf dem Weg zum Rektum 90% resorbiert.

> **Jenseits einer Stuhlwassermenge von 200 ml beginnt die Diarrhö.**

Bis zu 5 l Chymus kann der Dickdarm bei steigender Defäkationsfrequenz mit seinem Resorptionspotenzial bewältigen. Werden sie überschritten, stellt sich eine Überlaufdiarrhö ein.

Der Dickdarm erfüllt seine Aufgaben mittels einer darauf zugeschnittenen **Motilität**, des **Resorptionsvermögens** seines Epithels und einer massiven **bakteriellen Besiedlung**, die gegenüber dem Dünndarm um das bis zu 100.000fache intensiviert ist.

Der **Aufgabenschwerpunkt** ist für die einzelnen Dickdarmabschnitte jeweils ein anderer:

- Im Zäkum, wo der Chymus am flüssigsten ist, sind die Wasserresorption, der daran gekoppelte Elektrolytaustausch und die bakterielle Einwirkung am stärksten.
- Langsam schwächer werdend setzen sich diese Prozesse bis in den absteigenden Teil des Kolons (Grimmdarm) hinein fort, wobei der Chymus sich um so wasserärmer präsentiert, je weiter er vorrückt.
- Im Sigmoid des Kolons (S-Darm) und im Rektum steht die Speicherung des eingedickten und zum festen Stuhl gewandelten Chymus im Vordergrund.

Bei den motorischen Abläufen des Dickdarms dominiert die nichtpropulsive segmentäre **Peristaltik**, die von der Ringmuskelschicht ausgeht und 3 Arten von Kontraktionswellen produziert. Eine geht mit so starken Einschnürungen (Haustren) der Darmwand einher, dass die äußere Oberfläche des Dickdarms ein typisches Aussehen erhält. Diese Wellen laufen 2- bis 4-mal in der Minute ab und vermitteln den Eindruck langsam fließender Haustren. Die Bewegungen der Darmwand bewirken eine Durchknetung des Darminhalts, die den Flüssigkeitsentzug und damit die Eindickung des Chymus wesentlich fördert.

Dessen Weiterbeförderung zum Rektum wird durch sog. **Massenbewegungen** erreicht, die längere Wegstrecken überwinden. Sie kommen 2- bis 3-mal täglich durch propulsive Kontraktionen der im Kolon auf 3 Längsstreifen (Tänien) reduzierten Längsmuskulatur zustande. Die Vorwärtsschübe des Darminhalts stehen im Zusammenhang mit der Nahrungsaufnahme: Sie sind Ausdruck des **gastrokolischen Reflexes**, der postprandial (nach dem Essen) die gesamte Dickdarmmotilität steigert, von der Pylorusregion aus vermittelt durch Gastrin und Cholezystokinin. Die Seltenheit der Massenbewegungen macht verständlich, weshalb die Passage des zum Kot werdenden Chymus vom Zäkum zum Rektum bei der hierzulande üblichen faserarmen Ernährung 2–3 Tage dauert.

Von der aufgenommenen Nahrung finden sich im Dickdarmchymus neben Elektrolyten und Wasser auch noch organische Bestandteile, die im Dünndarm nicht resorbiert werden. Dabei handelt es sich ausschließlich um **Faser- und Füllstoffe** (z. B. Zellulosen, Pektine), die sich von menschlichen Amylasen nicht zu resorbierbaren Spaltprodukten abbauen lassen – dafür aber von den anaeroben der 400 Bakterienarten, die sich im Dickdarm nach der Geburt gemeinsam mit einer aeroben Minderheit niedergelassen und zur Darmflora entwickelt haben. Der Nutzen der Dickdarmflora erschöpft sich also nicht in der Bildung von Vitaminen.

Krankheiten des Dickdarms wirken sich in unterschiedlicher Gewichtung auf die Wasserresorption, den Elektrolytaustausch und die Motilität aus. Gestörte Abläufe dieser Prozesse manifestieren sich fast immer auch in einer **Diarrhö** oder einer **Obstipa-**

tion. Außerdem gehören beide Manifestationen zum Symptomkomplex funktioneller Darmstörungen, die heute unter dem Begriff **»Reizdarmsyndrom«** subsummiert werden.

Diarrhö bezeichnet die (im Vergleich zur normalen individuellen Defäkationsfrequenz) gehäufte Entleerung wässriger oder breiiger Stühle. Geht sie vom Dünndarm aus, werden reichliche Stuhlmengen mit hohem Wasseranteil ausgeschieden. Bei der Dickdarmdiarrhö sind die Mengen geringer und die Entleerungen häufiger. Diese werden oft von krampfartigen Schmerzen (Tenesmen) begleitet. Auf Elektrolytverluste ist stets zu achten. Bei funkionellen Störungen und bestimmten organischen Darmerkrankungen kann Diarrhö auch im Wechsel mit Obstipation auftreten. Neben Krankheiten des Darmes fungieren auch Medikamente und Erkrankungen der Leber und des Pankreas als Auslöser.

Obstipation ist die Bezeichnung für eine (wieder gemessen an der gewohnten Stuhlhäufigkeit) verzögerte Entleerung von harten Stühlen mit deutlich verringertem Wasseranteil. Der Zustand der Verstopfung geht mit Druckgefühlen und Blähungen einher, die seltenen Entleerungen werden häufig von Schmerzen begleitet. Neben einer verlangsamten Passage durch gestörte Motilität, Wandveränderungen oder Obstruktion kommt als Auslöser der Obstipation auch eine Störung des Entleerungsreflexes oder anderer Komponenten des Defäkationsmechanismus infrage.

! Beachte
Oft stehen hinter chronischer Obstipation aber nur eine ballaststoffarme Ernährung und ein notorischer Bewegungsmangel. Ein Missbrauch von Abführmitteln ist stets auszuschließen.

Von den Erkrankungen des Dickdarms kommen hier das Reizdarmsyndrom, die Ileuskrankheit, die akute Appendizitis, die Colitis ulcerosa, das Kolonadenom und das Kolonkarzinom zur Darstellung.

4.5.1 Reizdarmsyndrom (RDS)

Das RDS oder Syndrom des irritablen Darmes ist ein Sammelbegriff für eine Reihe funktioneller Störungen, die zumeist den Dickdarm, selten andere Darmabschnitte betreffen. Die Ätiologie ist nicht geklärt, doch wird davon ausgegangen, dass es sich wie bei der funktionellen Dyspepsie um eine Gruppe **psychosomatischer Störungen** handelt.

> **Daraus folgt, dass die Diagnose erst nach Ausschluss organischer Ursachen gestellt werden darf – zumal viele organische Krankheiten ähnliche Symptommuster zeigen.**

Das RDS ist weit verbreitet: Bis zu 15% der Europäer sollen davon betroffen sein, wobei der größere Anteil auf die Frauen entfällt. Unter den Patienten, die sich mit einem RDS beim Arzt vorstellen, sind 4-mal so viele Frauen wie Männer.

Klinisches Bild und Pathophysiologie

Die Symptomatik umfasst krampfartige chronische **Bauchschmerzen**, **Meteorismus** mit deutlichem Blähbauch und parallel dazu eine **Veränderung der Stuhlgewohnheiten**: Vom Eintritt der ersten Schmerzen an häufen sich die Stuhlentleerungen, und die Stühle werden flüssiger bis hin zur Diarrhö. Oft bessern sich die Schmerzen beim Stuhlgang, doch bleibt danach das Gefühl unvollständiger rektaler Entleerung – womöglich bis zum Stuhldrang trotz leerer Kotspeicher. Ebenso gut kann sich aber auch die Defäkationsfrequenz verringern, und die Stühle werden trockener und härter – bis zur Obstipation.

Aufgrund unterschiedlicher Gewichtung dieser Symptome fallen die RDS-Patienten in **3 klinisch definierte Gruppen** – je nachdem ob die Obstipation, die Diarrhö oder die Schmerzen mit Blähungen im Vordergrund stehen. Den beiden letztgenannten Gruppen wird neuerdings eine viszerale Hyperalgesie attestiert, eine erhöhte Sensibilität in bestimmten Darmabschnitten für Dehnungsreize, auf welche die Patienten mit einer Schmerzempfindung reagieren, ohne dass ihre Schmerzschwelle generell erniedrigt ist. Bei einem Teil der RDS-Patienten imponiert als weiteres pathophysiologisches Korrelat eine gestörte Darmmotilität. Dabei spielt körperlicher und psychischer Stress eine wesentliche Rolle: Er verstärkt die Muskelkontraktionen im Kolon.

> **Überhaupt ist davon auszugehen, dass psychosoziale und andere emotionale Belastungen für die Auslösung – und die Erhaltung – des RDS von Bedeutung sind.**

Auffallend ist das gemeinsame Auftreten des RDS mit **Depressionen** und **Angststörungen**. Darüber hinaus sind bei der Hälfte der Betroffenen **psychiatrische Symptome** (z. B. Paranoia) zu beobachten oder der Krankengeschichte zu entnehmen.

Therapie

Als Erstmaßnahme hat sich die **kleine Psychotherapie** bewährt: Die Zusicherung, dass den Symptomen keine lebensbedrohende Krankheit zugrunde liegt, führt bei einem Gutteil der Patienten zu einer deutlichen und womöglich anhaltenden Besserung der Beschwerden. Ansonsten zielt die Therapie auf die **Behandlung der Symptome**:

- bei Diarrhö Loperamid,
- bei Obstipation diätetische Maßnahmen plus milde Laxanzien,
- bei Schmerzen Diät und Spasmolytika,
- bei Meteorismus gasbindende Substanzen.

Für Patienten mit der schmerzzentrierten Form des RDS reichen diese Maßnahmen oft nicht aus. In diesem Fall empfiehlt sich über einen begrenzten Zeitraum die Behandlung mit **trizyklischen Antidepressiva**, z. B. Amitryptilin oder Doxepin. Deren Wirksamkeit ist bei Patienten mit dieser RDS-Form schon für niedrige Dosierungen belegt. Einer psychiatrischen Indikation würden diese freilich nicht gerecht.

Angesichts des psychosomatischen Charakters des RDS darf auf eine **psychologische Intervention** nicht verzichtet werden. Dabei versprechen Hypnotherapie und verhaltenstherapeutische Ansätze eher Erfolg als die klassischen Techniken: Sie können direkt auf die viszerale Hyperalgesie abzielen.

Beachte
In Anbetracht der hohen psychiatrischen Morbidität unter den RDS-Patienten ist die Indikation für eine psychiatrische Behandlung grundsätzlich zu prüfen.

4.5.2 Ileus und Ileuskrankheit

»Ileus« bezeichnet einen Darmverschluss und »Ileuskrankheit« das klinische Bild, mit dem sich ein Ileus präsentiert. Ein **Darmverschluss** bedeutet, dass die Darmpassage durch eine mechanische Verlegung des Darmlumens oder eine Lähmung der Darmmuskulatur unterbrochen ist. Demgemäß werden ein **mechanischer** und ein **funktioneller Ileus** unterschieden. Ist der funktionelle Darmverschluss Ausdruck einer schlaffen Lähmung, spricht man von **paralytischem (adynamischem) Ileus**. In den seltenen Fällen, wo eine Dauerkontraktion den Darm lahmlegt, spricht man von einem **spastischen (dynamischen) Ileus**.

Resultiert der paralytische Ileus aus einer Darmwandschädigung infolge einer Ischämie, wird auch der Begriff **»vaskulärer Ileus«** gebraucht. Auf dem Boden eines mechanischen Ileus kann sich über eine Peritonitis ein **sekundärer Ileus** entwickeln. Es handelt sich dann um einen **gemischten Ileus**. Verschlüsse, die nicht vollständig sind, werden als **Subileus** bezeichnet.

Ätiologie und Pathophysiologie

Die **Darmlähmung** ist die häufigste Ursache eines Verschlusses. Bei Peritonitis, akuten Nierenprozessen, schweren Erkrankungen des Pankreas, ischämischer Wandschädigung und nach Operationen im Bauchraum kann sich solch ein paralytischer Ileus einstellen.

Zur **mechanischen Obstruktion** kommt es durch Eingeweidebrüche (Hernien), Verwachsungen von Darmteilen untereinander (Adhäsionen), Achsendrehungen des Darmes, Läsionen in der Darmwand, z. B. in Gestalt entzündeter Divertikel, und direkte Lumenverlegung infolge einwachsender Tumoren sowie durch Einstülpungen von Darmsegmenten (Invagination), Abschnürung von Darmschlingen (Strangulation) oder Gallensteine.

Proximal des Verschlusses führt die Stauung von Gasen und Flüssigkeit zu einer **Darmerweiterung**. Der Druck im Darmlumen verdoppelt sich und wird in den Kontraktionsphasen der Peristaltik zusätzlich gesteigert. Der Flüssigkeits- und Elektrolytverlust kann so ausgeprägt sein, dass sich ein **Schock** entwickelt. Die Blutversorgung der Darmwand im erweiterten Abschnitt ist eingeschränkt, ab einem kritischen Punkt nekrotisiert das Gewebe und setzt eine **Peritonitis** in Gang. Diese wiederum zieht oft genug eine paralytische Darmlähmung nach sich – dann liegt der oben genannte gemischte Ileus vor.

Doch Schock und Peritonitis sind nicht das einzige Akutrisiko. Neben dem arteriellen Zufluss ist auch der venöse Rückstrom in der Darmwand behindert, das Blut staut sich und tritt in das Lumen aus. Der **Blutverlust** kann beträchtlich sein. So ist der mechanische Ileus auf mehrere Weise gefährlich.

Beachte
Nicht von ungefähr erreicht die Letalität bei Dünndarmverschluss 10%, bei Dickdarmverschluss 20%.

Klinisches Bild

Der **mechanische Ileus** setzt meist akut mit schwerer Symptomatik ein: krampfartige Schmerzen mit Übelkeit, Erbrechen, Stuhlverhaltung und Bewusstseinstrübung bis hin zum Koma. Qualitativ ähnlich, aber weniger intensiv als beim Dünndarmverschluss präsentieren sich die Schmerzen bei Dickdarmobstruktion. Wegen der Stauung ist Erbrechen bei Dünndarmlokalisation die Regel (Stauungserbrechen), bei Dickdarmlokalisation die Ausnahme. Fieber passt nicht ins Bild, allenfalls erhöhte Temperaturen. Die Darmgeräusche lassen auf eine Hyperperistaltik schließen – Ausdruck des vergeblichen Versuchs, das Hindernis loszuwerden. Verstummen sie, fühlt sich der Patient zunächst besser, doch hat sich die Lage objektiv verschlimmert, weil eine Darmlähmung hinzugekommen ist (sekundärer paralytischer Ileus). Ob der Patient in einen Schock fällt, hängt von der Verschlussursache ab. Wenn Gefäße im Spiel sind, also beim vaskulären Ileus, ist damit zu rechnen, bei einfacher Verlegung des Darmlumens eher nicht.

Beim **paralytischen Ileus** fehlen mit der Peristaltik die kolikartigen Schmerzen, dafür sind ein Druck- und ein Loslassschmerz zu verzeichnen. Andauerndes Erbrechen gehört ebenso dazu wie Stuhlverhaltung und rektales Fieber. Bei der Auskultation sind keine Darmgeräusche zu vernehmen: Es herrscht »Grabesstille«. Typisch ist die bretharte Bauchdeckenspannung. Fast immer gipfelt das klinische Bild in einem Schock.

Therapie

Beim **mechanischen Ileus** wird die Obstruktion möglichst rasch chirurgisch beseitigt. Die Operationsmethode richtet sich nach der Ursache des Verschlusses. Der **paralytische Ileus** verlangt ebenfalls eine stationäre Behandlung. Diese gilt in erster Linie der Primärerkrankung. Dazu versucht man, die Peristaltik wieder in Gang zu bringen: durch Hemmung des Sympathikus mit Sympathikolytika oder durch Stimulierung des Parasympathikus mit Parasympathikomimetika.

4.5.3 Akute Appendizitis

Die akute Appendizitis ist keine Blinddarmentzündung, sondern eine **Entzündung des Wurmfortsatzes des Blinddarms**. Ausgangspunkt können ein Verschluss des Lumens durch einen Kotstein, vergrößerte Lymphfollikel bei viralen Infekten oder eine Schleimhautulzeration unklarer Ursache sein. Eine Drucksteigerung im Lumen beeinträchtigt die Blutversorgung der Darmwand, sodass sich eine Gangrän entwickelt, die in die Perforation mündet.

Beachte
Darin liegt auch die große Gefahr der Appendizitis: Bei Durchbruch sterben 3% der Patienten.

Klinisches Bild

Bauchschmerzen sind fast ausnahmslos das erste Symptom: Gewöhnlich beginnen sie unspezifisch im Oberbauch und verlagern sich dann je nach Lage der Appendix, meist also in den rechten Unterbauch. Eine Bewegungsabhängigkeit der Schmerzen deutet auf ein Übergreifen der Entzündung auf das Bauchfell hin. Typisch ist die **Appetitlosigkeit**, die sich häufig zur **Übelkeit** steigert und dann mit **Erbrechen** einhergeht. Genauso typisch ist eine **Druckdolenz**, die allenfalls im Frühstadium fehlen kann. Häufig, aber nicht zwingend sind ein **Klopf-** und ein **Loslassschmerz**. Die Temperatur ist normal oder leicht erhöht, eine Leukozytose bis 18.000/mm^3 mit Linksverschiebung häufig. Fieber und eine stärkere Leukozytose sind dagegen perforationsverdächtig.

Therapie

Als Behandlung kommt nur die **Appendektomie** infrage. Bei Durchbruch der Appendix müssen Drainagen gelegt und die Bauchhöhle gründlich gespült werden.

4.5.4 Colitits ulcerosa

Die Colitis ulcerosa ist eine **chronisch-entzündliche Krankheit des Dickdarms**, die mit Ulzerationen einhergeht, in Schüben verläuft und familiär gehäuft auftritt. Die Ursachen sind noch ungeklärt. Die Häufigkeitsverteilung ist zweigipflig: zwischen dem 20. und dem 40. sowie jenseits des 60. Lebensjahres. Die Entzündung geht fast immer vom Rektum aus. Sie kann darauf beschränkt bleiben (Proktitis), steigt aber meist in das linke Kolon auf (Linksseitenkolitis) und erfasst in der Hälfte der Fälle auch alle übrigen Abschnitte (Pankolitis). Die Krankheit kann sich auch an anderen Organsystemen manifestieren.

Pathogenese

Meist ist nur die Schleimhaut betroffen. Die Entzündung breitet sich kontinuierlich aus, nur kleine Inseln bleiben verschont (sog. Pseudopolypen). Es entwickeln sich **Abszesse** in den Darmkrypten und **Ulzerationen**. Außerdem finden sich entzündete Polypen, die stets gutartig sind. Im fortgeschrittenen Stadium ist die Schleimhaut stark zerstört, das Faltenrelief verstrichen (Fahrradschlauchkolon).

Diagnose

Die Diagnose wird ausgehend von der Symptomentwicklung endoskopisch, histologisch und radiologisch gestellt. Die Sonographie gewinnt für die Verlaufsbeurteilung zunehmend an Bedeutung. Bei Erstmanifestation ist oft nicht mit letzter Sicherheit auszuschließen, dass sich hinter dem klinischen Bild eine infektiöse Erkrankung verbirgt. Erst nachfolgende Schübe bestätigen die vermutete Diagnose.

Klinisches Bild

Leitsymptome der Colitis ulcerosa sind häufige (bei schwerem Schub täglich mehr als 10) blutig-schleimige **Durchfälle** nach intensivem Stuhldrang, krampfartige **Bauchschmerzen** im linken Unterbauch, oft in Zusammenhang mit dem Stuhlgang, und **Gewichtsabnahme**. Zwischen den Schüben können die Patienten beschwerdefrei sein. Die Schwere der Krankheit wird mit Hilfe eines klinischen Aktivitätsindex (CAI) eingeschätzt, in dessen Berechnung klinische Symptome, z. B. die tägliche Stuhlfrequenz (in schweren Fällen bis zu 20 Stuhlentleerungen), und Laborwerte, z. B. die Entzündungsparameter, mit eingehen.

Als **Komplikationen** sind Darmblutungen zu verzeichnen und das lebensgefährliche, aber heute seltene toxische Megakolon, eine massive Erweiterung des Kolons durch bakteriellen Befall der vorgeschädigten Darmwand, mit Ileus, Peritonitis und Perforationsgefahr.

! Beachte

Nach 10 Jahren aktiver Pankolitis ist das Risiko einer malignen Entartung im Rektum oder Kolon deutlich erhöht.

Begleiterkrankungen außerhalb des Darmes treten während der Schübe und zwischen den Schüben auf. Am häufigsten kommt es zu **Gelenkmanifestationen**, von einfachen Gelenkschmerzen bis zur Arthritis mit starker Schwellung, bevorzugt am Knie und Sprunggelenk, und zu **Hauterscheinungen**, z. B. einem Erythema nodosum. Eine seltene, aber gefährliche Komplikation ist die **sklerosierende Cholangitis**, eine Gallengangentzündung mit fortschreitender Fibrosierung, die zu Gangstrikturen, einem Karzinom oder einer Leberzirrhose führen kann. Auch an den Augen spielen sich mitunter entzündliche Prozesse in Form einer **Iridozyklitis** ab.

Therapie

Eine Kausaltherapie ist nicht möglich. Die **symptomatische Behandlung** ist konservativ. Eine Umstellung der Ernährung kann nützlich sein. Bei schweren Schüben ist die orale Nahrungsaufnahme oft ungenügend. Folglich müssen Flüssigkeit und Elektrolyte, womöglich auch Energieträger, parenteral substituiert werden.

Unverzichtbar ist die Therapie mit **systemischen Glukokortikoiden**, eine ergänzende rektale Anwendung lokaler Steroide steigert die Wirksamkeit. **Antibiotika** (Metronidazol in Kombination mit Ciprofloxacin) werden ebenso empfohlen wie eine **Thromboseprophylaxe mit Heparin**. Bei leichten Schüben werden **Aminosalicylate** (z. B. Mesalazin) verabreicht, bei rektaler Lokalisation in Form von Suppositorien. Sie haben sich auch bei der Verhinderung neuer Schübe bewährt: Eine remissionserhaltende Therapie wird dringend empfohlen.

Die Indikation für **chirurgische Maßnahmen** ist außer bei hohem Malignitätsrisiko nur bei Komplikationen, insbesondere beim toxischen Megakolon, bei Fisteln und bei Stenosen gegeben. Bei Abszessen kann durch konservative Therapie mit Drainagen und Antibiotika eine Operation in nicht wenigen Fällen vermieden werden. Bei einem Viertel der Patienten mit Colitis ulcerosa ist ein chirurgischer Eingriff auf Dauer nicht zu umgehen. Der früher unvermeidliche künstliche Darmausgang (Anus praeter) lässt sich mit den neuen Operationstechniken für gewöhnlich vermeiden, der natürliche Darmausgang kann erhalten werden.

4.5.5 Gutartige Dickdarmtumoren

Gutartige Tumoren des Dickdarms sind häufig. Sie gehen vom Drüsengewebe aus und wachsen als **Polypen** in variabler Gestalt in das Darmlumen hinein. Über zwei Drittel der Polypen sind im Sigmoid und im Rektum zu finden. Sie bleiben meist klinisch stumm und werden nur zufällig entdeckt. Mittels einer kompletten Koloskopie sind solche Adenome aufzuspüren.

Achtung ist geboten, wenn es sich dabei um neoplastische Kolonpolypen aus Drüsengewebe handelt. Die Adenome neigen dazu, sich kontinuierlich in ein Karzinom umzuwandeln (daher der Begriff der Adenom-Karzinom-Sequenz). Somit ist ihre vollständige Entfernung indiziert.

Die Rezidivrate beläuft sich auf 40–50%, so dass Nachkontrollen erforderlich sind. Das Risiko wächst mit zunehmender Anzahl der Polypen. Bei der **familiären Polyposis**, einer Erbkrankheit des Dickdarms mit zahlreichen Adenomen, beträgt das Entartungsrisiko bis zum 30. Lebensjahr 100%. Hier ist die Totalresektion von Kolon und Rektum obligatorisch.

4.5.6 Dickdarmkarzinom

Das Dickdarmkarzinom ist in der westlichen Welt bei den Männern der zweithäufigste (nach dem Lungenkarzinom) und bei den Frauen der dritthäufigste maligne Tumor. Betroffen sind zumeist Menschen in einem Alter über 50 Jahren. Derzeit erkranken in Deutschland jährlich 55.000 Personen. Die Tendenz ist steigend. Das kolorektale Karzinom macht 90% aller malignen Tumoren des Verdauungssystems aus. In 9 von 10 Fällen handelt es sich um ein **Adenokarzinom**, das sich aus gutartigen Dickdarmpolypen entwickelt. Die Hälfte der Tumoren sind im Rektum lokalisiert (Abb. 4.5).

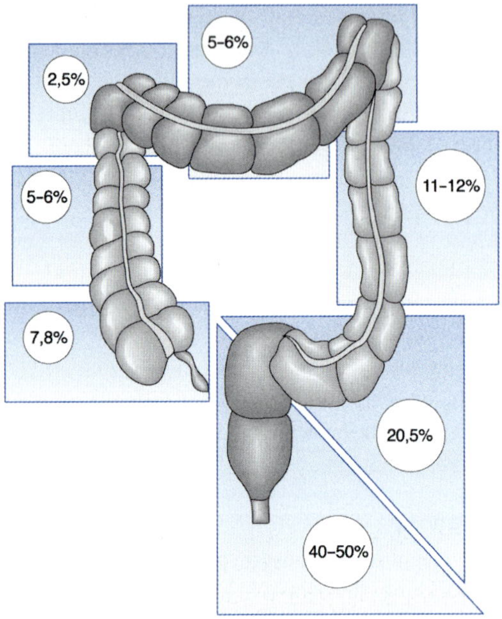

Abb. 4.5. Lokalisationshäufigkeit des Dickdarmkarzinoms

Beachte
Neben Polypen stellen auch ballaststoffarme und fettreiche Kost sowie Nikotin und Alkohol Risikofaktoren dar. Auch die Colitis ulcerosa steigert das Krebsrisiko. Eine familiäre Häufung ist bei 5% der Patienten zu beobachten.

Klinisches Bild

Im Frühstadium treten keine oder nur sehr unspezifische Beschwerden auf. **Stuhlunregelmäßigkeiten**, die durch anhaltenden Wechsel von Durchfall und Verstopfung gekennzeichnet sind, gelten als Verdachtsmoment. Lassen die Stühle **Blutbeimengungen** erkennen, ist dies ein definitives Alarmzeichen. Keinesfalls darf dieses Blut ungeprüft auf Hämorrhoiden geschoben werden, wie es allzu oft geschieht.

Ob Verdachtsmoment oder Alarmzeichen: Beide bedürfen unverzüglich der **endoskopischen Ursachenklärung**. Fällt sie positiv aus, kommt sie freilich meist zu spät, erst recht, wenn die Tumordiagnostik erst von einem Darmverschluss durch Verlegung des Lumens oder von einer Kachexie erzwungen wird. Denn dann befindet sich das Karzinom bereits im fortgeschrittenen Stadium und hat Metastasen gebildet:

- Besiedlung der Lymphknoten im Lymphabflussgebiet,
- Infiltration in Nachbarorgane,
- Implantation von Tumorzellen in die Bauchhöhle,
- hämatogene Metastasierung in der Leber, im Skelett und in der Lunge.

Diagnose

Die Diagnostik stützt sich auf die **Rektoskopie** und die **Koloskopie**.

Die **Tumorausdehnung** wird im Rektum endosonographisch, ansonsten mittels Computertomographie bestimmt. Zur Erfassung von **Fernmetastasen** dienen die Röntgenuntersuchung des Thorax und die Oberbauchsonographie; dem Verdacht auf Skelettmetastasen lässt sich mittels Knochenszintigraphie nachgehen.

Therapie

Heilungschancen bietet nur die **Radikaloperation** (die das Lymphabflussgebiet mit einbezieht) – solange die Metastasierung noch nicht eingesetzt hat. Allerdings können Metastasen in Leber und Lunge operativ entfernt werden, was die Prognose deutlich verbessert. Palliativoperationen sind indiziert, wenn sich damit ein Darmverschluss abwenden lässt. Ob der chirurgische Eingriff auf einen künstlichen Darmausgang hinausläuft, hängt davon ab, wo der Tumor sitzt und in welchem Stadium er sich befindet, ob also der Schließmuskel erhalten werden kann.

4.6 Krankheiten der Leber

Die Leber (Hepar) erhält Blut über **2 Gefäße**:

- die **Pfortader** (Portalvene), die das nährstoffreiche, aber sauerstoffarme (wenngleich nicht so sauerstoffarm wie in den übrigen Venen des Körperkreislaufs) Blut aus dem Verdauungstrakt, von der Milz und vom Pankreas sammelt und damit immerhin die Hälfte des hepatischen Sauerstoffbedarfs deckt, und
- die **Leberarterie**, die sauerstoffreiches Blut hinzufügt und so die zweite Hälfte der Blutversorgung beisteuert.

Beide Gefäße treten an der **Leberpforte** in die Leber ein, während der Ductus hepaticus communis, der gemeinsame Lebergallengang, dort die Leber verlässt.

Mit der doppelten Blutversorgung erreicht die Leber im Nüchternzustand einen Durchfluss von rund 1,5 l/min. Das Verhältnis venöser zu arterieller Blutzufuhr passt sich wechselnden (auch pathologisch bedingten) Bedingungen an. Auf diese Weise schafft es die Leber – anders als die Nieren und die Lunge –, bei einem Schock die Insuffizienz um bis zu 24 Stunden hinauszuzögern.

Im **Feinbau** besteht die Leber aus 50.000–100.000 **Leberläppchen** (Lobuli) mit einem Durchmesser von 1 mm und einer Höhe von 1,5–2 mm. Wo mehr als 3 Läppchen aneinandergrenzen, entstehen **periportale Felder**, in denen je ein Ast der Portalvene und der Leberarterie sowie ein interlobulärer Gallengang verlaufen. Die beiden Blutgefäße geben ihr Blut über kleine Äste an die stark vernetzten Leberkapillaren, die **Sinusoide**, weiter. In ihnen findet der Stoffaustausch mit den Leberzellen statt.

Als größte Drüse bildet und sezerniert die Leber **Galle**, als **zentrales Stoffwechselorgan** wechselt sie die Stoffe, die ihr über die Pfortader zugeführt werden, zum Zweck der Entgiftung (Alkohol, Gifte, Medikamente) in unschädliche Metaboliten. Weitere Aufgaben sind:

- Ausscheidung (zuvor Umwandlung von indirektem in direktes Bilirubin, von Aminosäuren in Harnstoff, von Purinen in Harnsäure),
- Speicherung (dabei Umwandlung von Glukose in Glykogen, von Fettsäuren und Glyzerin in Triglyzeride),
- Aufbau von Bluteiweißen (dabei Umsetzung von Aminosäuren in Albumine und Globuline, z. B. Gerinnungsfaktoren).

Außerdem speichert die Leber das Eisen ausrangierter Erythrozyten für ein späteres Recycling und leistet mit ihren phagozytierenden **Kupffer-Zellen** in und an den Wänden der Sinusoide Filterarbeit im Dienste der unspezifischen Immunabwehr.

Bei Erkrankungen der Leber sind diese Funktionen zeitweilig oder anhaltend in unterschiedlichem Maße beeinträchtigt. Daraus erklärt sich ein Teil der klinischen Bilder.

Bei den hier vorgestellten Erkrankungen der Leber handelt es sich um die chronische Hepatitis (akute infektiöse Hepatitis, ▶ s. S. 154), die Leberzirrhose mit den Folgeerscheinungen der portalen Hypertension, der hepatischen Enzephalopathie und des Leberversagens, die alkoholbedingten Leberleiden, die primär biliäre Zirrhose und das Leberzellkarzinom.

4.6.1 Chronische Hepatitis

Die chronische Hepatitis ist eine **anhaltende Entzündung der Leber** über mindestens 6 Monate ohne Heilungsfortschritte. Man unterscheidet die **chronisch-persistierende** und die **chronisch-aktive Hepatitis**.

Für beide Verlaufsformen ist die wichtigste, weil häufigste Ursache die **Infektion mit dem Hepatitis-**

B- oder -C-Virus. Die chronische Hepatitis entwickelt sich dabei aus der akuten Form (bei 10–15% bzw. bei 50–70% der Akutpatienten).

Die chronisch-aktive Hepatitis kann auch durch **Medikamente** ausgelöst werden, z. B. durch

- das Antihypertensivum Methyldopa,
- das Analgetikum Paracetamol,
- das Antibiotikum Nitrofurantoin,
- das Tuberkulostatikum Isoniazid.

Bei der **chronisch-aktiven Autoimmunhepatitis** wendet sich das Immunsystem irrtümlich gegen das Leberzellepithel und setzt eine progressive Parenchymzerstörung in Gang. Unterschiedlich häufig laufen mit der Autoimmunhepatitis auch an anderen Organen Autoimmunprozesse ab, z. B. an der Schilddrüse, am endokrinen Pankreas oder an den Gelenken.

Beachte

Während die chronisch-persistierende Hepatitis nicht progredient ist und somit eine gute Prognose hat, kommt es bei der chronisch-aktiven Form zur Nekrose von Leberzellen und zur Fibrosierung (krankhaften Vermehrung von Bindegewebe) bis hin zur Entwicklung einer Zirrhose oder zum Leberversagen mit tödlichem Ausgang. Als Spätkomplikation kann sich insbesondere bei den infektiösen Formen ein Leberzellkarzinom entwickeln. Das Risiko ist dabei für die Hepatitis-C-Patienten größer als für die Hepatitis-B-Patienten.

Klinisches Bild

Das klinische Bild ist variabel: vom beschwerdefreien Zustand über unspezifische Symptome, wie Müdigkeit, Schmerzen oder Druckgefühl im rechten Oberbauch, bis zum Vollbild der Leberzirrhose samt ihren Folgen, einschließlich des primären Leberkarzinoms. Auch eine Vaskulitis oder eine Arthritis kann sich im Gefolge der chronischen Hepatitis einstellen.

Diagnose

Bei den infektiösen Formen finden sich im Blut Viruspartikel und eine Erhöhung der Leberenzyme (GPT, GOT und γ-GT), mitunter ist eine Cholestase (Gallestauung) zu verzeichnen. Bei der Autoimmunhepatitis sind zusätzlich Autoantikörper nachweisbar. Die Konzentration der Gammaglobuline ist meist erhöht, ein Ikterus (Gelbsucht) ist häufig zu beobachten. Bei bis zu 25% der Kranken wird die Hepatitis erst entdeckt, wenn bereits eine Zirrhose mit ihren Symptomen und Folgeerscheinungen (▶ s. S. unten) vorliegt.

Therapie

Die Therapie der chronischen Hepatitis hängt von der Ursache ab. In jedem Fall gehören **körperliche Schonung** und **Alkoholkarenz** dazu. Zur Behandlung der infektiösen Hepatitisformen sind Immunmodulatoren, wie Interferone, und **antivirale Chemotherapeutika** (Virostatika), wie Ribavirin, verfügbar. Die medikamenteninduzierte Hepatitis verlangt das Absetzen des auslösenden Mittels. Für die Autoimmunhepatitis stellt **Prednison** allein oder in Kombination mit **Azathioprin** die gängige Therapie dar. Es wird wenigstens 24 Monate lang behandelt. Zur Erhaltung von Remissionen kann eine Monotherapie mit Azathioprin ausreichen. Das Ausbleiben einer Remission nach 4-jähriger Therapie oder eine fortschreitende Leberinsuffizienz gilt als Indikation für eine **Lebertransplantation**.

4.6.2 Leberzirrhose

Der Begriff der Leberzirrhose bezeichnet einen **chronischen Organumbau der Leber**. Diese einschneidende Veränderung der Leberarchitektur ist gekennzeichnet durch den Untergang von Leberparenchym mit nekrotischer Zerstörung, eine unregelmäßige, feinknotige (bis 3 mm große) oder grobknotige (bis 3 cm große) Regeneration von Leberzellepithel und die Neubildung von Bindegewebe als Ausdruck entzündlich-proliferativer Aktivität im Sinne einer Reparation (Vernarbung). Die Regeneratknoten, die dabei entstehen, sind zumeist funktionell minderwertig, da sie nicht angemessen vaskularisiert sind. Sie gehen oft wieder zugrunde und treiben so die Umbauvorgänge voran.

Bei der **progredienten Zirrhose** läuft das nekrotisierende, reparative und regenerative Geschehen so lange ab, bis die Leber völlig zerstört ist. Bei der **stationären Zirrhose** kommt der zirrhotische Prozess zum Stillstand, bevor die Leber funktionell dekompensiert, und es bleibt eine Narbenleber im Ausheilungsstadium zurück.

Ätiologie

Die **akute Hepatitis** kann nur dann in eine Zirrhose münden, wenn zusätzliche Noxen im Spiel sind.

In der Regel imponiert die Leberzirrhose als gemeinsame Endstrecke verschiedener chronischer Lebererkrankungen, die somit als Verursacher des zirrhotischen Prozesses gelten können. Zumeist handelt es sich um die **alkoholtoxische Hepatitis** oder die **Virushepatitis B, C oder D**. Daneben sind **Gallenwegserkrankungen** (sekundär biliäre Zirrhose), **Speicherkrankheiten** und die **Autoimmunhepatitis** (primär biliäre Zirrhose) zu nennen. Akute **Vergiftungen** (z. B. durch Knollenblätterpilze) verursachen eher die stationäre als die progrediente Form. Selten entwickelt sich eine Zirrhose durch anhaltenden Blutrückstau bei Störung des venösen Abflusses infolge chronischer Rechtsherzinsuffizienz (**Stauungszirrhose**).

Klinisches Bild

Im Anfangsstadium verursacht die Leberzirrhose keine oder nur **unspezifische Symptome**, wie Müdigkeit, Appetitlosigkeit, Druckgefühl und Diarrhö bei Fettintoleranz. Eine zunehmende Funktionseinbuße äußert sich in einem **Ikterus mit Pruritus** (Juckreiz) und einer **Hämatomneigung** als Ausdruck der Gerinnungsstörung. Die Leber ist derb und vergrößert. Die Haut und ihre Anhangsorgane lassen **Zirrhose- und Insuffizienzzeichen** erkennen:

- Spinnennävi, meist im Gesicht,
- Lacklippen,
- Weißnägel,
- Verlust der Sekundärbehaarung,
- weitere Symptome des gestörten Hormonabbaus, wie Gynäkomastie, Potenzverlust und Amenorrhö.

Im späten Stadium wird die Leber atrophisch und damit kleiner, und es mischen sich Zeichen und **Symptome der Zirrhosekomplikationen** in das klinische Bild: Ödeme und Aszites als kombinierter Ausdruck von Hyperaldosteronismus, Hypalbuminämie und portaler Hypertension sowie Ösophagusvarizen und Medusenhaupt als weitere Manifestationen des Pfortaderhochdrucks. Am Schluss steht das **chronische Leberversagen** mit hepatischer Enzephalopathie und Leberkoma, wenn sich nicht vorher ein Leberzellkarzinom einstellt, das auf dem Boden einer feinknotigen Zirrhose heranwuchert.

> **Häufigste Todesursachen bei Leberzirrhose sind das Leberkoma und die Ösophagusvarizenblutung.**

Diagnose

Die **Laborbefunde** zeigen eine Leuko- und eine Thrombozytopenie sowie einen Abfall des Quick-Wertes durch verminderte Produktion der hepatischen Gerinnungsfaktoren. Die Albumine sind in ihrer Konzentration ebenfalls vermindert, die γ-Globuline dagegen erhöht, doch ist der kolloidosmotische Druck insgesamt erniedrigt, sodass Ödem- und Aszitesbildung begünstigt werden. Die Leberenzymwerte bleiben oft normal oder steigen nur leicht an, solange keine Entzündungsaktivität zu verzeichnen ist. Bei Cholestase sind die Werte für alkalische Phosphatase, γ-Glutamyltransferase und Bilirubin erhöht.

Die Diagnose wird morphologisch durch eine **Laparoskopie**, histologisch durch eine **Biopsie** gesichert.

Pathophysiologie der Komplikationen

Wenn der zirrhotische Prozess nicht zum Stillstand kommt, sind aufgrund der schweren Parenchymschäden ernste Komplikationen vorprogrammiert:

- Stauung im Pfortaderkreislauf mit Drucksteigerung (portale Hypertension),
- Sklerosierung der Pfortader,
- Stauungsmilz (daher Splenomegalie),
- Ausbildung von Umgehungskreisläufen,
- Gerinnungsstörungen,
- chronisches Leberversagen (Leberinsuffizienz) mit Aszites und hepatorenalem Syndrom,
- terminale Insuffizienz mit hepatischer Enzephalopathie, die über verschiedene Stufen zum Koma führt.

Der Zustand im Stadium dieser Komplikationen wird als **dekompensierte Zirrhose** bezeichnet.

Stauung im Pfortaderkreislauf und portale Hypertension

Der bindegewebige Umbau der Leber erhöht den Gefäßwiderstand im Pfortadereinflussgebiet und damit den Pfortaderblutdruck, dessen Normalwert 5–10 mmHg beträgt. Der gesteigerte Blutzufluss oder die Stauung im Pfortaderkreislauf verstärkt den Druck. Das Blut weicht dahin aus, wo der Widerstand geringer ist, und sucht sich einen **Kollateralkreislauf** (Umgehungskreislauf) auf dem Weg des geringsten Widerstandes, nämlich in die Venen der vorderen Bauchwand, der Speiseröhre, des Magenfundus oder des Rektums. Nach Eröffnung dieser Kollateralkreisläufe erweitern sich die Venen zu Varizen. Sie werden im Nabelbereich als Caput medusae (Haupt der Medusa) sichtbar und stellen in der Speiseröhre und im Fundus ein hohes Blutungsrisiko dar, das ein Drittel der Leberzirrhoiker nicht überlebt. Blutungen der Ösophagus- und Fundusvarizen treten bei der Hälfte der Patienten auf und sind äußerst rezidivfreudig. Die Ösophagogastroduodenoskopie sichert nicht nur die Diagnose, sondern erlaubt auch die Einschätzung des Blutungsrisikos anhand der Varizenausmaße.

Weitere Folgen der Hypertension neben der Etablierung von Kollateralkreisläufen sind die **Phlebosklerose der Portalvene** und eine **verhärtete Stauungsmilz** (Splenomegalie mit Induration).

Aszites

Die dekompensierte Leberzirrhose ist die häufigste Ursache des Aszites. Durch den verstärkten hydrostatischen Durck (portale Hypertension) und den wegen der Hypalbuminämie verringerten onkotischen Druck tritt Blutflüssigkeit in den Bauchraum. Zusätzlich tritt bei gestauter Leber mitgestaute Lymphe durch die gespannte und damit durchlässigere Kapsel (das Phänomen der tropfenden Leber) und verstärkt den Aszites. Außerdem kommt es zu Störungen der Hämodynamik.

Hepatorenales Syndrom

Das hepatorenale Syndrom konstituiert keine Krankheitseinheit und hat auch nicht den Status eines eigenständigen Syndroms. Es handelt sich vielmehr um eine **Nierenfunktionsstörung** als funktionelle Folgeerscheinung der hochgradig insuffizienten Leber mit Regulationsstörung des Flüssigkeitsgesamtvolumens im Sinne einer Natriumüberladung mit entsprechender Wasserretention. Außerdem verändert sich durch Toxinwirkung an den Gefäßwänden die Hämodynamik, und zwar weil die Leber ihren Entgiftungsaufgaben nicht mehr nachkommt. Dies führt zur Weitstellung der peripheren Gefäße und zur Hypovolämie im Zentrum mit unzureichender Nierendurchblutung. Das hepatorenale Syndrom gliedert sich in **2 Formen**:

- Die Nierenfunktion lässt binnen einer Woche rasant nach.
- Die Nierenfunktion ist über 4 Wochen gleichbleibend eingeschränkt.

Die zweite Form hat die bessere Prognose. Beide Formen sind prinzipiell reversibel, wie Patienten mit transplantierter Leber eindrücklich zeigen.

Hepatische Enzephalopathie und Leberkoma als Ausdruck des terminalen chronischen Leberversagens

Wenn die Leber durch zunehmenden Ausfall ihres Parenchyms und Verlust ihrer Regenerationsfähigkeit immer weniger imstande ist, das **Ammoniak**, das im Darm bakteriell entsteht, zu Harnstoff zu entgiften, kann es im Gehirn seine toxische Wirkung ungebremst entfalten, zusammen mit dem Ammoniak, das über Kollateralkreisläufe direkt in das Gehirn vordringt.

Auf diese Weise entwickelt sich eine hepatische Enzephalopathie, deren Endstrecke der Patient im Koma verbringt. Auf dem Weg dahin lassen sich **4 Stadien** unterscheiden:

- leichte Veränderungen von Psyche, Bewusstsein und Motorik;
- stärkere Störungen mit Desorientiertheit und Gedächtnisausfällen;
- Somnolenz und Stupor;
- Koma mit tiefer Bewusstlosigkeit und Hypo- oder Areflexie.

Die beiden letztgenannten Stadien haben eine schlechte **Prognose**. Der letale Verlauf ist beim akuten Leberversagen anders als beim terminalen chronischen Leberversagen. Bei der akuten Form kommt es bei 4 von 5 Patienten im letzten Stadium zu einem Hirnödem mit Hirndrucksymptomatik, die bei der chronischen Form fehlt.

Therapie

Bis vor kurzem bestand keine Möglichkeit, die Leberzirrhose zu behandeln. Die Therapie galt allein den Komplikationen der Zirrhose und des Pfortaderhochdrucks. Inzwischen gibt es erste therapeutische Ansätze, die darauf abzielen, die Entwicklung der Zirrhose zu unterbinden oder wenigstens zu verlangsamen.

Therapie der Komplikationen

Zu den unverzichtbaren **Allgemeinmaßnahmen** gehören die konsequente Vermeidung aller lebertoxischen Stoffe, einschließlich des Alkohols, ein Ausgleich aller Wirkstoffdefizite und eine ausgeglichene Ernährung ohne Eiweißlastigkeit.

Zur **Prophylaxe einer Erstblutung** der Ösophagus- bzw. Fundusvarizen kommen nichtselektive β-Blocker zum Einsatz. Tritt der Notfall ein, stehen die Kreislaufstabilisierung und die endoskopische Blutstillung durch eine Gummibandligatur im Vordergrund. Angesichts der Infektionsgefahr empfiehlt sich eine Antibiotikabehandlung, vorzugsweise mit Norfloxacin.

Um dem **Aszites** entgegenzuwirken, sind Flüssigkeits- und Natriumaufnahme einzuschränken. Als Diuretikum hat sich Spironolacton durchgesetzt, zusätzlich kann Torasemid verabreicht werden, das den Vorzug vor Furosemid erhält. Dabei ist auf Elektrolytentgleisungen und Einbußen der Nierenfunktion zu achten. Bei großen Flüssigkeitsmengen ist die Punktion durch die Bauchwand (Parazentese) unerlässlich, zusammen mit parenteraler Volumen- und Eiweißzufuhr. Mit niedrigdosiertem Spironolacton lässt sich die erreichte Besserung aufrechterhalten.

Bei der Behandlung der **hepatischen Enzephalopathie** geht es darum, das verantwortliche Ammoniak zu eliminieren. Zur Verminderung der bakteriellen Ammoniakbildung im Darm eignen sich Laktulose und Laktitol, aber auch Antibiotika, wie Neomycin. Die Ammoniakentgiftung lässt sich mit L-Ornithin-L-Aspartat verbessern. Daüber hinaus empfiehlt sich eine Einschränkung des Eiweißkonsums.

Lebertransplantation

Bei bestimmten Patienten ist in der Phase des akuten oder terminalen chronischen Leberversagens die Lebertransplantation indiziert. Die Auswahl der Patienten basiert auf der Einschätzung ihrer Überlebenswahrscheinlichkeit anhand definierter Kriterien und in Abhängigkeit von der Ursache des Leberversagens. Durch Transplantation lässt sich die Letalität des Leberversagens mit infauster Prognose, bezogen auf einen Zeitraum von 5 Jahren, um zwei Drittel senken. Die Abstoßung des Transplantats wird durch eine lebenslange Immunsuppression verhindert.

Seit 10 Jahren praktizieren einige Zentren mit gutem Erfolg die **partielle Lebertransplantation**. Dabei wird nur der linke Leberlappen reseziert und durch einen Fremdleberlappen (Split-Leber-Allograft) ersetzt. Vor allem bei jüngeren Empfängern in einem Alter unter 40 Jahren kommt es oft zu einer vollständigen Heilung des eigenen Leberanteils, der fremde Anteil atrophiert, und auf die immunsuppressive Therapie kann fortan verzichtet werden. Die Erfolgsquoten entsprechen denen der Transplantation eines Vollorgans.

4.6.3 Alkoholbedingte Lebererkrankungen

Nach histologischen Kriterien lassen sich 3 alkoholbedingte Lebererkrankungen unterscheiden: die **Fettleber**, die allein auftreten kann, die **Hepatitis** und die **Leberzirrhose**, die sich einzeln oder gemeinsam auf die Fettleber aufpfropfen. Während fast alle schwer Alkoholkranken eine Leberverfettung erkennen lassen, entwickeln unter ihnen nur 10–35% eine Alkoholhepatitis und 8–20% eine Zirrhose.

> **Beachte**
> **Das Risiko, dass zur Fettleber eine Hepatitis oder eine Zirrhose hinzukommt, nimmt mit steigendem Alkoholkonsum zu, bei Frauen mehr als bei Männern. Eine proteinarme Ernährung steigert die alkoholtoxische Wirkung. Bei bestehender Alkoholhepatitis kann die Leber unter fortgesetztem Alkoholeinfluss zirrhotisch werden. Infiziert sich ein Alkoholkranker mit dem Hepatitis-C-Virus, vervielfacht sich sein Zirrhoserisiko.**

Alkoholbedingte Fettleber

Eine Fettleber oder Steatosis liegt vor, wenn der Fettgehalt der Leberzellen mehr als die Hälfte des Leberparenchyms ausmacht. **Chronischer Alkoholmissbrauch** ist die wichtigste und weitaus häufigste Ursache, gleichwohl die Leberverfettung auch im Rahmen einer **Adipositas** oder auf dem Boden einer **Stoffwechselstörung** (z. B. Diabetes mellitus) vonstatten geht.

Klinische Zeichen sind eine **leicht vergrößerte und druckdolente Leber**. Die einfache Fettleber ohne Funktionseinbuße ist noch keine Vorstufe der Leberschrumpfung. Erst wenn unter fortgesetztem, ungebremstem Alkoholkonsum Zentralvenen und umliegendes Parenchym eine Fibrosierung erkennen lassen, sind die Weichen für die Alkoholzirrhose gestellt.

Alkoholbedingte Hepatitis und Zirrhose

Die Alkoholhepatitis ist eine **nichtinfektiöse Entzündung** mit Degeneration von Leberzellen und

Ablagerung von Bindegewebe. Leberzellen werden von Bindegewebefasern auf eine Weise umschlossen, welche die Histologen zu der Bezeichnung »Maschendrahtfibrose« inspirierte. Die akute Form dieser Hepatitis ist lebensbedrohend, sie ist mit einer hohen Letalität belastet. Bei den Überlebenden mündet die Hepatits ohne Alkoholkarenz zwangsläufig in die Zirrhose.

Nach einem Jahr leben noch 60–70% der Patienten. Die **5-Jahres-Überlebenssrate** beträgt 35–50%.

Therapie

Das Fundament der Therapie ist bei allen 3 Erkrankungen der **konsequente Verzicht auf Alkohol**. Die Fettleber ist prinzipiell reversibel und bildet sich bei strikter Alkoholkarenz zurück. Bei der Hepatitis wird eine **Prednisonbehandlung** empfohlen, doch zeigen die auf diese Weise Behandelten weiterhin eine hohe Mortalität. Neueren Studien zufolge lässt sich von einer Behandlung mit **Pentoxifyllin** mehr erwarten: Es hemmt die Synthese des Tumornekrosefaktors und verringert die Letalität. Das Endstadium der Zirrhose ist eine Indikation für die Transplantation. Nur 10% der transplantierten Patienten werden rückfällig.

4.6.4 Primär biliäre Zirrhose

Die primär biliäre Leberzirrhose gehört trotz ihres Namens zu den **chronischen Leberentzündungen**. Ihr Verlauf umfasst 4 Stadien: Ausgangspunkt ist eine Cholangitis, eine umschriebene Entzündung der kleinen Gallengänge. Deren Ätiologie ist letztlich noch ungeklärt, doch dürften Autoimmunprozesse eine Rolle spielen. Im 2. und 3. Stadium erfasst das entzündliche Geschehen die größeren intrahepatischen Gallengänge und das eigentliche Leberparenchym. Das 4. Stadium steht im Zeichen der meist mikronodulären Zirrhose. Neun von 10 Patienten sind Frauen mittleren Alters.

Klinisches Bild

Vor dem Stadium der Zirrhose stehen klinisch die Symptome und Zeichen der chronischen **Cholestase** im Vordergrund. Neben unspezifischen Beschwerden im Oberbauch klagen die Patienten schon über **Juckreiz**, bevor ein **Ikterus** zu sehen ist. Überhaupt kann der Pruritus ein solches Ausmaß annehmen, dass er die wichtigste klinische Komplikation der Krankheit darstellt und in Extremfällen sogar eine Lebertransplantation rechtfertigt. Im Übrigen können Leber und Milz vergrößert, die Fettverdauung durch Mangel an Galle gestört sein.

Als mögliche **Komplikationen**, abgesehen von der zum fortgeschrittenen Krankheitsbild gehörigen Zirrhose, kommen Pfortaderhypertension, Osteoporose, Sjögren-Syndrom und cholestatisches Leberversagen vor.

Diagnose

Die **Laborbefunde** bestätigen mit erhöhten γ-GT-, AP- und Bilirubinwerten die Cholestase. Spezifisch für die primär biliäre Zirrhose und ausschlaggebend für die Diagnose sind **antimitochondriale Autoantikörper** im Serum, die sich gegen Antigene eines Enzymverbundes in den Mitochondrien (Ketosäuredehydrogenasekomplex) richten. Die Rolle dieser Autoantikörper bei der Pathogenese ist ungeklärt. Ein **histologischer Befund** ist nur dann zu erheben, wenn im 4. Stadium die Ausprägung der Leberzirrhose bestimmt werden soll.

Therapie

Die spezifische Therapie der primär biliären Zirrhose erfolgt mit **Ursodeoxycholsäure**, die für die Gallensäuren der Galle einspringt und das klinische Bild biochemisch und histologisch verbessert. Defizite an fettlöslichen Vitaminen sind parenteral auszugleichen. Der Pruritus wird mit **Cholestyramin** und **Rifampicin** behandelt. Die zusätzliche Therapie wird von den jeweiligen Komplikationen bestimmt. Immunsupressive Maßnahmen haben sich nicht bewährt. Schreitet die Krankheit in die Zirrhose fort und weiter zum Leberversagen, bleibt nur die **Lebertransplantation**.

Die **mittlere Überlebenszeit** nach Diagnose der primär biliären Zirrhose wird mit 12 Jahren angegeben.

4.6.5 Bösartige Tumoren der Leber

Häufiger als mit ihren eigenen, primären Malignomen muss sich die Leber mit Metastasen anderer Tumoren auseinandersetzen. Der mit Abstand häufigste Primärtumor der Leber ist das hepatozelluläre Karzinom. Dieses deckt zusammen mit den Sekundärtumoren bis auf einen kleinen Rest die Krebspalette der Leber ab.

Hepatozelluläres Karzinom

Das Leberzellkarzinom, der häufigste primäre bösartige Tumor der Leber, ist weltweit zwar stark verbreitet, spielt jedoch in den Industrieländern eine geringere, aber immerhin zunehmende Rolle. In 80% der Fälle wuchert es auf dem Boden einer Leberzirrhose. Doch das Risiko hängt davon ab, welche Grundkrankheit der Zirrhose vorausgegangen ist: Die Virushepatitiden B und C bedeuten ein hohes, die Alkoholzirrhose ein mittleres Risiko. Zirrhosen bei primär biliärer Zirrhose und im Gefolge hepatischer Speicherkrankheiten sind mit einem geringeren Entartungsrisiko belastet. Von der Zirrhose unabhängige Risikofaktoren sind andere chronische Leberkrankheiten, reichlicher Zigarettenkonsum, männliches Geschlecht und ein Lebensalter über 60 Jahren.

Beachte
Nicht selten entsteht der Tumor in der vorgeschädigten Leber an mehreren Stellen gleichzeitig. Solch ein multifokales Wachstum ist prognostisch ungünstig. Gleiches gilt, wenn der Krebs in das Portalvenensystem oder in die efferenten (von der Leber wegführenden) Venen einbricht. Denn damit sind die Weichen zur Ausschwemmung von Tumorzellen als Bedingung der Metastasierung gestellt.

Klinisches Bild

Erstes Symptom sind unspezifische **Oberbauchbeschwerden**. Schon etwas typischere, aber meist sehr späte Zeichen sind neben dem **eingeschränkten Allgemeinzustand Gewichtsverlust** und anhaltende **Inappetenz** (Appetitlosigkeit). Bei vorbestehender Zirrhose und abrupter Verschlechterung des klinischen Bildes ist stets ein Leberzellkarzinom in Betracht zu ziehen.

Diagnose

Bei Risikopatienten, z. B. Zirrhotikern mit infektiöser Hepatitis B oder C, empfiehlt sich ein regelmäßiges **Screening** (alle 6 Monate), zu dem die Bestimmung der **Konzentration des α-Fetoproteins** (AFP) im Serum und die **Ultraschalluntersuchung** der Leber gehören. Bei 70% der Leberzellkarzinompatienten steigt die AFP-Konzentration über den Normwert von 10 ng/ml hinaus an. Bei Tumorverdacht stehen die Sonographie und die **Magnetresonanztomographie** mit eisenhaltigen Kontrastmitteln im Zentrum der diagnostischen Bemühungen. Dabei ist eine **histologische Untersuchung** verdächtiger Leberläsionen nach Biopsie unter computertomographischer oder sonographischer Kontrolle obligatorisch.

Therapie

Die einzige Heilungschance bietet eine **Leberteilresektion** oder die **Totalentfernung mit Lebertransplantation**. Die Teilresektion kann bis zu 80% der Leber ausmachen. Bei Fernmetastasen, einer zu weit fortgeschrittenen Zirrhose oder schweren Begleitkrankheiten ist ein chirurgisches Eingreifen nicht mehr indiziert. Bei inoperablen Tumoren im frühen Stadium (bis zu 3 cm) erbringen gezielte sonographisch gesteuerte **Injektionen von 95%igem Ethanol** vergleichbare Überlebenszeiten wie die Resektion im Fall der Operabilität. Von den palliativen Therapieansätzen hat nur die **transarterielle Chemoembolisation** (TACE), der medikamentös induzierte Verschluss von Tumorgefäßen, eine Auswirkung auf die Überlebenszeit. Unbehandelt überleben die Patienten oft nicht länger als 6 Monate.

Metastasenleber

Als Sammelstelle für verschleppte Krebszellen von Tumoren aus dem Magen-Darm-Trakt (über die Pfortader) sowie von Brust-, Schilddrüsen- und Lungentumoren (über die Leberarterie) ist die Leber der Prädilektionsort für deren Tochtergeschwulste. Diese Metastasen sind die häufigste maligne Erkrankung der Leber. Auch sie geben sich i. d. R. zu spät zu erkennen, doch haben sie nach Diagnose des Primärtumors und gezielter Suche eine bessere Chance als das primäre Leberzellkarzinom, rechtzeitig für die chirurgische Behandlung entdeckt zu werden.

4.7 Erkrankungen der Gallenblase und der Gallenwege

Die Galle wird in der Leber gebildet und über die **Gallenwege** abgeleitet. Deren intrahepatische Abschnitte enden mit dem rechten und dem linken Lebergang (**Ductus hepaticus**; ▶ s. oben, »Krankheiten der Leber«). Die beiden Lebergänge schließen sich extrahepatisch zum großen gemeinsamen Lebergang (**Ductus hepaticus communis**) zusammen. Dieser vereint sich mit dem **Ductus cysticus** (Ausführungsgang der Gallenblase) zum **Ductus choledochus** (Hauptgallengang), der dann zusammen mit dem Pankreasgang (Ductus pankreaticus) an der **Papilla Vateri** in das Duodenum mündet. Die Einmündung wird durch einen ringförmigen Schließmuskel (Sphincter Oddi) kontrolliert. Auch die beiden Gänge besitzen kurz vor der Vereinigung einen eigenen Sphinkter zur individuellen Regulierung.

Erkrankungen der Gallenblase und der Gallenwege lassen sich einteilen in Steinleiden, akute und chronische Entzündungen, Tumoren, funktionelle Störungen und angeborene Anomalien. Aufgrund ihrer Häufigkeit spielen die Gallensteine dabei die wichtigste Rolle.

4.7.1 Cholelithiasis

»Cholelithiasis« bezeichnet das **Gallensteinleiden**. Ein Steinbefall der Gallenblase und der Gallenwege ist in den westlichen Ländern bei 20% der Bevölkerung anzutreffen, und zwar deutlich häufiger bei Frauen als bei Männern. Die Häufigkeit steigt mit dem Alter an und erreicht bei Frauen in einem Alter über 50 Jahren rund 50%. Bestimmte Erkrankungen wie Leberzirrhose, Diabetes mellitus oder Adipositas begünstigen die Steinbildung. Eine Häufung ist auch nach Schwangerschaften zu beobachten. Erbfaktoren scheinen eine Rolle zu spielen.

Die Steine (oder Konkremente) werden hauptsächlich in der Gallenblase gebildet, können genauso gut aber auch im Gangsystem entstehen. Es lassen sich **3 Steintypen** unterscheiden:

- reine Cholesterinsteine (10%),
- Cholesterinmischsteine (70%),
- braune Pigmentsteine (20%).

Bei Konkrementen, die im Gangsystem wachsen, handelt es sich durchweg um Pigmentsteine mit geringer Cholesterinbeimischung.

Eine vermehrte Cholesterinausschüttung der Leber und eine Störung der Gallenblasenmotilität begünstigen die Konkremententstehung. Ausgangspunkt der Cholesterin- und Mischsteinbildung ist die **Ausfällung von Cholesterin in Kristallform.** Dazu kommt es, wenn das Verhältnis von Cholesterin zu Gallensalzen und Lecithin in ein Ungleichgewicht gerät, z. B. weil die Leber nicht ausreichend Gallensäuren oder Phospholipide (darunter Lecithin) bereitstellt. Durch Mizellenbildung halten Gallensalze und Lecithin das Cholesterin in der Gallenflüssigkeit über die Sättigungskonzentration hinaus in Lösung.

Klinisches Bild

Zwei Drittel der Patienten bleiben ohne Beschwerden. Symptome stellen sich erst ein, wenn sich Steine in den Gallengängen, entweder im Ductus cysticus oder im Ductus choledochus, festsetzen und den Gallefluss behindern. Die Symptomatik umfasst ein Völlegefühl im Oberbauch, Blähungen und Übelkeit mit Erbrechen, v. a. nach Kaffeegenuss und Verzehr fettreicher Speisen. Gallengangsteine gehen häufig mit einer bakteriellen Ganginfektion einher.

Typisch für die Cholelithiasis sind **akute Koliken** mit Schmerzschwerpunkt im Epigastrium oder im rechen Oberbauch und Ausstrahlung in die rechte Schulter oder den Rücken. Dahinter steckt ein Steinabgang von der Gallenblase in den Ausführungs- oder weiter in den Hauptgallengang. Auf die Druckerhöhung und die Lumenerweiterung reagiert die Gangwand mit anhaltenden Spasmen, der Organismus mit Übelkeit und Erbrechen. Wenn die Steine nicht auf natürliche Weise durch die Papilla Vateri über den Darm abgehen, sondern steckenbleiben, entsteht ein Verschlussikterus, mit dunklem Urin, hellen Stühlen und Cholestasezeichen im Blut.

> **Beachte**
> **Infolge der Papillenblockade kann sich als Komplikation eine akute biliäre Pankreatitis einstellen.**

Weitere **Komplikationen** der Cholezystolithiasis sind eine bakterielle Cholezystitis, aus der ein Empyem oder eine Gangrän hervorgehen kann, eine Cholangitis und ein Hydrops der Gallenblase mit tastbarer praller Konsistenz. Außerdem erhöht die Krankheit das Risiko eines Gallenblasenkarzinoms.

Therapie

Bei Gallenblasensteinen, die keine Beschwerden bereiten, ist auch keine Behandlung erforderlich. Bei asymptomatischen Gallengangsteinen dagegen empfiehlt sich angesichts der hohen Komplikationsrate (25%) die **Steinentfernung**, die chirurgisch (laparoskopisch), endoskopisch nach vorangegangener Papillotomie oder perkutan transhepatisch erfolgen kann, ggf. in Kombination mit einer **Steinzertrümmerung** (Lithotripsie). Das Standardverfahren bei symptomatischen Gallenblasensteinen ist die laparoskopische Cholezystektomie. Eine nichtchirurgische Behandlung mit Medikamenten (**Litholyse**) oder eine Stoßwellenlithotripsie ist nur bei bestimmten Patienten sinnvoll. Dabei ist das hohe Rezidivrisiko (30% innerhalb von 5 Jahren) zu bedenken.

Die Kolik verlangt außer **Nahrungskarenz** eine parenterale Behandlung mit **Spasmolytika** (z. B. N-Butylscopolamid i. v.) und **Analgetika** (z. B. Metamizol i. v., neuerdings auch Diclofenac i. m., aber keinesfalls Morphine).

4.7.2 Cholangitis

»Cholangitis« bezeichnet die **Entzündung der Gallenwege**, sowohl der intrahepatischen (innerhalb der Leber) als auch der extrahepatischen (außerhalb der Leber). Die häufigste Entzündung der Gallenwege ist die akute bakterielle Cholangitis: Bei Abflussbehinderung der Galle, z. B. durch Gallensteine oder Strikturen, gelangen Bakterien (i. d. R. gramnegative: Kolibakterien, Klebsiellen; selten grampositive: Enterokokken) vom Darm in das Gangsystem.

Beachte
Die Krankheit kann einen lebensbedrohlichen Verlauf nehmen.

Klinisches Bild

Die klassischen Symptome der akuten Cholangitis werden als **Charcot-Trias** bezeichnet: Schüttelfrost mit Fieber, Schmerzen im rechten Oberbauch und Ikterus. Die Cholestase (Gallestauung) spiegelt sich in den Laborwerten wider. Ist die Gangobstruktion steinbedingt, gehören zum klinischen Bild auch Symptome und Zeichen der Cholelithiasis.

Bei Einbruch der Bakterien in die Blutbahn droht ein **septischer Schock**. Eine Vereiterung der Gallenwege kann einen **Leberabszess** zur Folge haben. Solange das Abflusshindernis nicht beseitigt ist, wiederholen sich akute Entzündungsschübe: Die akute geht in eine chronisch-rezidivierende Cholangitis über. Eine anhaltende Cholestase verursacht nicht selten eine (sekundäre) Leberzirrhose.

Therapie

Ziel der Behandlung ist es, den Flüssigkeits- und Elektrolythaushalt auszugleichen, die akuten Schmerzen zu stillen (z. B. mit Metamizol) und den meist massiven Bakterienbefall zu unterbinden (z. B. mit Mezlocillin und Ceftriaxon, bei septischen Patienten mit Piperacillin/Tazobactam). Wird eine Obstruktion vermutet, sollten unverzüglich eine endoskopische retrograde Cholangiographie (ERC) vorgenommen und eine Drainage gelegt werden. Dabei kann man auch eine Papillotomie mit Steinextraktion durchführen. Bei Gerinnungsstörungen wird zunächst endoskopisch eine nasobiliäre Drainage gelegt und die Papillotomie bzw. die Steinentfernung später vorgenommen.

4.7.3 Primär sklerosierende Cholangitis

Einen chronischen schubweisen Verlauf nimmt die abakterielle primär sklerosierende Cholangitis, die durch eine progrediente **Fibrosierung** der intra- und meist auch der extrahepatischen Gallenwege gekennzeichnet ist. Endpunkt des entzündlich-fibrotischen Prozesses ist die biliäre Leberzirrhose. Männer sind häufiger betroffen als Frauen.

Ätiologie

Die Ätiologie ist ungeklärt, doch wird diese primär sterile Entzündung dem Kreis der **Autoimmunkrankheiten** zugerechnet: Im Serum der meisten Kranken lassen sich antineutrophile Antikörper nachweisen. Außerdem tritt die Krankheit in 70% der Fälle zusammen mit einer Colitis ulcerosa auf.

Klinisches Bild

Die Krankheit verursacht zunächst keine Beschwerden, später ist das klinische Bild von der **Cholestase** und dann von der **Leberzirrhose** mit ihren Folgeerscheinungen (portale Hypertension und Aszites) bestimmt. Krankheitstypisch ist ein **Pruritus**. Ohne Lebertransplantation liegt die 5-Jahres-Überlebensrate bei 70%. Durch die Fibrosierung und damit die Stenosierung der Gallenwege wird eine **sekundäre Steinbildung** begünstigt, und es pfropft sich auf die chronische abakterielle oft eine **akute bakterielle Cholangitis** auf. Das Kolonkarzinomrisiko ist erhöht, und das Risiko eines Gallengangkarzinoms erreicht immerhin 10%.

Therapie

Immunsuppressiva (z. B. Methotrexat) können das entzündliche Geschehen nicht aufhalten, aber verlangsamen. Durch **Ursodeoxycholsäure** wird die

Cholestase verbessert, durch **Antibiotika** einer sekundären bakteriellen Cholangitis begegnet oder vorgebeugt. Bei extrahepatischen Stenosen wird das Gallenganglumen durch eine **endoskopische Stenteinlage** gesichert. Ein Pruritus verlangt nach **H_1-Antihistaminika**, der Mangel an fettlöslichen Vitaminen nach parenteralem Ausgleich. Die **Lebertransplantation** ist indiziert, wenn das 2-Jahres-Risiko zu sterben prognostisch (auf Grundlage des Risiko-Scores der Mayo-Klinik) 10–20% überschreitet.

4.7.4 Cholezystitis

»Cholezystitis« bedeutet **Gallenblasenentzündung**. Die akute Cholezystitis steht in 9 von 10 Fällen mit Gallenblasensteinen in Zusammenhang. Wird der Ausführungsgang von einem Stein verlegt, ändert sich die Zusammensetzung der Galle. Es kommt zunächst durch chemische Reizung zu einer sterilen und sekundär zu einer bakteriellen Entzündung der Gallenblasenschleimhaut.

Klinisches Bild

Klinisch manifestiert sich die akute Cholzystitis mit anhaltenden **Schmerzen** im rechten Oberbauch, die in die rechte Schulter ausstrahlen. Kolikartige Schmerzanfälle kommen vor, **Übelkeit und Erbrechen** sind übliche Begleiterscheinungen. Die Temperaturerhöhung hält sich in Grenzen, solange die Gallenblase nicht vereitert (Gallenblasenempyem). Bei Reizung des Bauchfells ist eine **Abwehrspannung der Bauchdecken** zu tasten.

Die Laborbefunde lassen fast immer eine **Leukozytose** und meist eine **Hyperbilirubinämie** erkennen.

Durch den Pankreasgang kann die infektiöse Entzündung leicht auf die Bauchspeicheldrüse übergreifen und Schmerzen im linken Oberbauch verursachen. Ohne Behandlung entwickelt sich bei 20% der Patienten eine **Schleimhautgangrän**, die mitunter die Blasenwand perforiert, sodass die Bauchhöhle peritonitisgefährdet ist. Eine seltene Komplikation ist der Gallenblasenhydrops, ebenso die Ausbreitung der Entzündung entlang des Ductus choledochus zur Leber, die im ungünstigsten Fall als Spätfolge eine sekundäre Zirrhose entwickelt.

Solange Steine als Entzündungsbereiter die Gallenblase besetzen, sind entzündliche Schübe vorprogrammiert, sodass sich ein **chronisch-rezidivierender Verlauf** ergibt. Der immer wieder aufflackernde Entzündungsprozess kann die Gallenblase mit der Zeit zum Schrumpfen bringen, bis sie insuffizient wird. An die Stelle der Akutsymptome treten dann Beschwerden wie ständiges Druckgefühl in der Gallenblasenregion und Fettunverträglichkeit als Ausdruck der unvermeidlichen Fettverdauungsstörung.

Therapie

Die konservative Behandlung entspricht dem therapeutischen Vorgehen bei der Cholangitis. Defizite des Flüssigkeits- und Elektrolythaushalts werden ausgeglichen, die Schmerzen z. B. mit **Metamizol** bekämpft. Die **antibiotische Therapie** gegen die sekundäre Keimbesiedlung wird bei nichtseptischen Patienten z. B. mit Mezlocillin und Ceftriaxon, bei septischen Patienten z. B. mit Piperazillin/Tazobactam durchgeführt. Die Gallenblase wird innerhalb von 5 Tagen operativ entfernt. Methode der Wahl ist dabei die **laparoskopische Cholezystektomie**.

4.7.5 Maligne Tumoren der Gallenblase und der Gallenwege

Bösarige Tumoren des Gallensystems sind selten, sie machen etwa 3% aller Malignome des Verdauungssystems aus. Männer sind doppelt so häufig betroffen wie Frauen. In der Regel handelt es sich um **Adenokarzinome**: Der Krebs geht vom Drüsenepithel aus.

> **Beachte**
> **Situationen, die eine chronische Reizung des Epithels mit sich bringen, erhöhen das Karzinomrisiko. Deshalb treten bei Gallensteinen und chronischen bakteriellen Entzündungen, aber auch bei der primär sklerosierenden Cholangitis gehäuft Karzinome auf.**

Diese Tumoren haben eine **schlechte Prognose**, da Symptome erst im fortgeschrittenen Stadium auftreten. Die Diagnose wird meist erst gestellt, wenn die umliegenden Lymphknoten schon befallen sind. Das klinische Bild des Gallenblasenkarzinoms entspricht dem der Cholelithiasis oder der chronischen Cholezystitis. Ein plötzlicher Ikterus und eine abrupte Verschlechterung des Allgemeinbefindens sind Spätsymptome. Bei den Gallenwegskarzinomen (maligne Cholangiome) entwickelt sich der Ikterus langsam und bis auf einen leichten Druckschmerz im rechten Oberbauch ohne Beschwerden. Wenn der Patient dann schließlich durch dramatischen Gewichtsverlust auffällt, ist die Zeit für einen rettenden operativen Eingriff bereits abgelaufen.

Therapie

Nur bei etwa 20% der Patienten wird ein Karzinom des Gallensystems in einem Stadium entdeckt, wo eine Heilung durch **Resektion des Tumors** noch möglich ist. Die 5-Jahres-Überlebensrate beträgt dabei bis zu 65%. Die mittlere Überlebenszeit von Patienten mit inoperablem Tumor beläuft sich auf lediglich 5 Monate. Eine systemische Chemotherapie scheint diese Zeit nicht zu verlängern. Man muss davon ausgehen, dass die Karzinome der Gallenblase und der Gallenwege weitgehend chemotherapieresistent sind.

4.8 Erkrankungen der Bauchspeicheldrüse

Das Pankreas ist die einzige Drüse mit einem exokrinen und einem endokrinen Anteil. Der **exokrine Anteil** dient der Verdauung und ist für die Produktion des Bauchspeichels zuständig. Dieser enthält einen Großteil der Verdauungsenzyme und wird bei Bedarf über den Pankreasgang durch die Papilla Vateri und mitunter über einen zusätzlichen Ausführungsgang durch eine zusätzliche, kleinere Papille in das Duodenum abgegeben. Der **endokrine Anteil** besteht aus den Langerhans-Inseln, hormonproduzierenden Gewebeinseln inmitten exokrinen Drüsenepithels. Im Inselgewebe sind 4 Hormonproduktionsstätten vereint, denen 4 Arten von Zellen entsprechen:

- **A-Zellen:** Glukagon;
- **B-Zellen:** Insulin;
- **D-Zellen:** Somatostatin;
- **PP-Zellen:** pankreatisches Polypeptid.

Entsprechend dieser Doppelfunktion können Erkrankungen des Pankreas eine Störung der einen, der anderen oder beider Funktionen mit sich bringen. Die wichtigsten Pankreaskrankheiten sind die akute und die chronische Entzündung sowie das Pankreaskarzinom. Der Diabetes mellitus als Erkrankung des endokrinen Pankreas ist im Kapitel »Stoffwechselkrankheiten« dargestellt.

4.8.1 Akute Pankreatitis

Die **akute Pankreasentzündung** ist ein einmaliges entzündliches Geschehen, das bei 80% der Patienten mild verläuft (**ödematöse Form**), bei den anderen aber einen so schweren Verlauf nimmt (**nekrotisierende Form**), dass über die Hälfte der Kranken daran stirbt. Die akute Verlaufsform entseht in drei Viertel der Fälle auf dem Boden einer Alkoholkrankheit oder einer Abflussstörung der Gallenflüssigkeit (biliäre Pankreatitis) infolge von Gallensteinen, Tumoren, Strikturen oder Stenosen. In den übrigen Fällen imponiert sie als Begeleiterkrankung viraler und bakterieller Infektionen (z. B. Mumps) oder von Stoffwechselkrankheiten (z. B. Hyperlipoproteinämie oder Hyperkalzämie als Ausdruck eines Parathyreoidismus) oder als Nebenwirkung bestimmter Medikamente (z. B. Furosemid).

Klinisches Bild

Die Symptomatik reicht von leichten, flüchtigen oder kaum merklichen Beschwerden zu schwersten Befindlichkeitsstörungen und Zeichen eines Schocksyndroms. Bei den **leichten Verläufen der ödematösen Form** klagen die Kranken allenfalls über Verdauungsprobleme und gelegentliche Schmerzen im Oberbauch. Häufig werden, wie bei der biliären Pankreatitis, die Beschwerden von der schwereren Symptomatik der Primärerkrankung überdeckt.

Die **akute nekrotisierende Form** kann aus der milden Form hervorgehen oder sich unmittelbar mit großer Heftigkeit manifestieren: starke Oberbauchschmerzen, die gürtelförmig in die Flanken und in den Rücken ziehen, Übelkeit und Erbrechen, Meteorismus, Bauchdeckenspannung als Ausdruck eines beginnenden paralytischen Ileus, Fieber, Schock und schließlich Nieren- und Lungenversagen. Zum Laborbefund gehört die Erhöhung der Amylase- und der Lipasewerte. Erhöhte Blutzuckerwerte machen deutlich, dass die Langerhans-Inseln von der Nekrotisierung nicht ausgenommen sind.

Diagnose

Diagnostisch weist eine **3fach erhöhte Lipaseaktivität** auf die Pankreatitis hin. Die Bestätigung erfolgt **sonographisch** oder bei unzureichender Darstellung des Pankreas durch eine **Kontrastcomputertomographie**. Schwierig ist die Zuordnung zur leichten oder schweren Verlaufsform, von der abhängt, ob der Kranke auf die Intensiv- oder auf die Allgemeinstation gehört. Zwar sind im Kontrastcomputertomogramm Pankreasnekrosen gut zu erkennen, aber dies lässt nicht zwingend auf einen schweren Verlauf schließen. So wird der Schweregrad unter Berücksichtigung von Ikterus, Bauchschmerzen, Temperatur, Darmgeräuschen und Bauchdeckenspannung in einem einfachen klinischen Score erfasst, der in Zweifelsfällen mehrmals täglich erhoben werden muss.

Therapie

> **Die akute Pankreatitis muss stationär behandelt werden. Da die milde, ödematöse Pankreatitis unversehens in die nekrotisierende Form übergehen kann, ist die Überwachung von Kreislauf, Nieren- und Lungenfunktion geboten.**

Die Therapie besteht in **Nahrungskarenz** und der **parenteralen Zufuhr** von Nährstoffen, Elektrolyten und Volumen. Die Schmerzen lassen sich i. d. R. monotherapeutisch ausschalten, z. B. mit **Metamizol**. Bei der biliären Form kann eine **endokopische Papillotomie** mit Steinentfernung oder eine **Cholezystektomie** indiziert sein.

Die **Behandlung der schweren akuten Verlaufsform** muss auf der Intensivstation erfolgen. Der erste Schritt ist die Behebung des Volumenmangels durch entsprechende Substitution, die > 10 l/Tag betragen kann. Die verbesserte Organperfusion könnte sich positiv auf das Zellsterben auswirken. Eine spezifische mediamentöse Therapie steht nicht zur Verfügung. Der häufigen bakteriellen Besiedlung der Nekrosengebiete aus dem Kolon, welche die Prognose noch weiter verschlechtert, sollte mit Imipenem oder einer Kombination von Ofloxacin und Metronidazol vorgebeugt werden. Die oft starken Schmerzen lassen sich mit einer Dauerinfusion von Buprenorphin oder Procain lindern. Bei Nierenversagen ist die Dialyse, bei Lungenversagen die künstliche Beatmung angezeigt.

Der **Ernährungsmodus** bei Pankreatitis hat sich in den vergangenen Jahren geändert und richtet sich nach dem Schweregrad der Erkrankung: Nach 2–4 Tagen der parenteralen Ernährung wird bei der milden Verlaufsform mit oral-enteraler Ernährung, bei der schweren Form mit einer enteralen Ernährungstherapie über eine Jejunumsonde begonnen.

Die **chirurgische Behandlung** mit Ausräumung der Pankreasnekrosen oder im Extremfall einer Pankreatektomie wird heute seltener und später durchgeführt als noch vor einigen Jahren und eigentlich nur noch bei der nekrotisierenden Form eingesetzt. Indikationen sind das Versagen der konservativen Methoden und Organkomplikationen, wie Abszesse und Fisteln.

4.8.2 Chronische Pankreatitis

Die chronische Pankreatitis ist eine kontinuierlich oder rezidivierend in akuten Schüben verlaufende Entzündung der Bauchspeicheldrüse mit **progredienter Organzerstörung**. Dabei wird Parenchym durch Bindegewebe ersetzt, und es kommt zu Kalkeinlagerungen.

Ätiologie

Die Hauptursachen der chronischen Pankreatitis sind in der westlichen Welt der **chronische Alkoholmissbrauch** und **Abflussstörungen der Galle**, bei Kindern die genetisch bedingte zystische Fibrose (**Mukoviszidose**). Nicht selten bleibt die Ätiologie ungeklärt. In den letzten Jahren wurden Genmutationen entdeckt, die Risikofaktoren darstellen. Von der Alkoholpankreatitis sind meist Männer mittleren Alters betroffen. In Ländern, in denen der Alkoholkonsum keine Rolle spielt, kommt die chronische Pankreatitis bei Frauen kaum weniger oft vor als bei Männern.

Die meisten Kranken berichten **akute Schübe** in der Anamnese. Die einmalige akute Pankreatitis ist von den ersten Schüben der chronisch-rezidivierenden Form nicht zu unterscheiden. Unter welchen Bedingungen daraus die chronische Form wird, ist nicht bekannt. Jedenfalls treten die Schübe auch dann auf, wenn der ursprüngliche Auslöser längst nicht mehr vorhanden ist. Andererseits gibt es Verläufe ohne Schübe und Symptome, bei denen sich die chronische Pankreatitis erst im Spätstadium durch die Zeichen der Organinsuffizienz zu erkennen gibt. Bei manchen Verläufen fehlen die Schübe, doch klagen die Patienten bis zur Manifestation der Insuffizienz jahrelang über chronische Schmerzen.

Klinisches Bild

Leitsymptome sind im Laufe von Jahren immer wieder auftretende, tiefsitzende, gürtelförmige **Schmer-**

zen im Oberbauch und **Übelkeit und Erbrechen** als Ausdruck der Unverträglichkeit fettreicher und süßer Nahrung. Die ersten Schübe bieten das klinische Bild der akuten Pankreatitis. Im Stadium der Insuffizienz mit zunehmender Einbuße der exokrinen und endokrinen Funktion treten die Schmerzen in den Hintergrund. Im Vordergrund steht dann die **Maldigestion** mit kontinierlichem Gewichtsverlust und einer Unterversorgung mit fettlöslichen Vitaminen. Dazu gesellen sich ein latenter oder manifester Diabetes mellitus, ein Meteorismus und eine Diarrhö im Wechsel mit Obstipation bei Stählen mit erhöhtem Fett- und vermindertem Chymotrypsingehalt.

Der andauernde Substanzverlust mündet schließlich in die **Kachexie**. Die Organinsuffizienz ist durch Funktionstests (z. B. Pankreolauryltest) im Labor nachweisbar.

Als häufigste Komplikation im Pankreas ist die Bildung von **Pseudozysten** zu vermerken, die aber meist klinisch stumm bleiben und sich spontan zurückbilden.

Beachte
Die chronische Pankreatitis ist ein Risikofaktor für das Pankreaskarzinom.

Therapie

Trotz der kausalen Rolle der Alkoholkrankheit hat Alkoholkarenz keine kurative Wirkung, wenn sich die chronische Pankreatitis einmal etabliert hat. Allerdings verlangsamt konsequenter Alkoholverzicht die Progredienz und verbessert so die Prognose.

Beachte
Eine Heilung der Erkrankung ist nicht möglich: 10 Jahre nach Diagnosestellung ist die Hälfte der Kranken nicht mehr am Leben.

Die Behandlung der chronischen Pankreatitis erfolgt **konservativ** (Abb. 4.6). Rezidivierende Schübe werden behandelt wir die akute Form. Ein **operatives Vorgehen** ist bei Obstruktion des Haupt-

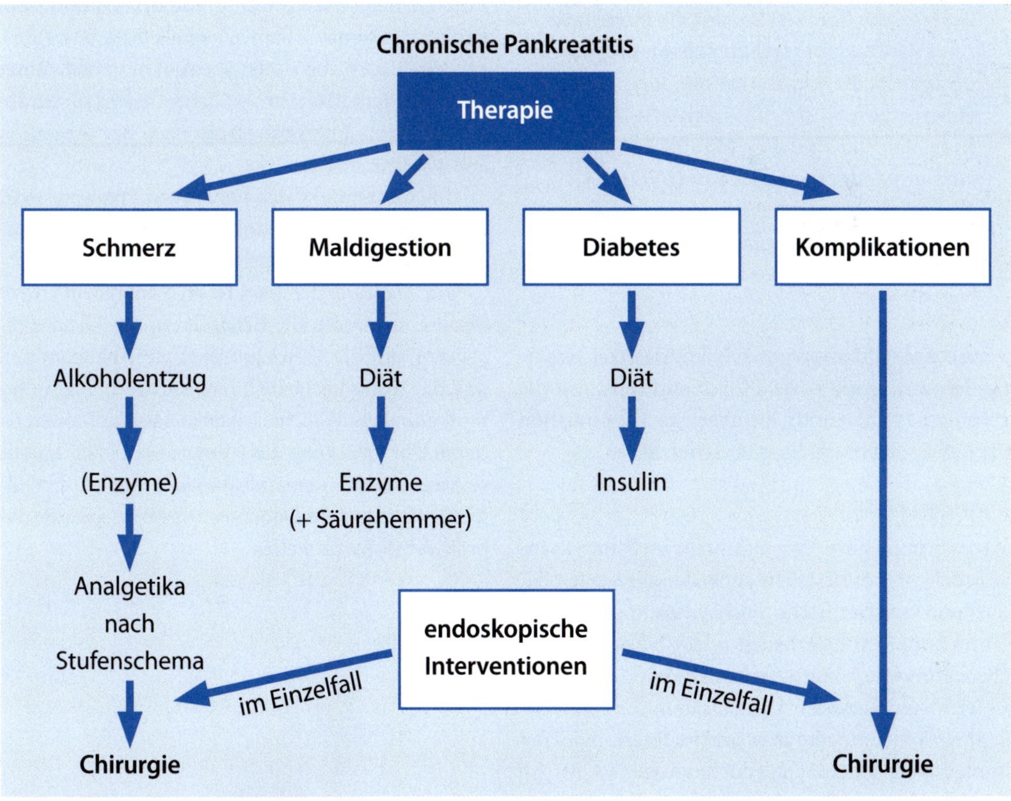

Abb. 4.6. Therapie der chronischen Pankreatitis

gallengangs oder des Pankreasausführungsgangs, bei therapieresistenten heftigen Schmerzen und bei Hinweisen auf ein Karzinom indiziert. Nach Möglichkeit wird eine duodenumerhaltende Resektion des Pankreaskopfes vorgenommen. Symptomatische Pseudozysten werden perkutan oder endoskopisch drainiert. Die exokrine Insuffizienz wird mit **Schweinepankreasextrakten** und zu Beginn mittels **parenteraler Vitaminsubstitution**, die endokrine Insuffizienz mit **Insulin** behandelt. Die Ernährung ist entsprechend auszurichten.

4.8.3 Pankreaskarzinom

Bei den malignen Pankreastumoren handelt es sich meist um **Adenokarzinome**, die fast immer vom Duktusepithel ausgehen. Von diesen Tumoren sind 75% im Pankreaskopf lokalisiert. Ihre Gefährlichkeit liegt darin, dass sie über den Blutweg und die Lymphbahnen früh in Leber, Lunge und Skelett metastasieren.

Beachte
Bei 80% der Kranken kommt die Metastasierung der Diagnosestellung zuvor, und bei den übrigen ist die lokale Ausdehnung bereits so weit fortgeschritten, dass selbst bei Ausschöpfung aller chirurgischen Möglichkeiten nur wenige wieder gesund werden. Von allen Tumorkrankheiten hat das Pankreaskarzinom mit < 5% die schlechteste 5-Jahres-Überlebensrate.

Als **Risikofaktoren** gelten Nikotingenuss, einseitige Ernährung mit zuviel Fleisch und Fett sowie die chronische Pankreatitis, die über eine Genmutation der Karzinomentwicklung Vorschub leistet.

Klinisches Bild

Wo auch immer der Ausgangstumor im Pankreas angesiedelt ist – es bestehen entweder gar keine oder nur sehr **unspezifische Frühsymptome**, wie ein Druckgefühl im Oberbauch und Übelkeit. Deutlichere Hinweise kommen meist zu spät: Schmerzen, Gewichtsverlust und bei Lokalisation im Pankreaskopf ein zunehmender irreversibler Ikterus, weil der Tumor in den Ductus choledochus hineinwächst. Im Stadium der exokrinen Insuffizienz wird der Stuhl als Ausdruck der Maldigestion voluminös, und der anhaltende Gewichtsverlust führt geradewegs in die **Kachexie**. Ein Viertel der Kranken entwickelt einen **Diabetes mellitus** als Zeichen der endokrinen Insuffizienz. Kommt es zur Obstruktion im Pfortadersystem, entsteht ein **Aszites**.

Diagnose

Ohne Frühzeichen ist eine Früherkennung nicht möglich. Bei den meisten Patienten ist die Krankheit zum Zeitpunkt der Diagnosestellung schon weit fortgeschritten, der Tumor nicht mehr operabel. Die Diagnose wird mit Hilfe bildgebender Verfahren gestellt: Die **Sonographie** erkennt eine Raumforderung im Pankreas und liefert Hinweise auf das Entwicklungsstadium des Tumors, z. B. durch Feststellung von Lebermetastasen. Ist das Tumorwachstum noch auf das Pankreas begrenzt, erfolgt die Abklärung der Operabilität am besten mittels **Magnetresonanztomographie** in Kombination mit einer **Magnetresonanzangiographie**.

Therapie

Eine Heilungschance durch **Tumorresektion bzw. Pankreatektomie** haben allenfalls 20% der Kranken, doch auch von ihnen überlebt bestenfalls einer von 5 die darauffolgenden 5 Jahre. Auch eine **Strahlen-** und eine **Chemotherapie** nach der Operation ändern daran nichts.

Im Mittelpunkt der **palliativen Therapie** steht bei fortgeschrittenen Pankreaskazinomen die Ausschaltung oder Linderung des Schmerzes.

Im Stadium der **exokrinen Pankreasinsuffizienz** empfiehlt sich die Behandlung mit Enzympräparaten, um die Gewichtsabnahme einzudämmen und die Tumorkachexie hinauszuzögern. Einem tumorbedingten Verschlussikterus lässt sich operativ durch Überbrückung des Hindernisses (biliodigestive Anastomose) oder endoskopisch durch Offenhalten des Ductus choledochus mit Hilfe einer Endoprothese (Stent) abhelfen.

Stoffwechselkrankheiten

5.1 Einführung

Stoffwechsel (Metabolismus) ist die Voraussetzung jeglichen Lebens und damit ein Wesensmerkmal aller Zellen, Gewebe, Organe und Organismen. Aus den Stoffen, die der Körper aufnimmt und die das Substrat seiner Stoffwechselaktivitäten darstellen, gewinnt er seine Energie (Betriebsstoffwechsel) und die Bausteine, die er zur Herstellung körpereigener Strukturen (Baustoffwechsel) benötigt.

> **Der Begriff »Stoffwechsel« bezeichnet die Gesamtheit der biophysikalischen und biochemischen Abläufe, über welche Körpersubstanzen aufgebaut (Anabolismus) und abgebaut (Katabolismus), Nährstoffe in Energie umgewandelt und Abfallprodukte ausscheidungsfähig gemacht werden.**

Metaboliten sind alle Substanzen, die beim Bau- und Betriebsstoffwechsel als Zwischen- oder Endprodukte anfallen. Die Endprodukte werden als Zielvorgabe der Biosynthese (beispielsweise als Hormone, Enzyme oder Strukturproteine) in den Körper integriert oder als nicht weiter verwertbare Stoffwechselschlacken auf den bekannten Ausscheidungswegen entsorgt.

Wie alle chemischen Reaktionen im Körper, kommen auch die Teilschritte des Stoffwechsels nur mit Hilfe von **Enzymen** zustande. Aber auch andere Eiweiße spielen eine wesentliche Rolle im Metabolismus: **Transport- und Membranproteine** schleusen die Substrate in die Zelle – an den Ort des Geschehens. Maßgeblich beteiligt ist auch das Endokrinium: Viele **Hormone** wirken direkt oder indirekt auf Teilprozesse des Stoffwechsels, wie das Wachsumshormon Somatotropin. Das Pankreashormon Insulin sichert den Betriebsstoffwechsel, indem es den Zellen Glukose zuführt. Andere Hormone fungieren als Stoffwechselregulatoren, wie die Glukokortikoide, oder steuern den Gesamtstoffwechsel, wie das Schilddrüsenhormon Trijodthyronin.

Durch die Enzymabhängigkeit der Stoffwechselprozesse sind die metabolischen Möglichkeiten der Zelle genetisch abgesteckt. Die Intensität des gesamten und partiellen Stoffwechselgeschehens hängt dagegen vom autonomen Nervensystem und von den endokrinen Stoffwechselregulatoren ab. Beide Systeme sind miteinander verflochten. Anatomischer Ort der Verflechtung ist der Hypothalamus. Von dort aus sorgt das **neuroendokrine System** für Integration und Koordination der einzelnen Stoffwechselprozesse und für das Zusammenspiel der beteiligten Organe.

Angesichts der enzymatischen und endokrinen Bedingtheit des Stoffwechselgeschehens sind **metabolische Krankheiten** dort zu erwarten, wo stoffwechselrelevante Proteine in ihrer Aktivität verändert sind oder der Haushalt der Stoffwechselhormone funktionell bedeutsame Normabweichungen aufweist.

5.2 Stoffwechselkrankheiten durch genetische Proteindefekte

Störungen der Enyzmaktivität und **Defekte der Transport- und Membranproteine** sind i. d. R. auf fehlerhafte Gene zurückzuführen. Die Zahl der heute bekannten vererbten Stoffwechselkrankheiten beläuft sich auf mehrere hundert. Hinter jeder steht ein anomales Protein, meist in Gestalt eines Enzyms, das von einem oder mehreren mutierten Genen fehlerhaft kodiert wird. Das veränderte Enzym oder Trägerprotein (für Transportaufgaben im Blut oder durch Membranen) ist nur noch eingeschränkt oder überhaupt nicht mehr aktiv und verursacht in der Reihe der aufeinander folgenden Stoffwechselschritte eine Störung.

Die Folgen dieser Störungen sind vielfältig. So kann ein **Membrantransportdefekt** zur unerwünschten Ausscheidung (z. B. bei der Zystinurie), zur Verminderung einer erwünschten Ausscheidung (z. B. bei der Hyperurikämie) oder zur vermehrten Resorption (z. B. von Eisen bei der Hämochromatose) führen. Oft wird durch **fehlende Enzymaktivität** ein kataboler oder anaboler Prozess gestört, und der nicht abgebaute oder fehlerhaft synthetisierte Stoff häuft sich im Körper an und bewirkt eine Speicherkrankheit (z. B.die Porphyrien als Folge einer Störung der Hämbiosynthese oder die Glykogenosen als Ausdruck fehlerhafter Glykogenbildung).

Als wichtiges Beispiel für diese Art Stoffwechselkrankheit wird hier die **Gicht** besprochen. Der Gicht liegt eine Störung des Purinstoffwechsels zugrunde. Purin ist der Grundkörper der Purinbasen, die den Nukleinsäuren (DNA, RNA) der Zellen als Bausteine dienen. Purin fällt beim Abbau der körpereigenen Nukleinsäuren, aber auch beim Abbau der bei Fleischgenuss von außen zugeführten körperfremen Nukleinsäuren an.

5.2.1 Gicht

Die Gicht ist die klinische Manifestation der **Hyperurikämie**, der erhöhten Harnsäurekonzentration im Serum. Die primäre Hyperurikämie beruht auf einer angeborenen Störung des Purinstoffwechsels, wobei in 75–80% der Fälle über die Nieren zu wenig Harnsäure aktiv ausgeschieden, in den übrigen Fällen zu viel Harnsäure gebildet wird. Die Gicht bei sekundärer Hyperurikämie ist nicht auf defekte Proteine zurückzuführen, die den Purinstoffwechsel stören, sondern tritt als Begleiterscheinung einer anderen Krankheit oder als Nebenwirkung von Medikamenten auf. Beide Formen sind charakterisiert durch die Ablagerung von Urat (Harnsäuresalz) in Knochen, Knorpeln, Gelenken und Bändern und im Nierengewebe.

Ätiologie

Voraussetzung für die Entstehung der Gicht und zugleich deren biochemisches Leitsymptom ist die Hyperurikämie. Überschreitet die Konzentration von Mononatriumurat den Sättigungspunkt (bei Körpertemperatur etwa 7,0 mg/dl), beginnt das Salz in Kristallform auszufallen. Zum **gichttypischen Arthritisanfall** nach langen Zeiten der Hyperurikämie (bis zu 30 Jahre) kommt es, wenn nach Anhäufung einer genügend großen Menge von Uratkristallen im Gelenkraum deren Phagozytierung durch Monozyten mit nachfolgendem Zelltod eine sterile Entzündungsreaktion in Gang setzt. Beweisend für eine Harnsäurearthritis ist der Nachweis solcher Kristalle in der Synovia (Gelenkschmiere).

Klinisches Bild

Unbehandelt lässt das Vollbild der Gicht in seinem Verlauf **4 Stadien** erkennen:

- Zunächst besteht lange Zeit eine **Hyperurikämie ohne Symptome**, bis
- ein **akuter Gichtanfall** in Form einer Arthritis auftritt – meist am Großzehengrundgelenk, mitunter auch am Knie- oder oberen Sprunggelenk oder auch am Daumengrund- oder einem Fingergelenk –, an die sich
- ein **Remissionsstadium** anschließt, währenddessen der pathologische Prozess fortschreitet, dem schließlich das
- **Stadium der chronischen Gicht** folgt, in dem es zu rezidivierenden Anfällen kommt, mit fortschreitender Zerstörung der Gelenke, Bildung von Gichtknoten (Tophi; Abb. 5.1) durch Ablagerung von Uratkristallen in Weichteilen, z. B. am Ohr, und Entwicklung einer Uratnephropathie.

Vom zweiten Stadium an kann jederzeit eine **Nephrolithiasis** (Nierensteinleiden) das klinische Bild erweitern.

Therapie

Ziel der Gichtbehandlung ist es, akute Anfälle von Gichtarthritis zu kupieren und die Harnsäurekonzentration dauerhaft zu normalisieren, um künftigen Anfällen vorzubeugen und die Progredienz der Krankheit zu verhindern. Einer zusätzlichen Belastung des Purinstoffwechsels durch fleischreiche Nahrung ist entgegenzuwirken.

Behandlung des akuten Gichtanfalls

Die Therapie der akuten Gichtarthritis erfolgt mit **Colchicin** oder mit **nichtsteroidalen Antiphlogistika**. Indometacin, Acemetacin und Diclofenac sind gleichermaßen geeignet. Colchicin ist v. a. dann indiziert, wenn die Diagnose »Gicht« noch infrage steht. Das Ansprechen auf Colchicin ist so gichtspezifisch, dass es zur Sicherung der Diagnose herangezogen wird. Als giftiges Alkaloid der Herbstzeitlose ist Colchicin mit großer Dosierungssorgfalt anzuwenden. Bei Patienten mit eingeschränkter Nieren- und Leberfunktion besteht selbst bei niedrigen Dosen Intoxikationsgefahr.

> **Praxistipp**
> Während eines akuten Gichtanfalls soll das betroffene Gelenk ruhiggestellt werden. Kühlende Umschläge lindern die Beschwerden.

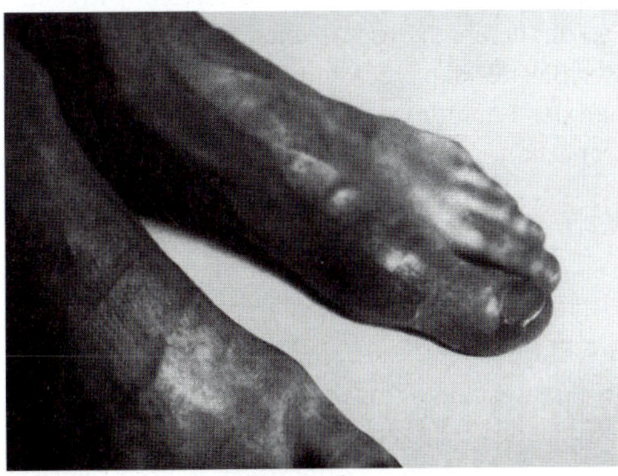

Abb. 5.1. Gichtknoten (Tophi)

Behandlung der Hyperurikämie

Angestrebt wird die Senkung des Serumharnsäurespiegels auf einen Wert von 5,0–5,5 mg/dl.

Bei Werten bis 9–10 mg/dl und Symptomfreiheit ist eine **Ernährungstherapie** ausreichend: Zum Verzicht auf fleischliche Proteine gesellt sich die Einschänkung des Alkoholkonsums. Bei Übergewicht steht die Normalisierung des Körpergewichts im Vordergrund. Die tägliche Flüssigkeitszufuhr sollte mindestens 2 l betragen.

Bei einem Serumharnsäurespiegel > 10 mg/dl oder klinischen Zeichen (Gichtanfälle, Nierensteine, Uratnephropathie) ist zusätzlich der **Einsatz von Medikamenten** indiziert. Zur Verfügung stehen Hemmer der Harnsäureproduktion (Urostatika, z. B. Allopurinol), Mittel zur Steigerung der Harnsäureausscheidung (Urikosurika, z. B. Benzbromaron) und Kombinationspräparate. Mittel der Wahl ist Allopurinol. Urikosurika sollten nur bei normaler Nierenfunktion verabreicht und einschleichend dosiert werden. Während der ersten Monate der medikamentösen Behandlung ist außerdem eine Colchicinprophylaxe vorzunehmen, weil zu Beginn der Therapie gehäuft Gichtanfälle auftreten können.

5.3 Endokrine Stoffwechselkrankheiten

Endokrine metabolische Krankheiten resultieren aus

- einem absoluten Überschuss oder Mangel stoffwechselaktiver Hormone,
- deren relativem Mangel durch gesteigerten Bedarf oder teilweise Neutralisierung im Blut,
- Funktionsdefiziten der zellulären Hormonrezeptoren oder
- Regulationsstörungen der Rezeptorenaktivität.

Aus dem weiten Spektrum der endokrinen Stoffwechselerkrankungen kommen hier die Fehlfunktionen der Schilddrüse und der Diabetes mellitus zur Darstellung.

5.3.1 Stoffwechselkrankheiten durch Schilddrüsenfehlfunktionen

Schilddrüsenhormone sind die eigentlichen Stoffwechselhormone. Ohne sie würde die Stoffwechselleistung der Zellen zum Leben kaum ausreichen. Sie regulieren den Betriebsstoffwechsel, über den der Körper seinen Energiebedarf deckt, und bestimmen so den täglichen Energieumsatz. Sie beeinflussen das gesamte metabolische Geschehen: den Kohlenhydrat- und den Fettstoffwechsel ebenso wie den Proteinstoffwechsel, bei dem sie in physiologischer Konzentration anabol, in erhöhter Konzentration katabol wirksam sind.

> **Diese Wirkungen erklären die Bedeutung der Schilddrüsenhormone in der vor- und nachgeburtlichen Entwicklung: Von ihnen hängen das normale Körperwachstum und die regelrechte Reifung des Gehirns ab.**

Die **Schilddrüse** ist zuständig für Bildung, Speicherung und Verteilung der Schilddrüsenhormone. Es gibt 2 Schilddrüsenhormone: das **Trijodthyronin (T3)** und das **Tetrajodthyronin** oder **Thyroxin (T4)**. Entscheidender Baustein ist das Jod, das in den Hormonen mit 3 bzw. 4 Atomen vertreten ist. Erhält die Schilddrüse über die Nahrung nicht ausreichend Jod, kompensiert sie den Mangel, indem sie an Drüsengewebe zulegt und sich auf diese Weise zum Struma (Kropf) vergrößert (Abb. 5.2), dafür aber keine Funktionseinbußen hinnehmen muss.

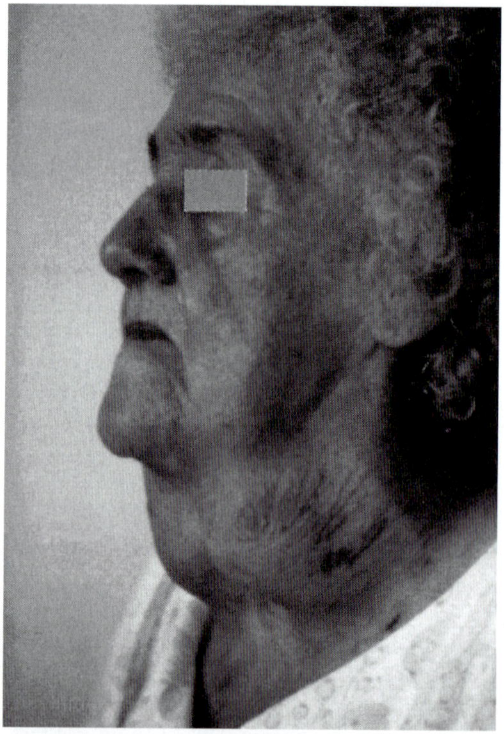

Abb. 5.2. Patientin mit Struma

Damit der Stoffwechsel in den Zellen normal funktioniert, müssen die Spiegel von T3 und T4 im Blut innerhalb bestimmter Grenzen konstant bleiben. Dafür ist ein **Regelkreis** verantwortlich, der aus der Schilddrüse, dem Hypothalamus (Teil des Zwischenhirns) und der Hypophyse (Hirnanhangsdrüse) besteht (◘ Abb. 5.3)

Wenn in Zeiten großer Nachfrage die Konzentrationen von T3 und T4 im Blut abnehmen, wird dies vom Hypothalamus und von der Hypophyse registriert. Die Hypophyse setzt dann vermehrt **TSH** oder Thyreotropin, das schilddrüsenstimulierende Hormon, frei, und der Hypothalamus unterstützt diese Aktion mit **TRH**, dem thyreotropinfreisetzenden Hormon. So steigert die Schilddrüse ihre Hormonausschüttung, bis T3 und T4 in der gewünschten Menge im Blut vorliegen. Im umgekehrten Fall werden Sekretion und Produktion der Schilddrüse durch eine geringere Abgabe des Steuerhormons TSH heruntergefahren, bis der entsprechende Pegelstand erreicht ist.

Auf Schilddrüsenerkrankungen zurückzuführende Störungen des Stoffwechsels resultieren aus einem anhaltenden Überschuss oder Mangel an T3 und T4 im Blut. Bleibt die Produktion hinter dem Bedarf der Zellen zurück, liegt eine Schilddrüsenunterfunktion, eine **Hypothyreose**, vor, bei Hormonüberschuss eine Schilddrüsenüberfunktion, eine **Hyperthyreose**. Hypo- und Hyperthyreose haben nicht den Status eigenständiger Krankheiten, sondern sind Ausdruck von Schilddrüsenkrankheiten oder Autoimmunprozessen, die sich gegen das Drüsenepithel der Schilddrüse richten.

Das klinische Bild der Schilddrüsenfehlfunktion ist nicht nur von **somatischen**, sondern fast mehr noch von **psychischen Symptomen** geprägt. Ein überzogener oder auf Sparflamme laufender Hirnstoffwechsel äußert sich in psychischen Veränderungen bis hin zu Persönlichkeitsveränderungen und in Störungen der seelischen Befindlichkeit bis hin zur Depression, ebenso in Einschränkungen der kognitiven Leistungsfähigkeit. Selbst nach Diagnose der Schilddrüsenfehlfunktion ist den Betroffenen und ihrem Umfeld der Zusammenhang mit der veränderten hormonellen Situation oft nicht bewusst.

Hyperthyreose

Die Hyperthyreose bezeichnet eine **Überfunktion der Schilddrüse** mit erhöhten Konzentrationen von freiem (nicht an Trägereiweiß gebundenem) T3 und T4 im Blut. Eine Überfunktion ist auch dann schon gegeben, wenn die Steuerhormone TSH und TRH die normübliche Konzentration im Blut deutlich unterschreiten, der Schilddrüsenhormonspiegel aber noch normal ist. Hier schöpft der Körper seine Regulationsmöglichkeiten bis zum Äußersten aus, um die unphysiologische Erhöhung der T3- und T4-Blutwerte zu verhindern. Es handelt sich dann um eine latente Hyperthyreose.

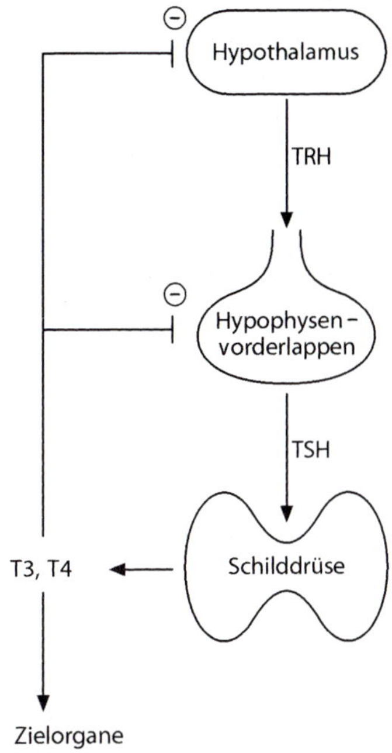

◘ **Abb. 5.3.** Regulation der Schilddrüsenfunktion. *TRH* thyreotropinfreisetzendes Hormon; *TSH* Thyreotropin

Ätiologie und Pathogenese

Die Hyperthyreose ist einerseits Ausdruck einer funktionellen Entgleisung bestimmer Schilddrüsenareale, die sich dem Einfluss der Steuerhormone entziehen und als autonome Knoten oder **autonome Adenome** bezeichnet werden, andererseits imponiert die Schilddrüsenüberfunktion als klinisches Kernstück einer Autoimmunkrankheit, des **Morbus Basedow**. Die autonomen Adenome entwickeln sich zumeist auf dem Boden einer Struma und brauchen ausreichend Jod, um ihre ungehemmte produktive Aktivität zu entfalten. Solange die Schilddrüse jodunterversorgt ist, schwelen die autonomen Knoten im Verborgenen. Bei der Basedow-Krankheit werden TSH-Rezeptor-Autoantiköper (TRAK) gebildet, die an die TSH-Rezeptoren der Drüsenzellen ankoppeln. Diese können die Autoantikörper nicht vom echten TSH unterscheiden und steigern auf das falsche Signal hin ihre Hormonproduktion. Die Autoantikörper sind auch verantwortlich für die Augensymptome: Sie induzieren eine entzündliche Schwellung der Augenmuskeln und des Fettgewebes hinter den Augäpfeln, die nach vorne gedrängt werden und als Exophthalmus das Hauptsymptom der endokrinen Orbitopathie darstellen. Darunter kann die Synchronbewegung der Augen leiden, sodass sie verschwommene oder gar Doppelbilder in das Gehirn weiterleiten.

Beachte
Drückt die Gewebeschwellung auf den Sehnerv, ist das Sehvermögen gefährdet.

Klinisches Bild

Die Symptomatik ist geprägt von den **Befindensstörungen**, die der hektische Stoffwechsel der Zellen und Organe mit sich bringt: Heißhunger bei Gewichtsverlust und Durchfallneigung sowie Wärmeempfindlichkeit mit Hitzewallungen, Schweißausbrüchen und feuchtwarmer Haut. Selbst im Winter sitzen die Kranken lange am offenen Fenster und absolvieren ihre Spaziergänge in Sommerkleidung. Sie fühlen sich innerlich unruhig, sind übernervös und reagieren gereizt auf ihr soziales Umfeld. Sie leiden an Schlafstörungen. Ausgestreckte Finger lassen einen feinschlägigen Tremor erkennen. Zur Tachykardie gesellt sich meist ein hoher Blutdruck.

Bei Basedow-Kranken ist die **seelische Befindlichkeit** deutlicher beeinträchtigt als bei Patienten mit autonomen Adenomen. Sie sind häufig niedergeschlagen und leiden an depressiver Verstimmung. Die Gereiztheit kann sich zur Aggressivität steigern. Dazu kommen die **Augenbeschwerden**: morgendliche Schwellung der Augenlider, Augenbrennen, Lichtempfindlichkeit, Fremdkörpergefühl, Druck hinter den Augen, Stirn- und Schläfenschmerzen und schließlich der Exophthalmus (Abb. 5.4). Lidödeme sind häufig ein Frühzeichen der Basedow-typischen Augenveränderungen.

Ist neben Exophtalmus und Tachykardie auch noch eine Struma zu beobachten, ist die klassische **Merseburger Trias** komplett, mit deren Erstbeschreibung sich Basedow als Taufpate für diese Form der Hyperthyreose in Deutschland empfahl.

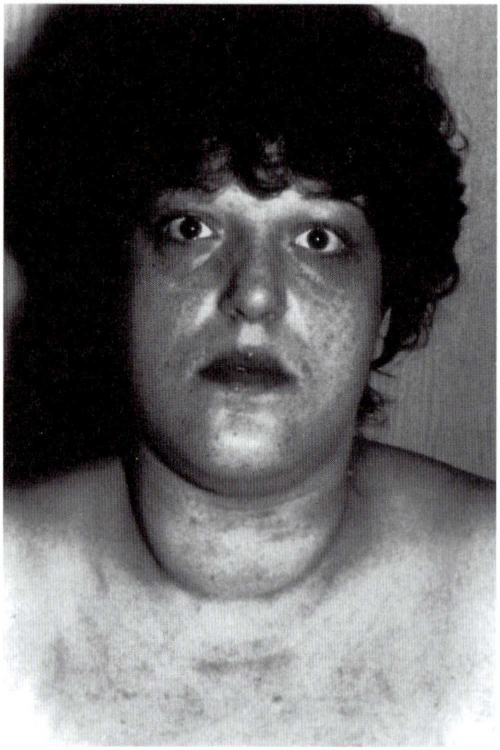

Abb. 5.4. Patientin mit Exophthalmus

In seltenen Fällen steigert sich die Hyperthyreose nach plötzlicher Freisetzung großer Mengen T3 und T4, etwa nach Absetzen der thyreostatischen Medikation, in die **thyreotoxische Krise** – ein schweres, lebensbedrohliches Krankheitsbild. Aus innerer und motorischer Unruhe heraus geraten die Patienten in delirante Zustände, fallen in eine Hyperthermie bis hin zu hohem Fieber und aus einer Tachykardie mit Rhythmusstörungen in eine Herzinsuffizienz, in ein Kreislaufversagen bis zum Schock und womöglich in ein Koma.

Diagnose

Die Diagnose der Hyperthyreose sichern die hohen T3- und T4-Werte sowie der niedrige TSH-Wert. **Autonome Knoten** lassen sich szintigraphisch orten und sonographisch in ihrer Ausdehnung erfassen. Bleibt das Szintigramm zunächt eine Antwort schuldig, wird die Schilddrüsenaktivität durch kurzfristige Verbabreichung von Schilddrüsenpräparaten unterdrückt – außer in den autonomen Bezirken (Suppressionsszintigramm). Bei der **Basedow-Krankheit** sind die Augenveränderungen im Computertomogramm, die zugrunde liegende entzündliche Aktivität im Kernspintomogramm zuverlässig nachzuvollziehen. Die thyreotoxische Krise erschließt sich unmittelbar aus Hormonwerten und dem klinischen Bild.

Therapie

Die konservative Therapie wird mit **Thyreostatika** durchgeführt, und zwar bis zur Spontanremission des M. Basedow oder bis zum Zeitpunkt der definitiven Behandlung. Diese erfolgt durch eine **Operation** (Strumektomie) oder die **Radiojodtherapie**. Die Augenveränderungen werden mit **Kortison** und **ionisierenden Strahlen** therapiert. Bei autonomen Knoten ist auch die Verödung mit Alkohol erfolgreich. Sie erfolgt 2- bis 6-mal unter sonographischer Kontrolle, bis die heißen Knoten kalt werden.

Bei **thyreotoxischer Krise** wird die Hormonsynthese durch Gabe von Thiamazol gehemmt, außerdem erhalten die Patienten hochdosierte Glukokortikoide und Betablocker. Eine notfallmäßige Schilddrüsenresektion erfolgt, wenn sich die Thyreostatika als unwirksam erweisen.

Hypothyreose

Die Hypothyreose bezeichnet eine **Unterfunktion der Schilddrüse** mit erniedrigten Konzentrationen von freiem T3 und T4 im Blut. Liegen die Werte der Steuerhormone TSH und TRH bei normalen T3- und T4-Blutwerten deutlich über der Normkonzentration, handelt es sich um eine **latente Hypothyreose**.

Ätiologie und Pathogenese

Die Hypothyreose ist entweder angeboren oder erworben. Bei Neugeborenen, die auf einen intakten Stoffwechsel in besonderem Maße angewiesen sind, hat ein T3- und T4-Mangel verheerende Konsequenzen: Die geistige Entwicklung bleibt zurück, und es kommt nur ein Zwergwuchs zustande. Dieses Krankheitsbild heißt **Kretinismus**. Es ist heute selten geworden, weil bei allen Neugeborenen routinemäßig nach der Hypothyreose (durch Bestimmung des TSH-Wertes) gefahndet wird. Kindern mit angeborener Unterfunktion fehlt entweder die gesamte Schilddrüse oder eines der Enzyme, die für die T3- und T4-Bildung zuständig sind.

Hinter der **erworbenen Hypothyreose** steckt eine Thyreoiditis (Schilddrüsenentzündung), eine Resektion oder Teilresektion der Schilddrüse, eine Radiojodtherapie, eine Behandlung mit Schilddrüsenhemmern oder Lithium, gelegentlich ein extremer Jodmangel oder (paradoxerweise) eine übermäßige Jodzufuhr im Rahmen einer medizinischen Intervention (z. B. mit jodhaltigem Röntgenkontrastmittel). Bei älteren Menschen kommt auch ein altersbedingter Schwund des Schilddrüsengewebes als Ursache in Betracht. Außerdem kann bei einer Hypophyseninsuffizienz die Hypothyreose sekundär entstehen.

Die **akute Thyreoiditis** manifestiert sich bisweilen als Begleitung einer Hypothyreose – mit der zusammen sie dann auch wieder verschwindet. Anders verhält es sich bei der chronischen und zugleich häufigsten Schilddrüsenentzündung, der **Hashimoto-Thyreoiditis**, die wie der M. Basedow zur Gruppe der Autoimmunkrankheiten gehört: Hier werden die Drüsenzellen allmählich durch Autoantikörper zerstört, bis hin zur Atrophie der gesamten Schilddrüse. Die Hypothyreose ist dabei so unausweichlich wie irreversibel.

Die **Hypothyreose als Nebenwirkung ärztlicher Behandlung** wird bei der Struma, beim autonomen Adenom und bei der Basedow-Krankheit nach Güterabwägung billigend in Kauf genommen.

Klinisches Bild

Der Stoffwechsel läuft auf Sparflamme. Bei voller Ausprägung des Krankheitsbildes fühlt sich der typische hypothyreote Kranke schwach, ist lethargisch, schläft vermehrt, ermüdet leicht und friert selbst in überhitzten Räumen. Seine Muskeln sind steif und krampfen leicht. Er spricht heiser, hört schwer und legt bei anhaltender Obstipation an Gewicht zu. Er ist bradykard und hat dabei einen eher niedrigen Blutdruck. Seine Haut ist trocken, sein Haar spröde, es fällt leicht aus. Teigige Schwellungen des Unterhautfettgewebes lassen nicht nur sein Gesicht verquollen erscheinen – die teigigen Veränderungen der Haut sind auch anderswo am Körper sichtbar und werden als **Myxödem** bezeichnet.

Auch die Hypothyreose verdeutlicht die Bedeutung der Schilddrüsenhormone für die **seelische Befindlichkeit**: Der Kranke ist verstimmt bis zur Depression, das Interesse am Umfeld schwindet, die Lustlosigkeit wächst, die kognitiven Funktionen lassen nach – die Merk- ebenso wie die Denkfähigkeit Was sich körperlich als Infertilität äußert, offenbart sich seelisch als Libidoschwäche (Lustverlust).

Diagnose

Die Diagnose wird anhand der **Laborbefunde** deutlich: Die T3- und T4-Werte sind erniedrigt, dafür sind die Spiegel der Steuerhormone hoch. Geben diese Werte keine verbindliche Auskunft, ist mit dem **TRH-Stimulationstest** selbst eine latente Hypothyreose nachzuweisen: Der TSH-Wert antwortet auf eine TRH-Gabe mit einem überschießenden Anstieg. Die Konzentration von Cholesterin und Triglyzeriden steigt im Blut umso mehr an, je ausgeprägter die Hypothyreose ist, sodass sich die **Blutfettwerte** zur Verlaufskontrolle während der Behandlung bestens eignen.

Auch an der **Achillessehnenreflexzeit** lässt sich das Ausmaß der Schilddrüsenunterversorgung ablesen. **Szinti- und sonographisch** ist die Atrophie chronisch hypothyreoter Schilddrüsen leicht zu erfassen.

Therapie

Die Behandlung besteht in der **Substitution von Thyroxin**. Die Normalisierung der Spiegel von TSH und freiem T4 zeigt den Erfolg der Therapie an.

5.3.2 Diabetes mellitus

Der Diabetes mellitus ist durch einen **Insulinmangel** gekennzeichnet. Die Hauptaufgabe des Insulins besteht darin, der Glukose, dem Blutzucker, vom Blut in die Zellen zu verhelfen. Die Zellen sind für ihren Energiestoffwechsel auf Glukose angewiesen. Ohne Insulin findet kein Glukosestoffwechsel in den Zellen statt – die Glukose verbleibt im Blut, häuft sich dort an und wird über die Nieren mit dem Urin ungenutzt aus dem Körper ausgeschieden. Die Zellen müssen ihren Stoffwechsel umstellen und auf diese Weise ihre Energie beziehen. Dies ist aber nur für eine begrenzte Zeit möglich. Zuletzt verhungern die Zellen und damit der gesamte Organismus, trotz fortgesetzter Nahrungsaufnahme. Er verhungert also im Überfluss.

Beachte
Ohne Insulin ist der Mensch nur für kurze Zeit lebensfähig.

Der Insulinmangel, der den Diabetes mellitus ausmacht, beruht entweder auf einer unzureichenden Produktion in den B-Zellen der Langerhans-Inseln des Pankreas oder auf einem vermehrten Insulinbedarf, der durch die normale Produktion nicht gedeckt werden kann. Im ersten Fall handelt es sich um einen absoluten, im zweiten Fall um einen relativen Insulinmangel. Dementsprechend werden, abgesehen von sehr seltenen Sonderfällen, **2 Arten des Diabetes** unterschieden (Tab. 5.1):

- Diabetes Typ I,
- Diabetes Typ 2.

Der Typ-2-Diabetes ist eine Volkskrankheit: Mindestens 5% der Bevölkerung sind davon betroffen.

Tabelle 5.1. Gegenüberstellung von Typ-1- und Typ-2-Diabetes

Merkmale	Typ-1-Diabetes	Typ-2-Diabetes
Beginn der Erkrankung (Alter)	10–30 Jahre (juveniler Diabetes)	45–66 Jahre (Altersdiabetes)
Anteil an der Gesamtheit der Diabetiker	10%	90%
Auftreten der Symptome	Akut	Langsam
Auftreten einer Ketoazidose	Häufig	Selten
Insulinabhängigkeit	Ja	Nein
Familiäre Belastung	Selten	Fast immer
Assoziation mit HLA-Komplex	Ja	Nein

Typ-1-Diabetes

Ätiologie und Häufigkeit

Die Ursache des Typ-1-Diabetes ist ein **Autoimmunpozess**, der zu einer zunehmenden entzündlichen Zerstörung der B-Zellen des Pankreas führt. Der immunologische Krankheitsprozess gibt sich daran zu erkennen, dass Antikörper gegen Inselzellen und auch gegen Insulin nachweisbar sind. Zudem ist der Typ-1-Diabetes gehäuft mit anderen Autoimmunerkrankungen assoziiert (atrophische Gastritis, Hashimoto-Thyreoiditis). Auch die Erbanlagen spielen eine gewisse Rolle: Das Diabetesrisiko beträgt bei Geschwistern von Typ-1-Diabetikern etwa 5–10%, bei eineiigen Zwillingen erkranken in 30–50% der Fälle beide Geschwister. Kinder von Typ-1-Diabetikern sind zu 2–5% betroffen, während der Anteil in der allgemeinen Bevölkerung bei < 0,5% beträgt.

Klinisches Bild

Dem Krankheitsausbruch geht zumeist eine Monate bis Jahre andauernde **prädiabetische Phase** voraus, in der die Patienten aber klinisch nicht auffällig werden. Der Diabetes manifestiert sich dann oft durch einen Infekt, bei dem der Insulinbedarf erhöht ist. Die Symptomatik ist vielfältig und entwickelt sich rasch.

Folgende **Krankheitszeichen** sind i. d. R. zu erwarten:

- Polydipsie (krankhaft gesteigerter Durst mit vermehrter Flüssigkeitsaufnahme),
- Polyurie (häufiges Wasserlassen, vermehrte Harnausscheidung),
- Abgeschlagenheit und Leistungsminderung,
- Gewichtsabnahme trotz Heißhunger,
- Infektanfälligkeit (z. B. Harnwegsinfekte),
- bei Ketaoazidose Muskelkrämpfe, Übelkeit, Erbrechen.

Diagnose

Die Diagnose »Diabetes« wird letztlich anhand der **Blutglukosemessung** gestellt.

Diagnose des Diabetes anhand des Blutglukosespiegels

- Plasmaglukosespiegel von > 200 mg/dl zu irgendeinem Zeitpunkt des Tages oder
- Nüchternplasmaglukosespiegel von > 125 mg/dl oder
- Nüchternglukosespiegel im Kapillarblut von > 110 mg/dl ohne Nahrungsaufnahme in den vorangegangenen 8 Stunden

Therapie: Insulintherapie

Beim gesunden Menschen wird Insulin zur Hälfte kontinuierlich, zur Hälfte bei den Mahlzeiten in Entsprechung zur aufgenommenen Kohlenhydratmenge freigesetzt. Jede Insulintherapie zielt nun darauf ab, diesen physiologischen Prinzipien möglichst nahe zu kommen. Dazu werden Insuline mit unterschiedlicher Wirkdauer eingesetzt. Man unterscheidet **Altinsuline**, deren Wirkung rasch einsetzt und etwa 4–6 Stunden anhält, von **Depot- oder Verzögerungsinsulinen**, deren Wirkung nach etwa einer halben bis einer Stunde beginnt und 10–12 Stunden andauert. Daneben gibt es noch **Langzeitinsuline**, die bis zu 24 Stunden lang wirksam sind.

Die sog. **konventionelle Insulintherapie** ist geeignet für Typ-1-Diabetiker mit stabilem Stoffwechsel und Typ-2-Diabetiker. Die Patienten spritzen sich regelmäßig Verzögerungsinsulin (oder eine feste Mischung aus Alt- und Verzögerungsinsulin) vor dem Frühstück und vor dem Abendessen. Ein solches Vorgehen verlangt nach einem festen Lebensrhythmus mit genau festgelegter Ernährung. Sportliche Aktivitäten und Änderungen des Tag-Nacht-Rhythmus vertragen sich nicht mit diesem starren Behandlungsschema. Von einer Annäherung an physiologische Verhältnisse ist man weit entfernt.

Anders verhält es sich dagegen bei der sog. **intensivierten Insulintherapie.** Sie gründet auf dem **Basis-Bolus-Prinzip,** d.h. die natürliche kontinuierliche Basisinsulinsekretion wird durch eine oder 2 Injektionen eines Verzögerungs- oder Langzeitinsulins imitiert, zu jeder Mahlzeit wird Normalinsulin injiziert. Der Patient kann die Insulindosis auf diese Weise der Nahrungsaufnahme und dem Tagesrhythmus anpassen und nicht umgekehrt. Dafür sind allerdings Blutzuckerspiegelmessungen erforderlich, die der Patient selbst durchführt – mehre Male am Tag.

> **Die intensivierte Insulintherapie setzt eine gründliche Schulung des Patienten voraus, denn die gewonnenen Freiheiten in der Lebensführung sind durch auftretende Hypoglykämien gefährdet.**

Wie gut ein Diabetiker seinen Blutzuckerspiegel unter Kontrolle hat, lässt sich anhand des Wertes des **gykosylierten Hämoglobins (HbA_{1c})** feststellen. Dabei wird die Zuckeranlagerung an das Hämoglobin (Hb) der Erythrozyten gemessen. Der HbA_{1c}-Wert ist gewissermaßen das **Blutzuckergedächtnis**, in dem die Blutzuckereinstellung der zurückliegenden 6 Wochen gespeichert ist. Der Normalwert beim Gesunden beträgt 4–6% des Gesamt-Hb-Wertes. Angestrebt wird beim Diabetiker ein Wert von < 7%.

Typ-2-Diabetes

Pathophysiologie und klinisches Bild

Entscheidend für die Manifestation eines Typ-2-Diabetes sind – neben der Veranlagung – langjährige Fehl- und Überernährung sowie Bewegungsmangel. Fast alle Typ-2-Diabetiker sind typischerweise übergewichtig. Dies hat zur Folge, dass Insulin am Zielort nicht wie gewünscht seine Wirkung entfalten kann. Es entsteht eine **Insulinresistenz** (abnehmende Empfindlichkeit der Zellen gegenüber dem Hormon), später auch eine Störung der Insulinsekretion. Während der Körper versucht, der Situation durch eine vermehrte Insulinproduktion Herr zu werden, kommt es allmählich zu einem Ausbrennen der B-Zellen – die Insulinproduktion lässt nach, bis auch der Typ-2-Diabetiker insulinpflichtig wird. Die Unterscheidung der beiden Diabetesformen in »insulinpflichtig« und »nicht insulinpflichtig« ist deshalb irreführend und sollte vermieden werden.

> **Der »Altersdiabetes« entwickelt sich im Gegensatz zum Typ-1-Diabetes langsam. Nicht selten werden bei einer Routineuntersuchung erhöhte Blutzuckerwerte festgestellt. Polydipsie, Polyurie und Gewichtsabnahme sind bei Typ-2-Diabetikern nicht zu beobachten. Manchmal führen sogar erst Spätkomplikationen (▶ s. unten) zur Diagnose.**

Therapie

Die ersten therapeutischen Maßnahmen bei Typ-2-Diabetikern richten sich auf die **Gewichtsabnahme**. Dies erfordert eine Umstellung der Ernährung und viel körperliche Bewegung. Prinzipiell ist die Erkrankung bei deutlicher Gewichtsabnahme reversibel. Oft gelingt die Lebensumstellung aber nicht oder reicht jedenfalls nicht aus, um die Stoffwechselziele zu erreichen. Dann ist die Zeit für **orale Antidiabetika** gekommen. Klassische Substanzen sind Biguanide (z. B. Metformin) und Sulfonylharnstoffe (z. B. Glibenclamid), die u. a. die Insulinsekretion steigern, die Insulinempfindlichkeit in der Peripherie erhöhen und die Neubildung von Glukose in der Leber hemmen (Biguanide). Neue Substanzen sind die Glitazone (Pioglitazon, Rosiglitazon), die die periphere Glukoseverwertung steigern und auch als »Insulin-Sensitizer« bezeichnet werden. Mit oralen Antidiabetika lässt sich der Blutzuckerspiegel für einige Jahre unter Kontrolle bringen, ehe schließlich auch Typ-2-Diabetiker zusätzlich Insulin benötigen, zumeist nach Art der konventionellen Insulintherapie (▶ s. oben).

Hyperglykämische Stoffwechselentgleisung

> **Die diabetische Stoffwechselentgleisung kann lebensbedrohlich sein und die Form eines hyperglykämischen Komas annehmen.**

Ätiologie, Pathophysiologie und klinisches Bild

Der Pathogenese nach lassen sich **2 Formen** unterscheiden:
- ketoazidotisches Koma (Coma diabeticum),
- hyperosmolares Koma.

Das **Coma diabeticum** kann die Erstmanifestation eines Typ-1-Diabetes darstellen oder aber durch Therapiefehler (z. B. zu geringe Insulindosis) verursacht sein. Es entsteht durch Insulinmangel bei gleichzeitigem Überhandnehmen der Aktivität der Gegenspieler des Insulins (z. B. Glukagon). Als Folge davon wird die Lipolyse angekurbelt, und es entstehen vermehrt freie Fettsäuren. In der Leber werden diese zu Ketonkörpern, wie Aceton oder Acetessigsäure, umgewandelt, was zu einer gefährlichen Übersäuerung des Blutes führt. Die Hyperosmolarität entsteht durch die Hyperglykämie und den vermehrten Wasserverlust im Zuge einer osmotischen Diurese. Die Patienten haben oft Blutzuckerspiegel > 500 mg/dl.

Die **Hauptsymptome** sind:
- Polydipsie,
- Polyurie,
- Erbrechen,
- tiefe (Kußmaul-)Atmung (infolge der Ketoazidose),
- Tachykardie,
- Schwäche,
- Apathie.

Das **hyperosmolare Koma** kann die Erstmanifestation eines Typ-2-Diabetes sein und führt bei etwa jedem vierten Betroffenen zum Tod. Oft sind die Blutzuckerspiegel auf Werte von bis zu 1000 mg/dl erhöht. Durch die Hyperglykämie entsteht eine osmotisch bedingte Wasserausscheidung mit Austrocknung des Körpers (Dehydratation) und Elektrolytstörungen (Natriumkonzentrationserhöhung). Da jedoch noch geringe Insulinmengen vorhanden sind, bilden sich keine Ketonkörper, und folglich entsteht auch keine Ketoazidose.

Therapie

Die Therapie besteht in der sofortigen **Insulinzufuhr** als Dauerinfusion über einen Perfusor, wobei der Insulinbedarf beim hyperosmolaren Koma deutlich geringer ist als beim ketoazidotischen Koma. Zudem muss die Elektrolytstörung behoben werden und eine Rehydrierung mit Kochsalzlösung erfolgen. Weitere Maßnahmen sind Sauerstoffzufuhr und Thromboseprophylaxe.

> **Praxistipp**
> Entwickelt ein Diabetiker unklare Bewusstseinsstörungen, sollte man sofort einen Blutzuckerschnelltest (mit Teststreifen) durchführen. Ist dies nicht möglich, empfiehlt es sich, dem Betroffenen Traubenzucker oder Süßigkeiten zu geben, niemals jedoch Insulin, was im Fall einer Hypoglykämie tödlich sein könnte. Umgekehrt verschlimmern einige Gramm Zucker die Situation bei einer Hyperglykämie nicht nennenswert.

Hypoglykämien

Ätiologie

Bei der Unterzuckerung fällt der Blutzuckerspiegel auf Werte < 50 mg/dl ab. Ursache ist eine **Überdosierung** von Insulin oder – beim Typ-2-Diabetiker – von oralen Antiadetika. Auch starke **sportliche Betätigung** kann den Blutzuckerspiegel heruntertreiben. Hypogykämien kommen auch dann vor, wenn bei Insulininjektionen der **Spritz-Ess-Abstand** zu lang gewählt wird. Auch **Alkoholkonsum** kann über eine Hemmung der Glukosefreisetzung aus der Leber den Blutzuckerspiegel senken.

Klinisches Bild

Die Symptome ergeben sich aus der **sympathikoadrenergen Gegenregulation** des Organismus (Adrenalinwirkung): Die Patienten sind tachykard, außerdem unruhig, ängstlich und aggressiv. Sie zittern und sind kaltschweißig. Der Zuckermangel zieht auch das Gehirn in Mitleidenschaft: Es treten Verwirrtheit, Konzentrationsschwäche, Apathie und Sprechstörungen auf, schließlich fallen die Patienten in ein hypoglykämisches Koma. Die Krankheitszeichen können sich bei raschem Blutzuckerspiegelabfall innerhalb kurzer Zeit entwickeln. Oft, aber nicht immer, bemerken die Patienten ein Abrutschen in die Hypoglykämie und steuern entsprechend gegen, indem sie sich Traubenzucker oder Säfte zuführen.

Nächtliche Hypoglykämien sind nicht selten symptomlos. Nachtschweiß und schlechter Schlaf können zusammen mit einem am Morgen hohen Nüchternblutzuckerwert auf das nächtliche Ereignis hinweisen.

Therapie

Bei schweren Hypoglykämien ist Fremdhilfe unumgänglich. Der Arzt injiziert dem Betroffenen eine Glukoselösung, eventuell ist eine Glukoseinfusion erforderlich.

Spätkomplikationen

Neben den akuten Stoffwechselentgleisungen sind Diabetiker von Spätkomplikationen bedroht, die insgesamt die Krankheitsprognose wesentlich bestimmen. Die spezifischen Gefäßveränderungen (**diabetische Mikroangiopathie**) betreffen v. a. Augen, Nieren und Nervensystem. Im Übrigen treten arteriosklerotische Veränderungen (**Makroangiopathie**) früher auf als bei Nichtdiabetikern und schreiten rascher fort. Diabetiker sind deshalb gefährdet, einen Schlaganfall, eine koronare Herzkrankheit und periphere arterielle Durchblutungsstörungen zu erleiden. Deren Entstehung hängt von der Krankheitsdauer, der Güte der Stoffwechseleinstellung und wohl auch von der Veranlagung ab.

Diabetische Retinopathie

Von einer diabetischen Retinopathie sind nach 20-jähriger Diabetesdauer bis zu 80% der Patienten betroffen, 2–5% der Diabetiker erblinden. Damit ist diese Augenerkrankung die häufigste Erblindungsursache im Erwachsenenalter. Die Erkrankung bleibt lange symptomlos, kann aber in Frühstadien durch Kontrolluntersuchungen beim Augenarzt mit Hilfe der Ophthalmoskopie festgestellt werden. Man unterscheidet **2 Formen**:

- Die **nichtproliferative Retinopathie** gibt sich durch Mikroaneurysmen, Blutungen, Ödeme und weiche Exsudate (»Cotton-wool«-Herde) in den Netzhautgefäßen zu erkennen.
- Bei der **proliferativen Retinopathie** kommt es zu Gefäßneubildung, Glaskörperblutungen und Netzhauthautablösung (◘ Abb. 5.5).

Die Behandlung nimmt der Augenarzt vor, der das Fortschreiten mit Hilfe der **Lasertherapie** aufzuhalten versucht. Bei Netzhautablösung können **glaskörperchirurgische Eingriffe** erforderlich werden.

Diabetische Nephropathie

Eine Nierenbeteiligung kann Ausdruck einer **Schädigung der Nierengefäße**, aber auch einer **Schädigung der Glomeruli** sein. Glomerulosklerose, Pyelonephritis und Ateriolosklerose sind die auftretenden Krankheitsbilder (► s. Kap. 7).

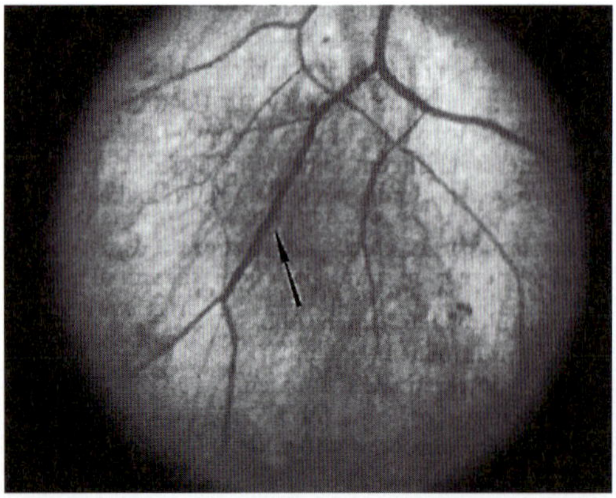

◘ **Abb. 5.5.** Proliferative Retinopathie

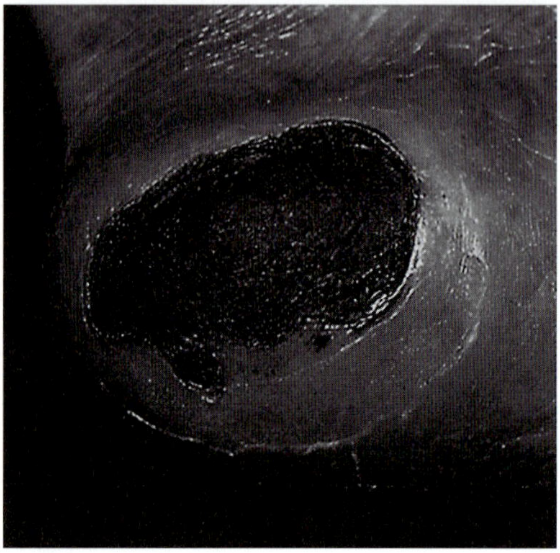

◘ **Abb. 5.6.** Fersennekrose

> **Beachte**
> **Bei fast jedem zweiten Typ-1-Diabetiker sind nach 20-jähriger Krankheitsdauer die Nieren vom Krankheitsprozess ergriffen. Etwa 40% aller Dialysepatienten sind Diabetiker.**

Diabetische Polyneuropathie

Die autonome diabetische Polyneuropathie betrifft die Funktionen des **vegetativen Nervensystems**. Am Herz kann z. B. durch Vagusschädigung eine Ruhetachykardie hervorgerufen werden. Von besonderer Bedeutung ist die fehlende Schmerzwahrnehmung bei Angina-pectoris-Patienten. Es kommt vor, dass Diabetiker einen Infarkt nicht bemerken (»stummer Infarkt«). Im urogenitalen System sind Blasenatonie und erektile Dysfunktion Ausdruck der autonomen Nervenfehlfunktion.

Diabetischer Fuß

Hierunter versteht man Komplikationen am Fuß des Diabetikers als Folge der diabetischen Polyneuropathie sowie der Makro- und Mikroangiopathie. Daraus erklären sich die Symptome:

- Steht die **Neuropathie** im Vordergrund, sind Schmerz- und Temperaturempfindung herabgesetzt oder fehlen vollständig. Es entwickeln sich trophische Störungen der Haut mit Verhornung und Infektionsgefahr. Durch Schwielenbildung und Drucknekrosen kann an Groß- und Kleinzehenballen ein Ulkus entstehen.

- Der **angiopathische Fuß** ist kühl und livide verfärbt, die Fußpulse sind schwach oder fehlen. Es entstehen Nekrosen an Zehen und Ferse (Abb. 5.6).

Die Patienten sollen auf eine tägliche **Fußpflege** achten. Pilzinfektionen müssen konsequent behandelt, Hornhautschwielen und Hühneraugen entfernt werden. Zur Förderung der Durchblutung sind **Gehtraining und Fußgymnastik** hilfreich.

Blutkrankheiten

6.1 Einführung

Das Blut dient in erster Linie als **Transport- und Verteilermedium** für die Atemgase O_2 und CO_2 sowie für Nahrungsbestandteile, Hormone, Medikamente und Stoffwechselendprodukte. Daneben ist es an der **Temperaturregulation** beteiligt, und nicht zuletzt befördert es die an der Immunabwehr beteiligten **weißen Blutzellen**, die bei Bedarf aus dem Blut in das Gewebe auswandern.

Die **Blutmenge** des Menschen beträgt je nach Körpergewicht 4–6 l. Das Blut setzt sich zusammen aus den festen Bestandteilen, den **Blutkörperchen**, und dem **Blutplasma**. Der Volumenanteil der Blutkörperchen wird als Hämatokrit bezeichnet.

Der Normalwert des Hämatokrit (Hk) beträgt bei Männern 43–45%, bei Frauen 41–43% und bei Kleinkindern 36–38%.

Zu den **Blutkörperchen** zählen die roten Blutkörperchen (Erythrozyten), die weißen Blutkörperchen (Leukozyten) und die Thrombozyten (Blutplättchen).

Die **Blutzellen** entwickeln sich aus Stammzellen im Knochenmark der langen Röhrenknochen und kurzer platter Knochen (Schädel, Wirbel, Brustbein, Becken). Die Lymphozyten verlassen das Knochenmark bereits während der Embryonalzeit in unreifem Zustand, um dann in den lymphatischen Organen, wie Lymphknoten und Milz, auszureifen. Ein Teil von ihnen erfährt seine Entwicklung im Thymus (T-Lymphozyten; Abb. 6.1).

6.2 Krankhafte Veränderungen des roten Blutbildes

Die Sauerstoffversorgung des Körpers setzt eine ausreichende Menge funktionstüchtiger Erythrozyten voraus.

Die roten Blutkörperchen bestehen vorwiegend aus dem roten Blutfarbstoff, dem **Hämoglobin** (Hb), an das Sauerstoff und Kohlendioxid auf ihrem Transportweg gebunden sind. Für die Bildung von

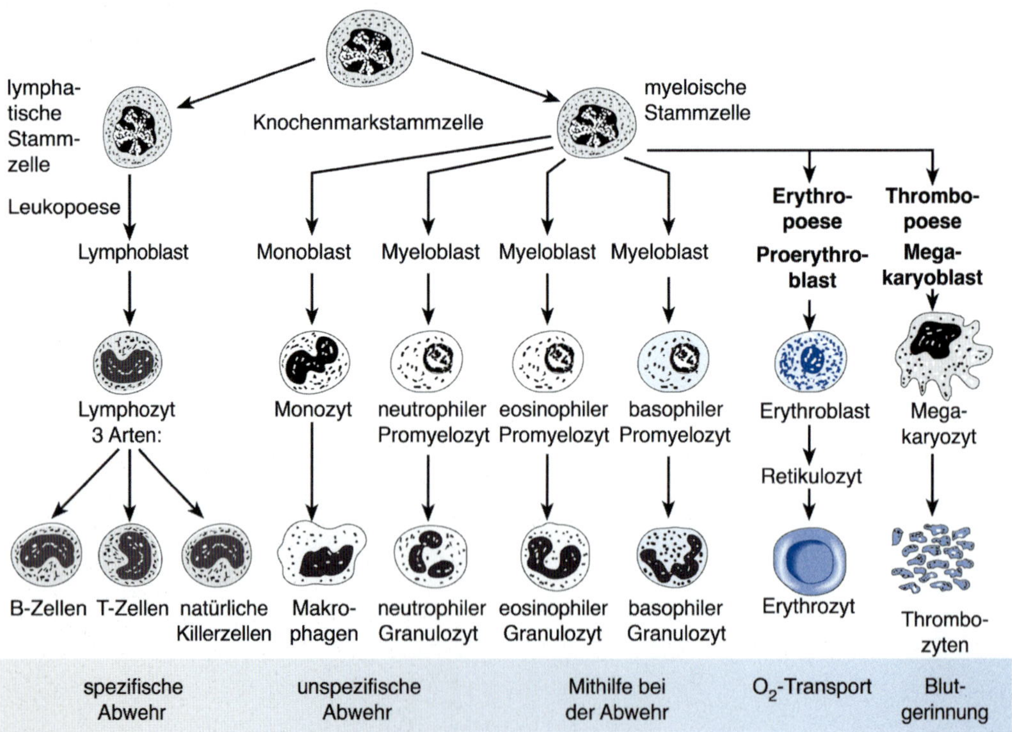

Abb. 6.1. Schema der Blutbildung mit pluripotenter Stammzelle. Zellen unterhalb der horizontalen Linie kommen mit Ausnahme der späten Normoblasten normalerweise im peripheren Blut vor

Hämoglobin ist eine ausreichende Eisenversorgung notwendig. Die Zahl der Erythrozyten im peripheren Blut beträgt normalerweise 4,6–5,4 Mio./mm^3, der mittlere Hämoglobingehalt der Erythrozyten (MCH) wird in Pikogramm angegeben (normal: 28–32 pg).

Ist der Hb-Gehalt der Erythrozyten verringert (< 28 pg), spricht man von einer **hypochromen Anämie**. Typisches Beispiel hierfür ist die Eisenmangelanämie. Bei der perniziösen Anämie sind zu wenig Erythrozyten vorhanden, diese sind aber stärker mit Hämoglobin beladen (MCH > 36 pg), man spricht deshalb von einer **hyperchromen Anämie**. Sind Erythrozytenanzahl und Hb-Gehalt in gleichem Maße verringert, liegt eine **normochrome Anämie** vor (MCH von 28–32 pg). Hierbei handelt es sich fast immer um eine Blutungsanämie.

6.2.1 Eisenmangelanämie

Die Eisenmangelanämie ist die häufigste Anämieform . Sie ergibt sich aus einem Missverhältnis von Eisenzufuhr und Eisenbedarf.

Ätiologie

Im Einzelnen kommen folgende Ursachen für eine Eisenmangelanämie in Betracht:

- akuter oder chronischer Blutverlust, etwa bei Magengeschwüren, Regelblutung, Darmentzündungen;
- ungenügende Eisenzufuhr mit der Nahrung durch Mangelernährung (vegetarische Kost);
- ungenügende Eisenaufnahme im Magen-Darm-Trakt durch Entzündung oder Magen-Darm-Resektion;
- erhöhter Eisenbedarf, z. B. in der Schwangerschaft;
- verstärkte Eisenbindung im retikuloendotelialen System (RES),
- verminderte Eisenaufnahme in die Erythrozyten bei Entzündungs- und Tumoranämie.

Diagnose und klinisches Bild

Die Anämie kann verschiedene Symptome hervorrufen. Sie gibt sich zu erkennen durch Blässe der Haut und der Schleimhäute, die Betroffenen sind oft müde und abgeschlagen, der Blutdruck ist niedrig. Manche Patienten klagen über Schwindel und Ohrensausen. Als Zeichen einer gestörten Zellfunktion treten brüchige Nägel und Mundwinkelrhagaden auf. Das Blutbild zeigt bei Eisenmangelanämie kleine, hämoglobinarme Erythrozyten von unterschiedlicher Gestalt (◘ Abb. 6.2). Die Zahl der Retikulozyten ist verringert, ebenso der Eisengehalt im Serum.

Therapie

Bei chronischem Eisenmangel werden den Patienten **Eisenpräparate** verschrieben, nicht jedoch bei Tumor- und Infektanämie. Im Übrigen kommt es natürlich darauf an, die anämieauslösende Ursache bzw. Grunderkrankung zu behandeln.

6.2.2 Perniziöse Anämie

Es handelt sich um eine hyperchrome Anämie, die durch einen Mangel an **Vitamin B_{12}** bedingt ist.

Ätiologie

Die perniziöse Anämie beruht auf einer **Resorptionsstörung von Vitamin B_{12}**. Ursache dafür ist ein Fehlen des »intrinsic factors« in der Magenschleimhaut, wie etwa bei atrophischer Gastritis, nach Magenresektion, bei Befall mit einem Fischbandwurm oder in der Schwangerschaft. Gegen den »intrinsic factor« können sich Autoantikörper bilden, die häufiger auch gegen die Belegzellen des Magens gerichtet sind.

> **Vitamin B_{12} ist wichtig für die Zellentwicklung, sein Fehlen kann zur verzögerten Zellteilung führen, in deren Folge große, aber nicht vollständig ausgereifte Zellen entstehen.**

Anämie

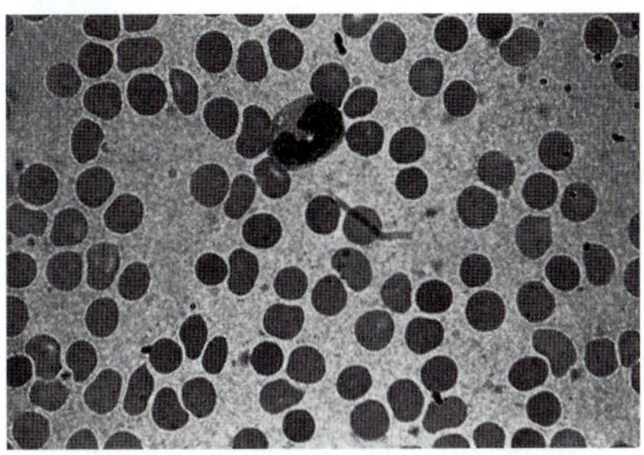

◘ **Abb. 6.2.** Morphologie von Erythrozyten bei Anämie

Diagnose und klinisches Bild

Die Krankheit beginnt zumeist schleichend mit **Leistungsabfall** und fahler Blässe mit strohgelber Hautfarbe. **Neurologische Symptome** treten als Kribbeln, Missempfindungen und eine Einbuße des Vibrationsempfindens in Erscheinung. Typische gastroenterologische Folgeerscheinungen sind die **atrophische Magenschleimhautentzündung** (Gastritis) und die **Hunter-Glossitis**: Die Zunge der Betroffenen ist auffallend glatt, die Ränder samt Zungenspitze sind atrophisch und erscheinen stark gerötet. Subjektiv empfindet der Patient ein Zungenbrennen. Eine seltene, aber schwerwiegende Komplikation bei fortdauernder Erkrankung ist die **funikuläre Myelose.** Es handelt sich um eine Rückenmarkschädigung, bei der die Markscheiden und die Achsenzylinder der Nervenfasern zerstört werden und sklerosieren.

Ein der Perniziosa sehr ähnliches Krankheitsbild wird durch einen **Folsäuremangel** hervorrufen, der bei Resorptionsstörungen oder infolge eines erhöhten Bedarfs, z. B. in der Schwangerschaft oder bei Dialyse, auftritt.

Diagnose

Die perniziöse Anämie zeigt im Blutbild große Erythroyten (**Megalozyten**) mit einem erhöhten Hb-Gehalt. Gleichzeitig ist die Zahl der Retikulozyten, aber auch der Granulozyten und der Thrombozyten verringert. Die Diagnose wird letztlich durch den **Vitamin-B_{12}-Resorptionstest** (Schilling-Test) gesichert.

Therapie

Die Behandlung besteht in der i.v. **Gabe von Vitamin B_{12}** (und/oder Folsäure). Bereits eine Woche nach der Behandlung steigt die Zahl der Retikulozyten an – ein Zeichen für die wieder in Gang kommende normale Zellreifung.

6.2.3 Hämolytische Anämien

Hämolytische Anämien sind durch einen vermehrten oder verfrühten **Untergang von Erythrozyten** gekennzeichnet. Ist der Zelluntergang stärker als die Neubildung, entsteht eine Anämie. Der Erkrankung kann, wie bei der Kugelzellanämie, ein genetischer Defekt zugrunde liegen, sie kann aber auch, wie bei den immunhämolytischen Anämien, erworben sein.

Ätiologie

Die Ursache des Erythrozytenzerfalls kann im Erythrozyten selbst liegen (z. B. Membran- oder Enzymdefekte) und beruht dann auf einem **genetischen Defekt**. Daneben gibt es **serogene hämolytische Anämien**, bei denen die schädigenden Faktoren im Blutserum anzutreffen sind. Diese Formen sind erworben.

Klinisches Bild

Die chronische Hämolyse ist zumeist symptomarm, hingegen sind **hämolytische Schübe** ein akutes Kankheitsgeschehen, bei dem die Patienten an Schüttelfrost, Erbrechen, Fieber und Kopfschmerzen leiden. Auch ein »akuter Bauch«, ein Ikterus und ein akutes Nierenversagen – ausgelöst durch das schädigende Hämoglobin – können sich einstellen.

Kugelzellanämie

Ätiologie

Die Kugelzellanämie, die meist zwischen dem 12. und dem 25. Lebensjahr beginnt, beruht auf einem autosomal-dominanten **Erbschaden**. Es liegt ein Membrandefekt vor, der die mechanische und osmotische Resistenz der roten Blutkörperchen schwächt.

Diagnose und klinisches Bild

Die Erythrozyten nehmen schon nach kurzer Lebensdauer eine Kugelform an und werden in der Milz zerstört, weshalb viele Patienten eine **Splenomegalie** (Milzvergrößerung) aufweisen. Durch die vermehrte Hämolyse erscheinen die Abbauprodukte des Hämoglobins in zunehmendem Maße als indirektes Bilirubin im Blut und als Sterkobilinogen im Urin. Die hohe Bilirubinkonzentration verleiht der Haut eine gelbliche Farbe, was zu dem noch gebräuchlichen Begriff des **hämolytischen Ikterus** geführt hat. Ein indirektes Zeichen des Erythrozytenabbaus ist der **Anstieg der Retikulozytenzahlen** im Blut, da der Körper den Zelluntergang durch eine erhöhte Produktion auszugleichen versucht.

Therapie

Bei Entfernung der Milz ist die Prognose sehr gut. Die Blutwerte normalisieren sich dann innerhalb weniger Wochen.

> **Nach Entfernung der Milz ist die Thrombozytenzahl zunächst erhöht. Die Patienten sind deshalb thrombosegefährdet. Eine Thromboseprophylaxe ist deshalb unbedingt erforderlich.**

Immunhämolytische Anämien

Ursache immunhämolytischer Anämien sind gegen die Erythrozyten gerichtete **Antikörper**, die sich an die Zellmembran der roten Blutkörperchen binden. Folge ist eine Verklumpung (Hämagglutination) der Zellen, die dann beschleunigt abgebaut werden. Die Antikörper können jedoch die Erythrozyten auch direkt zerstören und damit eine Hämolyse auslösen. Mit Hilfe des direkten Coombs-Tests können die Antikörper nachgewiesen werden.

Es gibt verschiedene **Formen** antikörperbedingter hämolytischer Anämien:

- **Isoimmunhämolytische Anämien:** Diese werden durch Blutgruppenunverträglichkeit ausgelöst. Jeder Mensch bildet Antikörper gegen die Blutgruppen, die er nicht besitzt. Menschen der Blutgruppe A bilden solche gegen Blutgruppe B und umgekehrt. Menschen mit der (seltenen) Blutgruppe AB bilden keine Antikörper, Menschen mit der Blutgruppe 0 bilden Antikörper gegen die Blutgruppen A und B. Wird nun versehentlich Blut der falschen Blutgruppe übertragen, kommt es zu einer Hämolyse, die manchmal hochakut und unter dem Bild eines schweren Schocks verlaufen kann.
- **Autoimmunhämolytische Anämien:** Diese werden durch Antikörper hervorgerufen, die gegen die eigenen Erythrozyten gerichtet sind. Warum der Körper die selbstzerstörerischen Antikörper bildet, lässt sich nicht immer klären, manchmal scheinen Virusinfektionen dafür verantwortlich zu sein. Unter den Antikörpern werden Wärmeagglutinine, die sich bei Körpertemperatur an die roten Blutkörperchen binden, unterschieden von Kälteagglutininen, die normalerweise nur bei niedriger Temperatur, im Krankheitsfall jedoch bei normalen Körpertemperatur aktiviert werden.
- **Medikamentös-immunhämolytische Anämien:** Hier geben Medikamente, z. B. Antibiotika oder Methyldopa, oder toxische Substanzen, wie Blei, Arsen oder Essigsäure, den Anstoß zur Antikörperbildung gegen die Erythrozyten. Bei Absetzen des Medikaments oder Elimination der auslösenden Substanz bilden sich die Symptome zurück.

Therapie

Grundsätzlich ist man bestrebt, zunächst die auslösenden Antikörper zu ermitteln, bevor eine Therapie mit **Erythrozytenkonzentraten** beginnt. Bei bestimmten nicht erblich bedingten Formen der Hämolyse kommt auch eine **Kortisonbehandlung** oder die **Elektrophorese** in Betracht.

6.3 Erkrankungen der weißen Blutzellen

> **Im peripheren Blut befinden sich normalerweise 4500–10.000 Leukozyten/mm^3.**

Anhand eines Blutausstrichs und bestimmter Färbemethoden lassen sich die **weißen Blutkörperchen** differenzieren in:

- **Granulozyten:** Sie machen mit 60–70% den Löwenanteil aus. Ihren Namen verdanken sie den im Zellplasma enthaltenen Körnchen, den Granula. Je nach Form, Funktion und Anfärbbarkeit unterscheidet man verschiedene Granulozyten: neutrophile, eosinophile und basophile. Die **Neutrophilen** können, angelockt durch Entzündungsstoffe, in geschädigtes Gewebe eindringen und sind imstande, untergegangene Zellen, Bakterien und Gewebetrümmer zu entsorgen. Dazu bedienen sie sich bestimmter Verdauungsenzyme. Die **Eosinophilen** machen nur einen Anteil von 2–4% aus. Sie können Antigen-Antikörper-Komplexe sowie artfremdes Eiweiß gut phagozytieren und verdauen und werden u. a. bei allergischen Reaktionen aktiv. Die **Basophilen** bilden mit einem Anteil von 0,5–1% die kleinste Gruppe. Über ihre Funktion ist nur wenig bekannt.
- **Lymphozyten** bilden die zweitgrößte Fraktion unter den Leukozyten (30–40 %). Meist halten sie sich im lymphatischen Gewebe auf, nur 1% sind normalerweise in der Blutbahn unterwegs. Die **B-Lymphozyten** sind in der Lage, fremde Strukturen zu erkennen und mit spezifischen Antikörpern zu bekämpfen. Die **T-Lymphozyten** agieren selbst gegen fremde Antigene, z. B. von Bakterien, Viren oder Tumorzellen.

- **Monozyten** machen 4–6% der Leukozyten aus. Sie können große Partikel phagozytieren, z. B. abgestorbene Blutzellen. Monozyten wandern aus dem Blut in das Gewebe ein und wandeln sich dabei in **Makrophagen** um.

Thrombozyten gehören nicht zu den Leukozyten. Die Blutplättchen sind flache und unregelmäßig rund geformte Blutzellen, die wesentlich an der Blutgerinnung beteiligt sind und bei einer Schädigung der Gefäßwand aktiviert werden.

Die Leukozytenvermehrung bezeichnet man als **Leukozytose**. Diese ist zumeist ein unspezifischer Laborbefund und zeigt oft einen akuten Infekt an. Im Zuge der verstärkten Neubildung von Leukozyten ist dann im Blutbild eine Linksverschiebung zu erkennen, d. h. es treten dann vermehrt jugendliche Formen der (neutrophilen) Granulozyten auf. Davon unterschieden werden muss eine pathologische Linksverschiebung, die bei Erkrankungen des blutbildenden Systems zu beobachten ist. Hier sind selbst die Zellen der ersten Entwicklungsstadien (Promyelozyten, Myelozyten) im Blut anzutreffen.

Eine vorrangige Vermehrung von Lymphozyten, die **Lymphozytose,** tritt besonders bei Virusinfekten auf.

Krankheiten der weißen Blutkörperchen, die in diesem Abschnitt besprochen werden, sind meist unkontrollierte krebsartige (leukämische) Wucherungen nicht voll funktionsfähiger Zellen. Nach dem Verlauf unterscheidet man akute Leukämien von chronischen und nach den betroffenen Zelllinien die lymphatischen von den myeloischen. Die pathologische Zellvermehrung bedeutet zumeist die Verdrängung anderer weißer oder roten Blutzellen mit den daraus resultierenden Folgen. Daneben gibt es Erkrankungen mit einer Verminderung weißer Blutzellen, die mit einer schweren Beeinträchtigung der Infektabwehr einhergehen, etwa die Agranulozytose.

6.3.1 Akute lymphatische Leukämie (ALL)

Die akute lymphatische Leukämie ist durch eine unkontrollierte **Wucherung unreifer Lymphozyten** charakterisiert. Sie befällt oft Kinder und macht in diesem Lebensabschnitt 80% der Leukämien aus. Die malignen Zellwucherungen leiten sich zumeist von unreifen B-Zellen, seltener von B- und T-Zellen ab.

Klinisches Bild

Die Krankheit beginnt akut mit hohem Fieber, Schüttelfrost und erheblichem Krankeitsgefühl. Gewichtsverlust, Knochen- und Gelenkschmerzen, Lymphknotenschwellungen v. a. im Halsbereich und zuweilen Milz- und Leberschwellung lassen die Schwere der Erkrankung erkennen. Schleimhautentzündungen zeigen die einsetzende Infektabwehrschwäche, Hautblutungen den Thrombozytenmangel, die Blässe die Anämie an. Im Spätstadium können auch Meningitiszeichen auftreten.

Diagnose, Therapie und Prognose

Die Diagnose stützt sich auf die typischen **Zellveränderungen** mit Vorkommen unreifer leukämischer Zellen im Blut. Das Knochenmark zeigt ein einförmiges Bild mit massenhaft Lymphozytenvorstufen, den **Blasten**, die die normalen Blutzellen verdrängen.

Während die Erkrankung früher unweigerlich innerhalb weniger Monate zum Tod führte, hat sich die Lebenserwartung insbesondere bei Kindern durch die Chemotherapie erheblich gebessert. Etwa zwei Drittel können mit einer dauerhaften **Remission** rechnen. Bei Erwachsenen lässt sich die Remission bei jedem Dritten aufrechterhalten. Von einer **Vollremission** spricht man, wenn < 5% Leukämiezellen im Blut vorhanden sind.

! Beachte
Entscheidend für den Krankheitsverlauf ist, ob die Remission auf Dauer gehalten werden kann. Jeder Blastenschub verschlechtert dabei die Prognose.

6.3.2 Akute myeloische Leukämie (AML)

Die AML geht von der granulozytären und der monozytären Zelllinie aus. Sie betrifft, anders als die ALL, vorzugsweise Erwachsene. Man unterscheidet je nach betroffenen Zelllinien und zellchemischen Charakteristika mehrere Subtypen. Hierzu zählt etwa die **Promyelozytenleukämie**, die oft zu Blutungskomplikationen führt. Bei der **Monozytenleukämie** sind Zahnfleischinfiltrate häufig. Eine weitere Form ist die **Erythroblastenleukämie**, wobei im Knochenmark mehr als die Hälfte der kernhaltigen Zellen aus unreifen roten Erythrozyten besteht.

Klinisches Bild und Diagnose

Grundsätzlich ist die Symptomatik derjenigen der ALL sehr ähnlich. Bei allen akuten Leukämien finden sich **atypische Blastenzellen** im peripheren Blutbild (◘ Abb. 6.3). Das Knochenmark zeigt ein einförmiges Bild vorwiegend unreifer Zellen. Die Zwischenstufen der normalen Leukozytenentwicklung fehlen fast vollständig (Hiatus leucaemicus).

Therapie und Prognose

Die Prognose konnte auch bei der AML durch die Chemotherapie verbessert werden. Komplette **Remissionen** lassen sich bei 60% der Patienten erzielen, eine dauerhafte **Vollremission** ist aber nur bei 20% erreichbar. Nach 5 Jahren leben noch 30–60% der Patienten, wobei die Überlebenszeit v. a. vom betroffenen Zelltyp abhängt.

6.3.3 Chronisch-lymphatische Leukämie (CLL)

Bei dieser Erkrankung handelt es sich um eine langsam fortschreitende **Wucherung lymphatischer Zellen** in allen lymphatischen Geweben, in der letzten Krankheitsphase auch in Haut, Nieren und Magen-Darm-Trakt. Die CLL ist eine Sonderformen des Non-Hodgkin-Lymphoms (▶ s. unten).

Klinisches Bild

Die CLL ist die häufigste Leukämieform. Sie tritt mehrheitlich bei Männern auf und beginnt zumeist zwischen dem 50. und dem 70. Lebensjahr, oft symptomarm und schleichend wie die CML. Das Leitsymptom sind derbe, nicht schmerzhafte **Lymphknotenschwellungen** am Hals, in der Achselhöhle und in der Leiste. Die Milz ist oft vergrößert, zuweilen auch die Leber. Vor allem bei älteren Menschen besteht gelegentlich quälender Juckreiz (Pruritus). Da die Infektabwehr vermindert ist, ist die Infektanfälligkeit erhöht.

Akute Leukämie

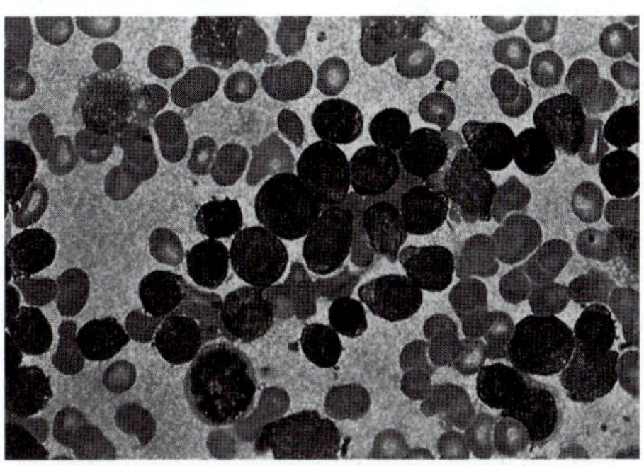

◘ **Abb. 6.3.** Blastenleukämie im peripheren Blutausstrich

Diagnose

Auffallend ist im Blutbild eine **Lymphozytose** mit einem Anteil von Lymphozyten von bis zu 80%. Im Knochenmarkausstrich zeigt sich eine Durchsetzung mit Lymphozyten, die die normale Blutbildung zurückdrängen.

Therapie und Prognose

Die Therapie setzt i. A. erst spät ein. Die hohen Lymphozytenzahlen geben zwar ein erschreckendes Bild ab, sind aber an sich noch keine Therapieindikation. Wenn sich jedoch Anämie und Thrombozytopenie ausbilden, wird zumeist eine **Chemotherapie** mit Zytostatika und Kortison eingeleitet. Lymphknotenpakete, die durch ihre enorme Größe mitunter gesundes Gewebe verdrängen, machen eine **Röntgenbestrahlung** notwendig. Die einzige Möglichkeit der Heilung besteht in der **Knochenmarktransplantation**, die bei wenigen, zumeist jüngeren Patienten erwogen werden kann. Die Verlauf ist abhängig vom Krankheitsstadium und insgesamt schlecht vorhersagbar. Die meisten Patienten leben aber mehrere Jahre mit ihrer Erkrankung.

6.3.4 Chronisch-myeloische Leukämie (CML)

Bei der CML besteht eine exzessive **Produktion funktionsuntüchtiger Granulozyten**, die vermehrt auch in unreifer Form in das Blut ausgeschwemmt werden. Wahrscheinlich basiert die Erkrankung auf einer Mutation der Stammzellen.

Klinisches Bild

Die Krankheit beginnt ähnlich wie die CLL schleichend. Betroffen sind Menschen im Alter zwischen 20 und 40 Jahren. Es treten **Allgemeinsymptome** wie Blässe, Müdigkeit und Gewichtsabnahme auf. Ein **Druckgefühl im Oberbauch** lässt sich auf die Vergrößerung der Milz und später der Leber zurückführen.

> **Bei fortgeschrittener Erkrankung entwickelt sich eine Fibrose des Knochenmarks mit Anämie und Thrombozytenmangel (erhöhte Blutungsneigung!).**

Diagnose

Die Diagnose wird letztlich anhand des Blutbilds gestellt. **Leukozytose** und **pathologische Linksverschiebung** sind auffällige Befunde. Zudem sind eine Anämie und Thrombozytopenie zu erwarten. In den Granulozyten lässt sich zu 90% ein verändertes Chromosom 22 nachweisen, das sog. **Philadelphia-Chromosom**. Die Erkrankung nimmt also von einem genetischen Defekt ihren Ausgang. Fehlt das Philadelphia-Chromosom, ist die Prognose schlecht.

Therapie und Verlauf

Im symptomarmen Anfangsstadium ist keine Behandlung erforderlich. Später wird eine Therapie mit **α-Interferon** durchgeführt, auf die etwa 60% der Patienten ansprechen. Bei jedem Fünften tritt sogar eine Vollremission ein, die sich am Verschwinden des Philadelphia-Chromosoms zeigt. In diesen Fällen ist die Prognose gut. Unter bestimmten Bedingungen kann eine allogene **Knochenmarktransplantation** versucht werden – die einzige Möglichkeit mit Aussicht auf Heilung. Ansonsten liegt die Überlebenszeit bei etwa 2–6 Jahren. Die Patienten versterben meist im Zuge einer Blastenkrise (Blastenschub), die von plötzlich einsetzender Schweißneigung, Fieber und Knochenschmerzen begleitet wird.

6.3.5 Leukopenie und Agranulozytose

Eine Verminderung der Leukozytenzahlen auf Werte < 3500/μl wird als Leukopenie, ein Abfall auf Werte < 500/μl als Agranulozytose bezeichnet.

Ätiologie

Bei der Leukopenie handelt es sich zumeist um eine Verminderung der neutrophilen Granulozyten, weshalb man auch von **Neutropenie** spricht.

Dem Granulozytenmangel können unterschiedliche Störungen zugrunde liegen:
- toxische Knochenmarkschädigung durch bestimmte Medikamente (mit Abstand am häufigsten),
- Viruserkrankungen oder einzelne bakterielle Infektionen,
- Zellbildungsstörung im Knochenmark oder vorzeitiger Untergang.

Die Leukopenie ist von untergeordnetem Krankheitswert und verschwindet meist mit der Grunderkrankung. Anders verhält es sich bei der Agranulozytose, die zumeist durch toxische oder allergische Reaktionen auf Medikamente ausgelöst wird.

Klinisches Bild

Die Agranulozytose verläuft als **akute Erkrankung** mit Fieber, Schleimhautulzerationen und Lymphknotenschwellungen und kann in eine Sepsis eskalieren.

> **Die Agranulozytose ist eine potenziell lebensbedrohliche Erkrankung.**

Diagnose und Therapie

Im Blut fehlen die Granulozyten weitgehend, während die Lymphozyten oft in normaler Zahl vorhanden sind. Die Therapie besteht im Absetzen der verursachenden Medikamente sowie in der Infektionsbekämpfung mit Antibiotika und in der Infusion von Spenderleukozyten, mit der die kritische Phase überwunden werden kann. Mitunter werden auch **Granulozytenwachstumsfaktoren** (Neupogen) verabreicht. Bei Patienten, die die akute Phase überleben, normalisiert sich die Granulozytenbildung zumeist innerhalb weniger Tage.

6.3.6 Polycythaemia vera

Die Polyzythämie ist eine myeloproliferative Erkrankung, bei der die Bildung von Erythrozyten, Leukozyten und Thrombozyten übersteigert ist. Die Erkrankung geht auf einen Defekt der hämatogenen Stammzellen zurück.

Pathophysiologie und klinisches Bild

Durch die starke Zellvermehrung wird das Blut zähflüssiger, d. h. die Viskosität ist erhöht. Auffälligstes Symptom ist bei ausgeprägter Erkrankung das **hochrote Gesicht**, auch die Schleimhäute weisen eine deutlich Blutfüllung auf. Oft ist der Blutdruck erhöht, und die Milz ist vergrößert. Die Erkrankung geht mit einem **Leistungsabfall** einher, oft zählen auch Kreislaufbeschwerden, Müdigkeit und Abgeschlagenheit zu den Beschwerden. Betroffen sind meist Menschen ab dem 60. Lebensjahr.

Komplikationen können durch Thrombosen entstehen, an denen fast jeder Dritte verstirbt. Da die Thrombozyten in ihrer Funktion beeinträchtigt sind, kommen auch Blutungen vor. Bei 30% der Betroffenen wird der Übergang in eine akute Leukämie beobachtet.

Diagnose

Die Krankheit lässt sich anhand der **Vermehrung aller Blutzellen** im Blutbild erkennen. Eine Knochenmarkbiopsie aus dem Beckenkamm zeigt im Ausstrich ebenfalls die Zellhäufung an.

Therapie und Prognose

Die Therapie besteht in wiederholten **Aderlässen**, bis der Hämatokritwert in den unteren Normbereich gelangt. Unter laufender Kontrolle des Kreislaufs werden dazu jeweils etwa 350–500 ml Blut entnommen, und dies etwa 2-mal wöchentlich. Gelegentlich, wenn die weißen Blutzellen stark vermehrt sind, ist eine **Chemotherapie** mit Zytostatika angebracht. Bei regelmäßigen Aderlässen können die Betroffenen eine Überlebenszeit > 10 Jahre erreichen.

6.3.7 Hodgkin-Lymphom (Lymphogranulomatose)

Die Lymphogranulomatose ist eine von Lymphknoten ausgehende **bösartige Systemerkrankung**, die unbehandelt tödlich verläuft.

Pathophysiologie

Die Erkrankung ist gekennzeichnet durch charakteristischer Zellen in befallenen Lymphknoten: **Reed-Sternberg-Riesenzellen** und **Hodgkin-Zellen**. Die Lymphogranulomatose beginnt in einem Lymphknoten der Halsregion und breitet sich dann auf dem Lymphweg, später auch über die Blutbahn aus. Die Ursache ist ungeklärt.

Klinisches Bild

Die Patienten bemerken zunächst **vergrößerte, schmerzlose Lymphknoten** am Hals und über dem Schlüsselbein. Manchmal besteht auch Juckreiz. Oft kommt es zu schubweisem Fieber. Im Blutbild sind die Leukozyten vermehrt, Eosinophile, Monozyten und Lymphozyten verringert. Als Zeichen der Abwehrschwäche können Infekte auftreten. Bei schubweiser Ausbreitung können praktisch alle Organe befallen werden.

Diagnose

Die Erkrankung wird durch die **histologische Untersuchung** eines Lymphknotens oder einer Organgewebeprobe (Milz, Leber) gesichert, wobei sich die typischen Hodgkin- oder Reed-Sternberg-Riesenzellen finden.

Therapie und Prognose

Hogkin-Lymphome sind strahlensensibel und für eine Chemotherapie empfänglich. Wird die Erkrankung in frühen Stadien entdeckt, kann bei mindestens zwei Drittel der Patienten mit einer dauerhaften Heilung gerechnet werden.

6.3.8 Non-Hodgkin-Lymphome

Es handelt sich um eine Gruppe bösartiger klonaler **Lymphozytenneubildungen**, die vom lymphatischen Gewebe ausgehen.

Klinisches Bild

Die Symptomatik ist gekennzeichnet durch **Lymphknotenschwellungen**, später werden auch Milz, Leber und andere Organe befallen. Bei einem Teil der Patienten treten **Allgemeinsymptome** wie Fieber, Nachtschweiß und Gewichtsabnahme auf. Es kann eine **Infekt- und Blutungsneigung** beobachtet werden. Grundsätzlich lassen sich Erkrankungsformen mit geringer von solchen mit hoher Malignität unterscheiden. Die wenig bösartigen Lymphome treten zumeist im höheren Lebensalter auf, wachsen langsam und verursachen erst spät Symptome. Lymphome mit hoher Malignität kommen bei Kindern und Jugendlichen, aber auch im höheren Lebensalter vor. Die Erkrankung schreitet sehr rasch voran.

Therapie und Prognose

Bei den langsam wachsenden Lymphomen kann u. U. zunächst abgewartet werden, auch in Abhängigkeit vom Patientenalter. Ansonsten stehen **Strahlentherapie und Chemotherapie** zur Verfügung. Die 5-Jahres-Überlebensrate beträgt 80%. Bei optimaler Therapie sind langfristige Remissionen möglich.

6.3.9 Plasmozytom (multiples Myelom)

Bei dieser Erkrankung handelt es sich um ein **niedrigmalignes Non-Hodgkin-Lymphom**, das monoklonale Immunglobuline produziert.

Pathophysiologie

Plasmazellen wuchern im Knochenmark und aktivieren Osteoklasten, die für den **Knochenabbau** sorgen. Dadurch entsteht eine Osteoporose. Plasmozytomherde können gelegentlich auch in Weichteilen gefunden werden. In der Endphase kann es zur Ausschwemmung der Plasmozytomzellen in die Blutbahn kommen. Man spricht dann von **Plasmazellleukämie**. Eine Niereninsuffizienz kann durch Ablagerung von Immunglobulinen in den Nieren entstehen.

Klinisches Bild

Die Erkrankung betrifft vorwiegend Menschen im höheren Lebensalter, bevorzugt Männer. Die Erkrankung beginnt mit rheumatischen Beschwerden, Knochenschmerzen und Leistungsknick. Durch die osteoporotisch veränderten Knochen können **Spontanfrakturen** auftreten. Wird das normale Knochenmark verdrängt, kommt es zu einer Anämie und durch Thrombozytenmangel zu Blutungen.

Diagnose

Die **Blutsenkungsgeschwindigkeit** ist bei allen Patienten enorm erhöht und erreicht oft schon nach einer Viertelstunde ihr Maximum von > 100 mm. In der **Immunelektrophorese** lassen sich die typischen Paraproteine erkennen. Im **Knochenmarkpunktat** finden sich vermehrt polymorphe Plasmazellen.

Therapie und Prognose

Im Anfangsstadium wird oft noch nicht therapiert. Bei fortschreitendem Leiden und bei Komplikationen werden **Zytostatika** in Kombination mit Kortison eingesetzt, mit denen die Plasmazellen zurückgedrängt und die Paraproteinspiegel gesenkt werden können. Eine Heilung der Krankheit ist aber nicht möglich, nicht einmal ein Drittel der Patienten leben nach 5 Jahren noch. Die meisten sterben an den Folgen der Niereninsuffizienz oder an Infekten.

6.4 Koagulopathien (Blutgerinnungsstörungen)

Koagulopathien bezeichnen eine **Blutungsbereitschaft** (hämorrhagische Diathese), die durch eine Störung der Funktion plasmatischer Gerinnungsfaktoren hervorgerufen wird.

Es gibt verschiedene Koagulopathien. Zu ihnen zählen die **Hämophilie** und das **von-Willebrand-Syndrom** als Erbkrankheiten sowie die **Verbrauchskoagulopathie** und die **Fibrinolyse** als erworbene Gerinnungsstörungen, die durch Schädigung des Gefäßendothels, Bakterientoxine, Antikörperkomplexe oder Zerstörung von Gerinnungsfaktoren (z. B. Verbrennungen) ausgelöst werden. Im Folgenden wollen wir uns auf die Darstellung der Hämophilie und der Verbrauchskoagulopathie beschränken.

6.4.1 Hamöphilie A und B

Die Hämophilie ist ein X-chromosomal-rezessiv vererbter Mangel an Gerinnungsfaktor VIII (Hämophilie A) oder IX (Hämophilie B). Dieser Erbgang bedeutet:

- Nur Männer erkranken, während Frauen Überträgerinnen sind.
- Die männlichen Nachkommen eines hämophilen Mannes und einer gesunden Frau sind alle gesund, die weiblichen Nachkommen sind Überträgerinnen (Konduktorinnen).
- Für Jungen aus einer Beziehung zwischen einer Konduktorin und einem gesunden Mann besteht die gleiche Chance (je 50%), gesund oder hämophil zu sein, für die weiblichen Nachkommen die gleiche Chance, gesund oder Konduktorin zu sein.

Durch den Faktormangel wird Thromboplastin mangelhaft gebildet und somit die Blutgerinnung beeinträchtigt. Es gibt verschiedene Schweregrade der Hämophilie, die von der Restaktivität der Gerinnungsfaktoren abhängen.

Klinisches Bild

Die ersten Krankheitszeichen treten zumeist während der Kindheit auf. Während das vorhandene Gewebethromboplastin in vielen Fällen ausreicht, große Blutungen zu verhindern, kann es bei schwerer Hämophilie bereits durch kleine Traumen oder Fehlbelastungen in die Gelenke und auch in die Muskeln bluten. Folgen wiederholter **Blutungen** im Laufe der Jahre sind eine Zerstörung und eine Versteifung v. a. der großen Gelenke, was zu einer schweren Gehbehinderung führt.

Diagnose

Die Diagnose ergibt sich in der Regel, sofern keine Spontanmutation zur Erkrankung geführt hat, aus der Familiengeschichte, im Übrigen anhand bestimmter **Gerinnungsparameter** und durch den Mangel von Faktor VIII oder IX.

Therapie

Der fehlende Gerinnungsfaktor kann durch entsprechende **Konzentrate** ersetzt werden. Insbesondere vor Operationen ist eine genaue Gerinnungseinstellung erforderlich. Besonders schicksalhaft ist der Umstand, dass 90% der schwer Hämophiliekranken, die vor 1985 therapiert wurden, HIV-positiv oder AIDS-krank sind. Bis zu diesem Zeitpunkt waren viele Konzentrate mit HI- und Hepatitis-B-Viren kontaminiert.

> **Praxistipp**
> Bei der Pflege von Hämophiliepatienten muss darauf geachtet werden, alle Aktivitäten zu unterlassen, die eine Blutung heraufbeschwören könnten. Massagen und Abklopfen sind nicht erlaubt. Wichtig ist auch, Sturz- und Verletzungsquellen auszuschalten.

6.4.2 Verbrauchskoagulopathien

Ätiologie und Pathophysiologie

Die Verbrauchskoagulopathien sind **erworbene Gerinnungsstörungen**. Sie beruhen auf einer irregulären Gerinnung in den Blutgefäßen unter Bildung von Mikrothromben. Dabei werden Gerinnungsfaktoren und Thrombozyten so stark verbraucht, dass das weiterströmende Blut eine Gerinungsschwäche aufweist. Bei gleichzeitig aktivierter Fibrinolyse entsteht eine hämorrhagische Diathese. Ursächlich kommen alle Schädigungen des Gefäßendothels, aber auch Bakterientoxine, eine ausgeprägte Hämatombildung oder ein Kreislaufschock mit Blutstase und intravasalem Verbrauch von Gerinnungsfaktoren in Betracht. Die Verbrauchskoagulopathie kann auch eine geburtshilfliche Komplikation nach Fruchtwasserembolie oder vorzeitiger Plazentaablösung sein. Bekannt ist die Verbrauchskoagulopathie im Rahmen einer Meningokokkensepsis.

Therapie und Prognose

Die Behandlung besteht in der **Hemmung der Gerinnung**, um den Verbrauch der Gerinnungsfaktoren zu beenden. Im Übrigen kommt der Behandlung der zugrunde liegenden Erkrankung die entscheidende Bedeutung zu. Als Komplikation kann eine Blutungsanämie entstehen, die die Gabe von Erythrozytenkonzentraten notwendig macht.

Erkrankungen der Nieren, der ableitenden Harnwege und der Geschlechtsorgane

7.1 Einführung

Die Niere ist das **Ausscheidungsorgan** des Körpers. Sie sorgt dafür, dass körpereigene und körperfremde Stoffe, wie etwa Harnstoff, Harnsäure oder Medikamente, aus dem Organismus entfernt werden (▫ Abb. 7.1).

Eine wichtige Rolle spielt die Niere auch bei der **Regulation des Wasser- und Salzhaushalts** sowie bei der **Aufrechterhaltung des Säure-Basen-Gleichgewichts**. Schwere Funktionsstörungen haben deshalb weitreichende Folgen für den gesamten Organismus: Ein Anstieg der Konzentration harnpflichtiger Substanzen im Blut kann u. a. Übelkeit und Erbrechen bewirken, eine mangelnde Wasserausscheidung ein Lungen- oder Hirnödem verursachen sowie Elektrolytverluste Herzrhythmusstörungen auslösen, um an dieser Stelle nur wenige Beispiele zu nennen.

Daneben nimmt die Niere auch **endokrine Funktionen** wahr. Sie bildet Renin als Ausgangspunkt für das Renin-Angiotensin-Aldosteron-System, das an der Blutdruckregulation beteiligt ist. Verschiedene Nierenerkrankungen, wie die Nierenarterienstenose, die Glomerulonephritis oder die chronische Nierenbeckenentzündung, sind u. U. Wegbereiter einer renalen Hypertonie (► s. S. 28).

Als Ort der Erythropoetinbildung ist die Niere an der **Stimulierung der Erythropoese** maßgeblich beteiligt. Eine chronische Niereninsuffizienz zieht deshalb eine renale Anämie nach sich.

Schließlich wird in der Niere 25-Hydroxycholecalciferol in 1,25-Dihydroxycholecalciferol umgewandelt, dem stoffwechselaktiven Vitamin-D-Metaboliten, der für die **Mineralisierung des Knochens** von Bedeutung ist. Bei chronischer Niereninsuffizienz ist diese Umwandlung gestört bzw. eingeschränkt – die Fernwirkung ist eine renale Osteopathie.

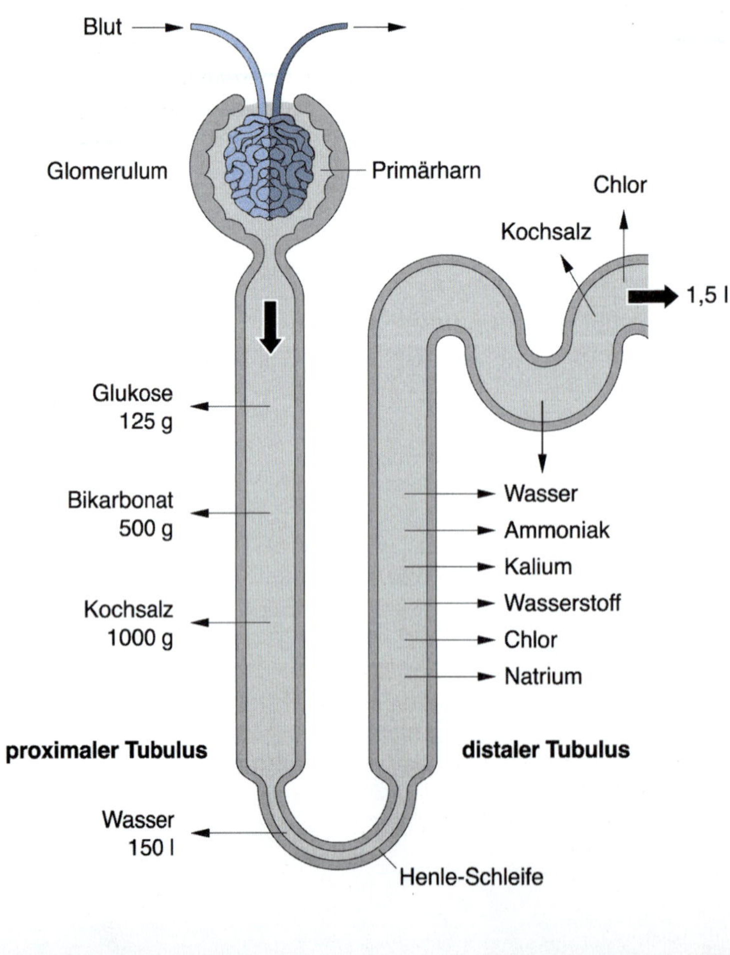

▫ **Abb. 7.1.** Schematische Darstellung eines Nephrons sowie seiner Elektrolyt- und Wasserbewegung

Nachfolgend sollen zunächst einige die Symptomatik und Diagnostik betreffende Begriffe kurz erläutert werden, die bei Erkrankungen der Niere und der ableitenden Harnwege von Bedeutung sind.

7.2 Definitionen

Algurie: Hierunter versteht man schmerzhaftes Wasserlassen, wie es bei Entzündungen der Blase oder der Harnröhre vorkommt.

Anurie: Diese tritt im Endstadium der chronischen Niereninsuffizienz auf und bezeichnet eine weitgehend erlahmte Urinproduktion (Urinmenge von < 200 ml/24 Stunden).

Azotämie: Vermehrung stickstoffhaltiger Produkte des Eiweißstoffwechsels im Blut. Sie tritt bei Nierenfunktionsstörungen mit verminderter glomerulärer Filtrationsrate und verstärkter tubulärer Rückresorption auf.

Dysurie/Pollakisurie/Nykturie: Dysurie bezeichnet Schmerzen beim Wassserlassen, Pollakisurie ist der Fachausdruck für häufigen Harndrang bei geringen Harnmengen. Die Beschwerden treten beispielsweise bei der akuten Zystitis auf, die mit schmerzhaftem Harndrang einhergeht, oder bei Patienten mit einer benignen Prostatahyperplasie, die typischerweise auch nachts die Toilette aufsuchen (Nykturie).

Hämaturie: Blutbeimengung im Urin. Bei Makrohämaturie ist der Urin mit bloßem Auge als blutig erkennbar. Bei der Mikrohämaturie ist der Urin nicht sichtbar verfärbt, es finden sich jedoch rote Blutkörperchen, die unter dem Mikroskop zu sehen sind. Blutungsquellen können in der Niere und den ableitenden Harnwegen lokalisiert sein.

Harnsediment: Dieses erlaubt Rückschlüsse über normale und pathologische Urinbestandteile. Durchführung: Der frische Urin wird zentrifugiert, und die ungefärbten Zellen lassen sich unter dem Hellfeldmikrosokop auszählen (◘ Tab. 7.1; ◘ Abb. 7.2).

Kreatinin: Dieses entsteht nahrungsunabhängig im Muskelstoffwechsel. Es wird in der Niere hauptsächlich glomerulär filtriert und zu einem geringen Teil tubulär sezerniert. Ein Anstieg des Serumkreatininwertes deutet deshalb in erster Linie auf eine fortgeschrittene Schädigung der Glomeruli hin, etwa im Rahmen einer Glomerulonephritis. Die Kreatinin-Clearance ist ein wichtiger Nierenfunktionsparameter. Aus der Kreatininkonzentration im Urin, dem Urinvolumen und der Serumkreatininkonzentration lässt sich die Kreatinin-Clearance berechnen, die normalerweise 80–120 ml/min beträgt.

Mittelstrahlurin: Dieser wird für die meisten Urinlaboruntersuchungen und für Streifenschnelltests benötigt. Es handelt sich um die mittlere Portion von spontan gelassenem Urin. Um ein unverfälschtes Ergebnis der Keimzahl im Urin zu erhalten, muss der Urin unter keimarmen Bedingungen gewonnen werden. Zunächst wäscht sich der Patient im Intimbereich, aber ohne Einsatz von Desinfektionsmitteln, da dies den bakteriellen Befund beeinflussen könnte. Dann lässt er zunächst eine kleine Menge Urin in die Toilette ab, anschließend werden etwa 40 ml in einem Untersuchungsgefäß aufgefangen. Der restliche Harn wird in die Toilette entleert.

Ödeme: Wasseransammlungen im Gewebe, kommen z. B. beim nephrotischen Syndrom oder bei Glomerulonephritis vor. Zumeist treten sie zuerst an den Füßen auf.

◘ **Tabelle 7.1.** Normale und pathologische Bestandteile bei der Sedimentuntersuchung

Normale Harnbestandteile	Pathologische Harnbestandteile
– Harnsäurekristalle (Urate) – Kalziumoxalatkristalle – Phosphat (z. B. Ammonium-Magnesium-Phosphat) – Epithelzellen aus dem äußeren Genitalbereich	– Erythrozyten (einzelne) – Erythrozytenzylinder – Leukozyten (einzelne) – Leukozytenzylinder – Epithelzellen aus den ableitenden Harnwegen

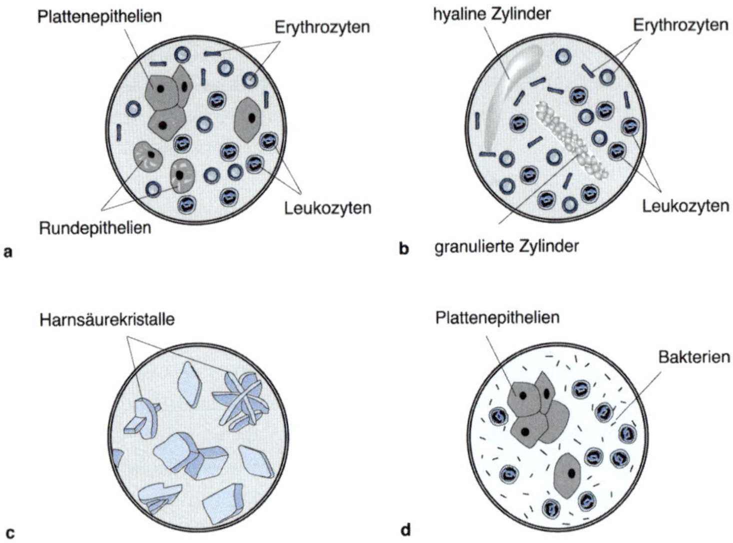

Abb. 7.2. Harnsedimente. **a** Zystopyelitis, **b** Glomerulonephritis, **c** übersaurer Harn, **d** Zystitis mit Kolibakterien

Oligurie: Urinausscheidung von < 500 ml/24 Stunden. Kommt bei chronischer Niereninsuffizienz oder einem bestimmten Stadium des nephrotischen Syndroms vor.

Polyurie/Polydipsie: Diese Begriffe beschreiben eine vermehrte Harnmenge bzw. erhöhten Durst. Von Polyurie spricht man bei einer Urinausscheidung von > 2000 ml/24 Stunden. Sie kann z. B. bei Diabetes mellitus oder chronischer Niereninsuffizienz vorkommen. Auch psychiatrische Erkrankungen und Medikamente können eine Polyurie hervorrufen.

Pyurie: Hierbei handelt es sich um eine gelbliche Trübung des Urins durch massive Ausscheidung weißer Blutkörperchen. Ursache ist zumeist eine bakterielle Infektion.

Urämie: Diese bezeichnet die »Harnvergiftung« durch mangelhafte Ausscheidung harnpflichtiger Stoffe bei Niereninsuffizienz/Nierenversagen. Symptome bzw. Folgeerscheinungen sind u. a. Gastritis, Erbrechen, Verwirrtheit, motorische Unruhe, Hirn-/Lungenödem, Pleuritis und Herzinsuffizienz.

Tabelle 7.2 gibt eine Übersicht über die wichtigsten Nierenerkrankungen, die nun im Einzelnen vorgestellt werden. Dieses Kapitel schließt mit Erkrankungen der Prostata und der weiblichen Geschlechtsorgane.

7.3 Glomerulonephritiden

Es handelt sich um **entzündliche Veränderungen der Nierenglomeruli** beider Nieren. Glomerulonephritiden können als eigenständiges Krankheitsbild auftreten oder als Komplikation verschiedener anderer Erkrankungen. Es gibt akute und chronische Verlaufsformen.

7.3.1 Akute Glomerulonephritis

Ätiologie

Diese Form macht etwa 80% aller Glomerulonephritiden aus. Auslöser sind **Ablagerungen von Immunkomplexen** in der Wand der Glomerula.

Die Erkrankung tritt typischerweise 1–2 Wochen nach **Infektion mit β-hämolysierenden Streptokokken der Gruppe A** auf, also bei Patienten, die eine Angina tonsillaris oder Scharlach durchgemacht haben. Viel seltener kommen eine Reihe anderer Erreger als Ursache in Betracht, wie etwa Viren (Hepatitis-, Mumps-, Masernvirus) oder Parasiten (z. B. Toxoplasma gondii). Eine akute Glomerulonephritis kann auch nichtinfektiös bei systemischen Erkrankungen, wie dem Lupus erythematodes, auftreten.

Klinisches Bild

Im Anschluss an eine Phase uncharakteristischer Allgemeinsymptome mit Appetitlosigkeit, Abgeschlagenheit

Tabelle 7.2. Gegenüberstellung einiger Symptome der wichtigsten Nierenerkrankungen

Erkrankung	Blutdruckerhöhung	Urinbefund	Schmerzen	Ödeme	Fieber
Akute Glomerulonephritis	Mäßig	Eiweiß: +	Druckgefühl im Rücken	+	–
		Spezifisches Gewicht: hoch			
		Zylinder			
		Erythrozyten: ++			
Chronische Glomerulonephritis	Erheblich	Eiweiß: +	Keine	(+)	–
		Erythrozyten: +			
Nephrotisches Syndrom	Meist keine	Eiweiß: ++	Keine	+	–
		Erythrozyten: 0			
Senile Nephrosklerose	Mäßig bis stark	Eiweiß: +	Keine	Selten	–
		Erythrozyten: 0			
Akute Pyelonephritis	Keine	Leukozyten: +	In der Nierengegend	–	++
		Erythrozyten: (+)			
		Bakterien: +			
Chronische Pyelonephritis	Bei 50% der Patienten	Leukozyten: (+)	Meist keine	Selten	–
		Bakterien: +			
		Eiweiß: (+)			
		Erythrozyten: ++			
Nephrolithiasis	Keine	Erythrozyten: ++	Koliken	–	–
		Kristalle			

und Kopfschmerz bricht die eigentliche Erkrankung plötzlich über den Betroffenen herein. Die Patienten leiden an einem Gesichtsödem, der Urin ist schaumig-rötlich verfärbt als Zeichen von Blutbeimengung. Manche bemerken bereits frühzeitig, dass die Ausscheidung nachlässt (Oligurie). Der Blutdruck steigt fast immer an, es kann zu regelrechten hypertonen Krisen kommen. Auch Schmerzen in der Nierengegend gehören zu den Symptomen. Im Verlauf kann sich ein nephrotisches Syndrom ausbilden (▶ s. S. 117).

Diagnose

Glomeruläre Erkrankungen zeichnen sich aus durch:
- Proteinurie,
- Hämaturie,
- Verminderung der glomerulären Filtrationsrate,
- Bluthochdruck.

Im Urin finden sich Proteine sowie Erythrozyten-, Hämoglobin- und Zellzylinder. Weil die Urinmenge absinkt, steigt das spezifische Harngewicht anfangs deutlich an. In der Serologie lassen sich verschiedene **Antikörper** nachweisen. Eine Nierenbiopsie kann bei einer Proteinurie von > 3,5 g/Tag angezeigt sein.

Therapie und Prognose

Im akuten Stadium ist die **Klinikeinweisung** erforderlich. Der Patient erhält Bettruhe verordnet und wird auf eine salz- und eiweißarme Diät eingestellt. Ödeme, Bluthochdruck und Niereninsuffizienz werden medikamentös behandelt, bei akuter Niereninsuffizienz ist eine Dialyse notwendig. Im Kindesalter ist die Prognose günstig, im Erwachsenenalter kann die Erkrankung häufiger in ein chronisches Stadium übergehen. Deshalb sind **regelmäßige Verlaufskontrollen** nach Überwindung der akuten Krankheit notwendig.

7.3.2 Rapid progressive Glomerulonephritis

Diese Verlaufsform führt sehr rasch zu einer **dialysepflichtigen Niereninsuffizienz**. Sie kann als Komplikation von Infektionskrankheiten oder Systemerkrankungen (z. B. Lupus erythematodes), als medikamentöse Nebenwirkung oder – selten – als primäre (idiopathische) Form auftreten.

Klinisches Bild

Es handelt sich um ein schweres Krankheitsbild. Unbehandelt führt die Erkrankung innerhalb von Wochen in eine **terminale Niereninsuffizienz**. Die Patienten sind aufgrund der eintretenden Azotämie sehr schwach und klagen über Übelkeit und Erbrechen. Zudem kann sich aufgrund der mangelhaften Wasserausscheidung ein Lungen-, manchmal auch ein bedrohliches Hirnödem entwickeln.

Diagnose

Im Urin finden sich u. a. Erythrozytenzylinder und verformte Erythrozyten. Es kann eine extreme **Proteinurie** auftreten. Der **Serumkreatininwert** ist erhöht und hat gewisse prognostische Bedeutung: Bei Werten von > 7 mg/dl ist der Erhalt der Nierenfunktion unwahrscheinlich.

Bei der rapiden Verlaufsform wird i. d. R. eine **Nierenbiopsie** durchgeführt. Nachgewiesen werden können dann z. B. Antikörper gegen die Basalmembran der Glomeruli.

Therapie

Therapeutisch werden **Glukokortikoide** (Kortison) und **Immunsuppressiva** eingesetzt. Die Erfolgsaussichten sind aber unsicher. Daneben versucht man durch **Plasmaaustausch** die Antikörper zu eliminieren. Bei Abklingen der zugrunde liegenden Erkrankung kann die Nierenentzündung mit ausheilen. Dieser günstige Verlauf stellt aber die Ausnahme dar.

7.3.3 Chronische Glomerulonephritis

Bei der chronischen Glomerulonephritis besteht ein **diffuser Entzündungsprozess** in den Glomeruli, der über Jahre bis Jahrzehnte andauert. Die Erkrankung kann in eine terminale Niereninsuffizienz führen oder zum Stillstand kommen.

Ätiologie

Der größte Teil ist **idiopathisch**, der Rest beruht auf bekannten Schädigungen (z. B. nierentoxische Medikamente). Prinzipiell können alle akuten Glomerulonephritiden in eine chronische Form übergehen.

Klinisches Bild

Die Erkrankung beginnt schleichend und verursacht zunächst überhaupt keine Beschwerden. Zuweilen kann der Erkrankungsprozess zum Zeitpunkt der Diagnosestellung schon weit fortgeschritten sein. Die klinische Symptomatik ergibt sich aus den **sekundären Folgen** der lang andauernden Nierenschädigung: Bluthochdruck, Anämie, aber auch mäßig ausgeprägte Ödeme sind häufig. Die Erkrankung kann, muss aber nicht mit einem nephrotischen Syndrom einhergehen.

Diagnose

Neben dem auffälligen Urinbefund (Ausscheidung von Proteinen, Erythrozyten, Leukozyten, Bakterien, Wachs- und Fettzylindern) zeigt die Blutuntersuchung u. a. erhöhte Kreatininwerte und eine gestörte Eiweißzusammensetzung.

Therapie und Prognose

Eine spezifische Therapie gibt es nicht. Wichtig sind **diätetische Maßnahmen**: Frühzeitig soll der Eiweißverzehr eingeschränkt werden, eine ausreichende Kochsalz- und Flüssigkeitszufuhr kann der raschen Verschlechterung der Nierenfunktion entgegenwirken. Von großer Bedeutung ist die konsequente **Behandlung des Bluthochdrucks**. Bei Infekten ist eine entsprechende Antibiotikatherapie erforderlich. Medikamente mit nierentoxischem Potenzial sind zu vermeiden.

Die Prognose hängt v. a. vom Ausmaß der Schädigung ab. Geringe Funktionseinschränkungen sind rückbildungsfähig. Ansonsten ist auch ein Fortschreiten zur Niereninsuffizienz möglich.

7.4 Nephrotisches Syndrom

Unter diesem Begriff werden eine Reihe von Symptomen zusammengefasst, die **Folge eines exzessiven Eiweißverlusts** über die geschädigte Niere sind.

Kardinalsymptome des nephrotischen Syndroms

- Starke Eiweißausscheidung mit dem Urin, v. a. von Albumin (> 3,5 g/Tag)
- Eiweißverminderung im Blut (Hypoproteinämie)
- Hyperlipoproteinämie mit erhöhten Cholesterin- und Triglyzeridwerten
- Ödeme

Ätiologie und Pathophysiologie

Häufigste Ursache ist die **Glomerulonephritis**, daneben können **Medikamente** (Quecksilber, Goldpräparate, Antirheumatika), **Stoffwechselstörungen** (z. B. Diabetes) und **Kreislaufstörungen** (Herzinsuffizienz, Nierenvenenthrombose), aber auch **Systemerkrankungen**, wie Sklerodermie, Amyloidose oder Lupus erythematodes, ein nephrotisches Syndrom verursachen.

Die enorme Eiweißausscheidung, die im Extremfall bis zu 50 g/Tag betragen kann, beruht auf der erhöhten Durchlässigkeit der glomerulären Basalmembran. Die daraus resultierende **Eiweißverarmung** im Blut ergibt sich in erster Linie aus dem Verlust von Albumin, während einzelne Globuline durch die vermehrte Eiweißsynthese in der Leber sogar in erhöhter Konzentration vorhanden sind (Dysproteinämie). Die **Ödeme** entstehen infolge des Albuminverlusts, der zum Abfall des kolloidosmotischen (onkotischen) Drucks führt. Durch den nun überwiegenden hydrostatischen Druck fließt mehr Flüssigkeit aus den Kapillaren in das umliegende Gewebe als in die abführenden Venolen. Der verminderte onkotische Druck im Blutplasma stimuliert zudem die Produktion von Lipoproteinen in der Leber. Zusammen mit einem renalen Verlust von Lipoproteinlipasen erklärt sich hieraus die **Fettstoffwechselstörung**.

Klinisches Bild

Die Symptomatik beginnt oft schleichend. Allmählich treten **Ödeme** der Augenlider und der Knöchel in Erscheinung. Bei einem Teil der Patienten ensteht nach gewisser Zeit ein **Bluthochdruck**. Die Erkrankung kann unterschiedliche Verläufe nehmen: Während das nephrotische Syndrom im Kindesalter häufig gutartig verläuft und nur geringe Dauerschäden hinterlässt, geraten die meisten Erwachsenen früher oder später in eine Niereninsuffizienz.

Therapie

Die Behandlung zielt darauf ab, den Eiweißverlust durch **diätetische Maßnahmen** auszugleichen. Eine Infusion von Albumin ist im Regelfall nicht sinnvoll, da dieses Eiweiß innerhalb von 1–2 Tagen fast vollständig wieder ausgeschieden wird. Bei Ödemen wird **diuretisch** behandelt, gegen den Buthochdruck werden bevorzugt **ACE-Hemmer** eingesetzt. Da die Infektabwehr durch den Verlust von Immunglobulinen geschwächt ist, sollten Infekte frühzeitig konsequent antibiotisch behandelt werden. Gegebenenfalls werden Gammaglobuline substituiert.

7.5 Akute Niereninsuffizienz (Nierenversagen)

Hierbei handelt es sich um einen plötzlich auftretenden **Verlust der Nierenfunktion**, in dessen Folge der Patient weniger als 500 ml Urin/Tag produziert. Folge ist eine **Azotämie**, also ein Anstieg der Konzentration harnpflichtiger Substanzen im Blut.

Ätiologie

Es lassen sich ein prärenales, ein renales und ein postrenales Nierenversagen unterscheiden:

- Beim **prärenalen Nierenversagen** liegt die Ursache zumeist in einer veränderten renalen Durchblutung, wie sie etwa bei einer akuten Linksherzinsuffizienz, akutem Blutdruckabfall im Schock oder durch Flüssigkeitsverlust auftreten kann. Auch immunologische Ursachen, wie Transfusionszwischenfälle, oder eine anaphylaktische allergische Reaktion können zum Nierenversagen führen.

- Ein **renales Nierenversagen** kann bei einer akuten Nierenschädigung auftreten, etwa bei Verschluss einer Nierenarterie, bei glomerulären Nierenerkrankungen, wie der Glomeruloneophritis, oder bei einer akuten Nierenbeckenentzündung (Pyelonephritis).
- Das **postrenale Nierenversagen** beruht hingegen auf Abflussstörungen des Urins durch Verengung (Obstruktion) der ableitenden Harnwege. Ursache hierfür können Tumoren, eine Prostatahyperplasie, Infektionen, Harnblasensteine oder eine neurogene Blasenentleerungsstörung sein.

Klinisches Bild

Das akute Nierenversagen (ANV) verläuft typischerweise in **4 Stadien**:

- Schädigungsphase (Dauer: Stunden bis Tage).
- Oligo-/anurische Phase (Dauer: wenige Tage bis Wochen). Die Ausscheidung geht während dieser Zeit dramatisch zurück und ruft Wasser- und Elektolytstörungen hervor. Eine Hypokaliämie führt zu Herzrhythmusstörungen und einer allgemeinen Steigerung der neuromuskulären Erregbarkeit. Die Infektanfälligkeit ist erhöht.
- Polyurische Phase (Erholungsphase; Dauer: etwa 1 Monat). Die Tubuli erholen sich, die Urinmengen steigen deutlich an, und zwar auf > 5 l/Tag.
- Restitutionsphase (Dauer: Monate). Erholung der Niere, die nicht immer vollständig sein muss.

Diagnose

Die Diagnose eines ANV ergibt sich zumeist aus der **Anamnese** und der **körperlichen Untersuchung**. Oft bestehen Hinweise auf Nierenschäden, auch die Einnahme nierenschädigender Medikamente führt zuweilen auf die richtige Spur (nichtsteroidale Antirheumatika, Zytostatika, ACE-Hemmer). An ein postrenales ANV ist bei plötzlichem Sistieren der Harnproduktion mit Koliken zu denken. Die Sonographie schafft hier zumeist Klarheit.

Therapie und Prognose

Die Behandlung des ANV richtet sich nach der zugrunde liegenden Ursache. Eine rasche Entlastung kann z. B. bei prärenalem Nierenversagen durch die Wiederherstellung einer normalen Kreislauffunktion erzielt werden. Bei postrenalen Störungen wirkt die Beseitigung des Abflusswiderstandes, etwa durch Anlage eines Blasenkatheters bei Prostatahyperplasie, entlastend.

Im Übrigen zielt die Therapie v. a. darauf, die **Elektrolytstörung** zu beheben und den **Säure-Basen-Haushalt** in Ordnung zu bringen. In der oligurischen Phase wird durch Gabe eines rasch und stark wirksamen Schleifendiuretikums (Furosemid: Lasix) versucht, die Ausscheidung zu verstärken.

Besteht eine Überwässerung des Körpers mit drohendem Lungen- und Hirnödem und betragen die Harnstoffwerte > 100 mg/dl, besteht die Indikation zur **Hämodialyse**. Die meisten Patienten mit ANV werden allerdings nicht dialysepflichtig.

Je nach Krankheitsursache ist die Prognose unterschiedlich. Insgesamt verstirbt allerdings jeder zweite Patient an den Komplikationen, zumeist an einer Infektion.

> **Praxistipp**
> Bei Patienten mit ANV kommt der Flüssigkeitsbilanzierung große Bedeutung zu. Die Urinausscheidung muss stündlich gemessen werden. Blutdruck, Pulsfrequenz, Körpertemperatur und Bewusstsein sind regelmäßig zu überprüfen, damit Komplikationen wie Hypertonie, Infektionen, Lungenödem oder Urämie rechtzeitig erkannt und behandelt werden können.

7.6 Chronische Niereninsuffizienz

Die chronische Niereninsuffizienz ist ein langsam fortschreitender **Funktionsverlust der Nieren**, der schließlich in die Dialysepflichtigkeit führen kann.

Ätiologie

Eine chronische Niereninsuffizienz kann sich bei verschiedenen Erkrankungen ausbilden. An erster Stelle steht die **diabetische Nephropathie**, aber auch die **chronische Glomerulonephritis** und die **chronische Pyelonephritis** sind zu nennen. Seltener führen die polyzystische Nierenkrankheit und die Analgetikaniere in eine Niereninsuffizienz.

Klinisches Bild

Im Rahmen der chronischen Niereninsuffizienz werden verschiedene **Stadien** durchlaufen:

- **Stadium der vollen Kompensation:** Zu Beginn ist die glomeruläre Funktion nur gering eingeschränkt, mit nahezu normalen Retentionswerten.
- **Stadium der kompensierten Retention:** Die glomeruläre Filtration sinkt weiter ab. Dies zeigt sich durch den Anstieg der Konzentration harnpflichtiger, glomerulär filtrierter Substanzen wie Kreatinin und Harnstoff. Die Patienten zeigen in dieser Phase keine Symptome. Der Serumkreatininwert beträgt bis zu 6 mg/dl.
- **Präterminale Niereninsuffizienz:** Dieses Stadium der Urämie wird bei weiterem Nierengewebeuntergang erreicht. Die glomeruäre Filtrationsrate sinkt auf < 10 ml/min. Kalium- und Phosphatkonzentration im Blut steigen an, es kommt zur metabolischen Azidose. Dieses Stadium lässt sich durch konservative Maßnahmen beherschen.
- **Terminale Niereninsuffizienz:** Hier ist die Nierenfunktion vollständig dekompensiert. Nicht nur die Ausscheidungsfunktionen sind erlahmt, auch die Erythropoetinproduktion ist herabgesetzt. Die Patienten leiden nun unter einer Multiorganerkrankung: Das Herz-Kreislauf-System zeigt Hypertonie, Herzinsuffizienz und Ödeme, die Lunge ein Lungenödem sowie Pneumonie und Pleuritis. Das Blutsystem weist Anämie und Leukozytose auf, die Knochen erleiden eine urämische Osteopathie. Auch das Zentralnervensystem ist betroffen: Die Patienten werden apathisch und verwirrt und zeigen Wesensveränderungen. Übelkeit, Erbrechen und Gastritis verdeutlichen die Beteiligung des Magen-Darm-Trakts. Die Haut der Patienten ist blass, trocken und schuppig. Häufiges Erbrechen und ein typischer urinöser Atemgeruch deuten auf ein bevorstehendes urämisches Koma hin.

7.7 Entzündungen der Niere und der Harnwege

7.7.1 Akute Pyelonephritis

Die akute Nierenbeckenentzündung ist eine bakteriell verursachte **Entzündung des Nierenbeckens und des Nierengewebes.**

Ätiologie und Pathophysiologie

Häufigste Ursache einer Pyelonephritis ist eine von den ableitenden Harnwegen aufsteigende **Infektion**. Als Krankheitserreger kommen eine Vielzahl von Bakterien in Betracht, v. a. jedoch solche der Koligruppe. Oft liegen beim Betroffenen **Abflussbehinderungen** vor, wie Harnleiter- oder Harnröhrenverengung, Harnsteine, Tumoren oder eine Prostatahyperplasie. Begünstigt werden aufsteigende, in der Harnblase beginnende Infekte auch durch **Stoffwechselkrankheiten**, v. a. Diabetes mellitus, oder bestimmte **Medikamente** (Analgetikaabusus). Die Entzündung befällt die Schleimhaut des Nierenbeckens und das Zwischengewebe des Nierenmarks. Es entstehen kleine Infiltrate mit reichlich Leukozyten, die sich zur Peripherie hin ausbreiten und gelegentlich zu **Abszessen** führen. Entsteht die Infektion auf dem Blutweg (hämatogen), ist die Entzündung zunächst im Nierenmark lokalisiert, während das Nierenbecken erst sekundär betroffen ist.

Klinisches Bild

Die Krankheit beginnt zumeist akut mit **Fieber und Schüttelfrost**. Oftmals klagen die Patienten über **Flankenschmerzen**, d. h. das betroffene Nierenlager ist druck- und klopfschmerzhaft. Zuweilen treten auch kolikartige, heftige Schmerzen auf. Die Patienten fühlen sich i. A. sehr krank, sie leiden unter Appetitlosigkeit, Übelkeit und Erbrechen. Die Nierenfunktion ist i. d. R. nicht beeinträchtigt.

> **! Beachte**
> **Bei Kindern und sehr alten Menschen kann die Symptomatik weniger eindeutig sein. Sie klagen eher über Fieber, allgemeine Leibschmerzen und Kopfschmerzen.**

Therapie und Prognose

Eine rasche **Antibiotikabehandlung** ist erforderlich, um eine weitere Ausbreitung der Entzündung zu verhindern. Vorausgehend sollte eine Harnprobe entnommen werden, um die Keimzahl zu bestimmen und die Antibiotikaempfindlichkeit zu testen. Wichtig ist zudem eine **reichliche Flüssigkeitszufuhr**, lokal tut **Wärme** dem Patienten gut. Die Prognose ist i. A. gut, v. a. wenn die prädisponierenden Faktoren, z. B. eine Obstruktion, rasch behoben werden.

7.7.2 Chronische Pyelonephritis

Diese Verlaufsform der Nierenbeckenentzündung zeichnet sich durch **wiederholte (intermittierende) Krankheitsepisoden** aus, sie kann aber auch latent schwelen.

Klinisches Bild

Gehäuft auftretende Pyelonephritiden sind oft Ausdruck eines chronischen Krankheitsverlaufs. Die Beschwerden sind dabei zumeist unspezifisch: leichte Temperaturerhöhung, Müdigkeit, Blasenbeschwerden, Abgeschlagenheit, Gewichtsabnahme und Kopfschmerzen. Im Urin finden sich oft Bakterien und Leukozyten, häufig ist eine leichte Eiweißausscheidung zu beobachten. Dieser Zustand kann sich über Jahre hinziehen und fast unmerklich in eine Niereninsuffizienz übergehen. Eine andere Komplikation ist die Entwicklung einer Hypertonie.

Therapie und Prognose

Die Therapie entspricht zum einen der bei akuter Pyelonephritis, zum anderen gilt es, die Komplikationen, wie Hypertonie oder Niereninsuffizienz, zu behandeln. Insgesamt ist die Prognose eher schlecht, Aussicht auf eine Heilung besteht zumeist nicht.

7.7.3 Akute Zystitis (Harnblasenentzündung)

Die Harnblasenentzündung wird zumeist durch **Bakterien** verursacht und kommt bevorzugt bei Frauen vor.

Ätiologie

Die Blasenentzündung ist ein weit verbreitetes Leiden, das bei Frauen durch die **kurze Harnröhre** begünstigt wird. Die Infektion bleibt zumeist auf die Blase beschränkt, sie kann aber auch aufsteigen und die gesamten Harnwege und die Nieren befallen. Die Keime werden oft beim Geschlechtsverkehr eingeschleppt. Blasenstörungen ohne Bakterien und Leukozyten im Harn gehen auf eine Reizblase zurück, lassen sich ansonsten dem klinischen Bild nach aber nicht leicht unterscheiden. Mit zunehmendem Alter werden auch Männer häufiger befallen. Ursache ist dann meist eine benigne Prostatahyperplasie, die die Harnröhre so weit einengt, dass die Blase sich nicht mehr vollständig entleeren kann. Der nach dem Wasserlassen verbleibende Restharn bildet dabei einen Nährboden für infektiöse Keime.

Klinisches Bild

Typische Beschwerden sind **Dysurie, Pollakisurie, Blasenkrämpfe und Schmerzen** über dem Schambein. Nierenschmerz fehlt typischerweise. Blut im Urin ist selten, kann aber als Ausdruck einer hämorrhagischen Zystitis vorkommen.

Therapie

Finden sich im Urin Bakterien, ist eine **antibiotische Therapie** angezeigt, wobei zumeist Cotrimoxazol eingesetzt wird. Eine **reichliche Flüssigkeitszufuhr** ist wie bei allen Harnwegsinfekten angezeigt.

7.8 Zystenniere

Die Zystenniere ist die **häufigste hereditäre Nierenerkrankung**. Etwa einer von 2500–5000 Menschen ist betroffen. Die Erkrankung kann bereits im Kindesalter auftreten. Viel häufiger ist allerdings die autosomal-dominant vererbte Zystenniere beim Erwachsenen, auf die sich die folgende Darstellung bezieht.

Diagnose und klinisches Bild

Meist erkranken die Patienten zwischen dem 30. und dem 50. Lebensjahr. In der Vorgeschichte sind bereits Erkrankungen in der Familie bekannt. Die Symptomatik beginnt zumeist mit einem **Bluthochdruck** oder mit **abdominellen Schmerzen**. Ereignet sich eine Zystenruptur, bemerken die Patienten vorübergehend Blut im Urin. Zeichen der Harnwegsinfektion treten auf, wenn sich die Zysten infizieren oder sich Zystenabszesse bilden.

Die Diagnose erfolgt letztlich anhand der **Sonographie**, wobei sich die Zysten als echoarme Areale darstellen.

> **Praxistipp**
> Nicht mit der Zystenniere zu verwechseln ist das Auftreten einzelner Zysten. Sie verursachen zumeist nur bei erheblicher Größe Beschwerden und können dann operativ entfernt werden. Eine Niereninsuffizienz tritt nicht auf, eine maligne Entartung ist extrem selten.

Therapie und Prognose

Der Krankheit schreitet zumeist langsam in Richtung **Niereninsuffizienz** voran; 10% aller Dialysepatienten haben eine Zystenniere. Im 50. Lebensjahr ist jeder vierte Patient dialysepflichtig, im 65. Lebensjahr sind es 75%. Eine spezifische Therapie ist nicht bekannt. Die Behandlung zielt im Wesentlichen auf die **Eindämmung des Bluthochdrucks**.

7.9 Nierensteinerkrankung (Nephrolithiais, Urolithiasis)

Bei dieser Erkrankung kristallisieren bestimmte Stoffe, die beim Gesunden im Harn gelöst sind, aus und wachsen durch Anlagerung zu mehr oder weniger großen Steinen heran. Sie können in den Sammelrohren der Nierenkelche, im Nierenbecken oder in den ableitenden Harnwegen entstehen (Abb. 7.3).

Ätiologie

Die Ursachen des Nierensteinleidens sind vielfältig und nicht in allen Einzelheiten geklärt. Es gibt allerdings bestimmte prädisponierende Faktoren.

Prädisponierende Faktoren für die Entwicklung eines Nierensteinleidens

- Vermehrte Ausscheidung von Kalzium, Oxalat, Phosphat und Harnsäure
- Verminderte Ausscheidung von Stoffen, welche die Steinbildung hemmen, wie Zink, Zitrat, Magnesium und Pyrophosphat
- Verminderte Urinmenge
- Veränderter pH-Wert des Urins: Saurer Urin begünstigt die Bildung von Uratsteinen, alkalischer (pH-Wert > 7) die Bildung von Phosphatsteinen
- Verlangsamter Harnabfluss und daraus folgende Infektion

Die Steine werden nach ihrer Zusammensetzung unterschieden: 75% machen **kalziumhaltige Steine** (Kalziumphosphat, Kalziumoxalat) aus, **Harnsäuresteine** (Uratsteine) kommen zu 10–15% vor, und **Struvitsteine**, die infektiös bedingt sind, liegen in ihrer Häufigkeit bei 10%. Sehr selten sind **Zystin- und Xanthinsteine**.

Klinisches Bild

Kleine Nierenkonkremente verursachen oft überhaupt keine Symptome und werden gelegentlich bei einer Sonographie als Zufallsbefunde entdeckt. Verlegt der Nierenstein aber den Harnabfluss, können je nach Lage und Größe des Steins unterschiedliche klinische Erscheinungsbilder auftreten. Am eindrücklichsten ist die **Nierenkolik**, die aber insgesamt eher selten ist. Es handelt sich um heftigste, anfallar-

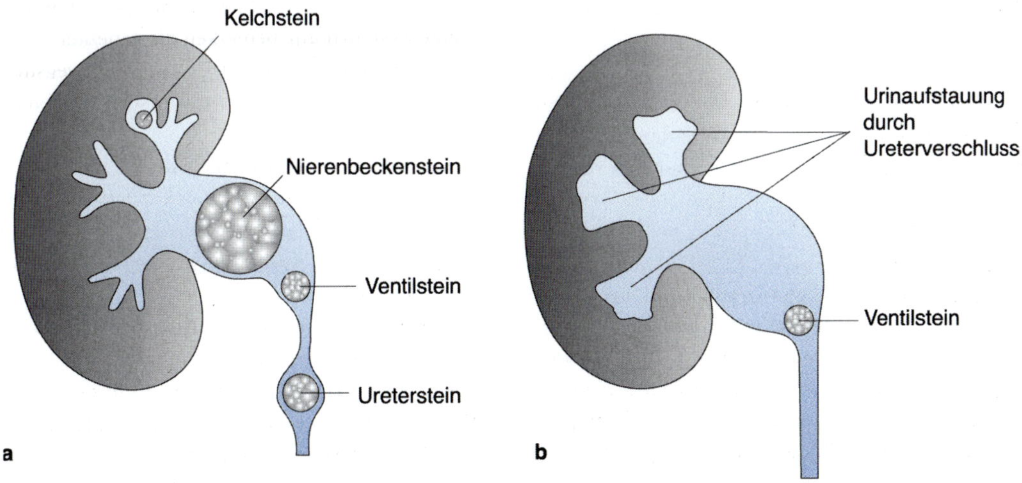

Abb. 7.3. Steinbildung in den ableitenden Harnwegen

tig auftretende Schmerzen im Nierenlager, die über den Harnleiter in die Leiste oder die Genitalregion ausstrahlen. Der Urin kann blutig sein. Begleitet werden die Koliken von vegetativen Symptomen, wie Schweißausbruch, Übelkeit und Erbrechen. Auch ein Ileus kann auftreten.

Viel häufiger bemerken die Patienten ziehende oder dumpfe **Schmerzen** in der Nierengegend. Im Urin findet sich eine **Mikrohämaturie**, eine Makrohämaturie ist selten.

Eine wichtige Komplikation des Steinleidens ist der **sekundäre bakterielle Harnwegsinfekt**. Oberhalb des Abflusshindernisses kann es zudem zu einer Erweiterung des Harnleiters (**Hydroureter**) oder des Nierenbeckens (**Hydronephrose**) kommen.

Diagnose

Die Diagnse wird anhand der **Anamnese** und des **Urinbefundes** gestellt. Auch bildgebende Vefahren, wie Sonographie, Computertomographie und i.v.-Urogramm, kommen zum Einsatz, um den Stein zu lokalisieren oder Folgeschäden zu erkennen.

Therapie

Die Mehrzahl der Harnsteine geht spontan ab, wenn es gelingt, sie durch konservative Maßnahmen in Bewegung zu setzen. Hierzu gehören eine hohe **Flüssigkeitszufuhr** und körperliche **Bewegung**. Besteht Fieber, muss hochdosiert mit **Antibiotika** behandelt werden, da die Gefahr einer Urosepsis besteht. Bei Nierenkolik werden i.v. **Spasmolytika und Analgetika** verabreicht.

Steine, die nicht auf einfache Weise abgehen, können durch die **extrakorporale Stoßwellenlithotripsie** zertrümmert oder mit Hilfe des **Endoskops** entfernt werden. Eine offene Operation ist nur selten erforderlich.

Prophylaxe

Um einer Steinbildung vorzubeugen, wird eine **reichliche Flüssigkeitszufuhr** (mindestens 2 l/Tag) empfohlen. Gezielte **Veränderungen des pH-Wertes** können ebenfalls prophylaktisch wirken: Ansäuern bei Phosphatsteinen, Alkalisieren bei Uratsteinen. Bei Harnsäuresteinen kann die Gabe von **Allopurinol** helfen, welches die Harnsäurebildung hemmt. **Diätetische Maßnahmen** zielen auf Gewichtsreduktion und eingeschränkte Zufuhr tierischer Eiweiße.

> **Praxistipp**
> Patienten mit einer Nierenkolik erhalten einen Urinsammelbehälter, dessen Öffnung mit einem Sieb versehen ist. Sie sollen aufgefordert werden, nur in diesen Behälter Wasser zu lassen, damit ein Steinabgang nicht unerkannt bleibt. Die Steinkonkremente können dann im Labor auf ihre chemische Zusammensetzung hin untersucht werden.

7.10 Erkrankungen der Prostata

7.10.1 Benigne Prostatahyperplasie (BPH)

Es handelt sich um eine **gutartige Wucherung des Prostatagewebes**, die mit steigendem Lebensalter immer mehr Männer betrifft.

Ätiologie

Die Prostata (Vorsteherdrüse) liegt außerhalb des Peritoneums, vom Damm her gesehen vor der Harnblase, und umgibt die Harnröhre. Sie gehört der Funktion nach zu den männlichen Geschlechtsdrüsen und steht in Abhängigkeit von der Produktion des männlichen Geschlechtshormons Testosteron: Mit absinkendem Testosteronspiegel im Alter vergrößern sich die fibromuskulären (stromalen) Gewebeanteile. In der Folge wuchert der paraurethral gelegene Mittellappen der Prostata und engt die Harnröhre immer weiter ein. Die vergrößerte Prostata ist bei der rektalen Palpation tastbar.

Klinisches Bild

Der Prostatahyperplasie schreitet über viele Jahre langsam voran. Im Allgemeinen werden **3 Stadien** unterschieden:

- **Frühstadium:** Ist die Einengung der Harnröhre noch nicht weit fortgeschritten, hat die Blase noch ausreichend Kraft, um den Urin herauszupressen. Der Harnstrahl ist aber abgeschwächt, und die Betroffenen klagen über häufigen Harndrang und müssen auch nachts auf die Toilette.

- **Stadium 2:** Es bleibt nach dem Wasserlassen zunehmend Restharn in der Blase zurück. Dieser Zustand kann jahrelang bestehen bleiben, ohne große Probleme zu bereiten. Tritt allerdings eine Infektion hinzu, kann sich eine schwere Blasenentzündung entwickeln.
- **Stadium 3:** Mit zunehmender Restharnbildung kommt es zur Überlaufblase und zur Inkontinenz bei prall gefüllter Harnblase. Die Überdehnung der Harnblase kann zum völligen Harnverhalt führen, der eine erhebliche Infektionsgefahr bedeutet. Die schwerste Komplikation ist der Rückstau in die Ureteren und in die Nieren (Stauungsniere), was eine Niereninsuffizienz und eine Urosepsis nach sich ziehen kann. In diesem Stadium leiden die Patienten erheblich: Sie klagen über Harnträufeln und Blasenschmerzen und fühlen sich durch die sich entwickelnde Azotämie krank. Bei inoperablen Patienten ist eine Dauerkatheterbehandlung erforderlich.

Therapie

Im Frühstadium lassen sich die Beschwerden oft durch **pflanzliche Wirkstoffe** wie Sägepalmfrüchte, Brennesselwurzel und β-Sitosterin lindern, und das Fortschreiten der Erkrankung kann für eine gewisse Zeit aufgehalten werden. Im weiteren Krankheitsverlauf sind **operative Maßnahmen** erforderlich: Die Prostatektomie oder die transurethrale Elektroresektion sind 2 übliche Verfahren. Die Prostatektomie behebt die Symptome in den meisten Fällen. Als Nebenwirkungen müssen die Patienten aber eine retrograde Ejakulation und Infertilität in Kauf nehmen. Etwa 5% der Patienten sterben an den Operationsfolgen.

7.10.2 Prostatakarzinom

Das Prostatakarzinom ist der zweithäufigste bösartige Tumor des Mannes. Es handelt sich dabei zumeist um ein Adenokarziom, also um einen **Tumor des Drüsengewebes.**

Ätiologie

Wie und warum der Tumor entsteht, ist bislang weitgehend unbekannt. Der Krankheitsverlauf kann individuell sehr stark variieren. Bei jüngeren Männern kann der Tumor so rasch und aggressiv wachsen, dass er erst bemerkt wird, wenn sich bereits Metastasen gebildet haben. Zumeist kommt das Prostatakarzinom aber erst in höherem Lebensalter vor. Es wächst dann oft sehr langsam und wird nicht selten erst zufällig entdeckt. Grundsätzlich lässt sich bei der Entdeckung des Tumors nicht mit Sicherheit vorhersagen, ob es sich um einen langsam oder rasch wachsenden Tumor handelt.

> **Viele alte Männer sterben mit einem Prostatakarzinom, aber nicht an ihm.**

Klinisches Bild

Anders als bei der benignen Prostatahyperplasie macht sich das Krebsleiden fast nie durch einen abgeschwächten Harnstrahl bemerkbar, sondern durch **Blut im Urin**, eine plötzlich auftretende **Impotenz** oder **Kreuzschmerzen**, die von einer Metastasierung in der unteren Wirbelsäule herrühren.

Diagnose

Das Prostatakarzinom kann bei der **rektalen Untersuchung** tastbar und bei der **Sonographie** sichtbar sein. Eine sichere Abklärung erlaubt aber nur die **Prostatabiopsie**. Der Nutzen einer Krebsfrüherkennung durch Bestimmung der Konzentration des prostataspezifischen Antigens (PSA) wird kontrovers diskutiert.

Therapie

Therapeutisch kommen je nach Patient verschiedene Vorgehensweisen infrage. Gerade bei älteren Menschen ist ein bloßes Beobachten, also das **kontrollierte Zuwarten**, wegen der langsamen Progression, nicht selten die angemessene Strategie. Ansonsten kommen die **operative Prostataentfernung**, eine **Strahlen-** oder eine **Hormontherapie** als Alternativen in Betracht. Ein überzeugender Nachweis, dass die Operation einen Überlebensvorteil bedeutet, konnte bislang leider nicht erbracht werden. Derzeit werden verschiedene Arten der Immunisierung erprobt, mit denen das Immunsystem stimuliert werden soll. Es handelt sich bei dieser »Krebsimpfung« also nicht um eine vorbeugende Impfung.

7.11 Erkrankungen der weiblichen Geschlechtsorgane

7.11.1 Entzündliche Erkrankungen

Bei den entzündlichen Erkrankungen der weiblichen Geschlechtsorgane handelt es sich zumeist um **von der Scheide aufsteigende Infektionen**. Begünstigt werden sie durch ein verändertes Scheidenmilieu, mangelnde Intimhygiene oder eine geschwächte Abwehr, etwa bei Immunkrankheiten. Auch bei Diabetikerinnen ist die Infektionsanfälligkeit erhöht. Gravierende Folgeerscheinungen sind Sterilität oder – bei Keimbesiedlung des Bauchfells – die Peritonitis.

Vulvitis

Ätiologie

Die Vulva ist aufgrund der **Nachbarschaft zum Anus** regelmäßig stark mit Keimen besiedelt. Eine Vulvitis tritt auf, wenn die Haut durch aggressive Waschmittel oder durch Urin (z. B. bei Inkontinenz) chronisch gereizt wird. Als Infektionserreger kommen v. a. Staphylokokken und Streptokokken in Betracht, aber auch Pilze, Trichomonaden oder Filzläuse können ursächlich verantwortlich sein.

Klinisches Bild und Therapie

Neben den **Entzündungszeichen** – Rötung, Schwellung, Schmerz – besteht oft starker **Juckreiz** (Pruritus vulvae). Bakterielle oder Pilzinfektionen werden mit **Antibiotika** bzw. **Antimykotika** behandelt. Im Übrigen gilt es, die Ursache auszuschalten. Unterstützend werden u. a. Kamillensitzbäder verordnet.

Kolpitis

Ätiologie

Infektionen der Vagina liegt meist ein **gestörtes Scheidenmilieu** zugrunde, auf dem sich die Erreger ausbreiten können.

Klinisches Bild, Diagnose und Therapie

Leitsymptom ist ein meist unangenehm riechender **Ausfluss** (◘ Tab. 7.3). Die Scheide ist geschwollen und gerötet. **Juckreiz** tritt zumeist nur bei Pilzbefall (Soorkolpitis) auf. Im **Abstrich** lassen sich die Erreger unter dem Mikroskop sichtbar machen. Behandelt wird mit **Antibiotika** bzw. **Antimykotika**.

◘ **Tabelle 7.3.** Fluor genitalis: Aussehen und mögliche Ursachen

Befund	Ursachen (Beispiele)
Weiß-gelblich und cremig	Pilzinfektion
Gelb-grünlich und schaumig	Trichomonadeninfekt
Grau und wässrig	Kokkeninfektion
Braun und blutig	Tumor
Gelblich und serös	Parasitenbefall, Genitaltuberkulose
Eitrig	Gonorrhö

> **Praxistipp**
> Der Geschlechtspartner sollte mitbehandelt werden, um Re-Infektionen zu verhindern (Ping-pong-Effekt).

Adnexitis

Ätiologie

Während Entzündungen des Uterus (Zervizitis, Endometritis) selten sind, tritt die Adnexitis v. a. bei jungen, sexuell aktiven Frauen häufiger auf. Als Adnexe (Anhangsgebilde) werden Ovarien und Tuben zusammengefasst. Die Infektion steigt meist aus der Vagina auf und befällt oft beide Seiten. Begünstigende Faktoren sind u. a. die Menstruation oder Intrauterinpessare. Bei fast jeder zweiten Frau werden **Chlamydien** als Erreger festgestellt, daneben oft auch Streptokokken, Staphylokokken oder Gonokokken. Eine Adnexitis kann in selteneren Fällen durch ein Übergreifen abdomineller Infektionen (z. B. Appendizitis) entstehen. Auf hämatogenem Weg können Tuberkulosebakterien die Adnexe infizieren.

Klinisches Bild

Die fiebernden Frauen klagen über einen starken, seitenbetonten **Schmerz** im Unterbauch. Zudem besteht ein übelriechender **Fluor**. **Übelkeit und Erbrechen** können bei diesen Frauen Zeichen einer Reizung des Bauchfells sein. Bei akuter Entzündung senkt sich der Eiter in die Excavatio rectouterina (Douglas-Raum) – eine Bauchfelltasche zwischen Mastdarm und Uterus, die bis zum hinteren Scheidengewölbe hinunterreicht. Es entsteht ein **Douglas-Abszess**, der vom hinteren Scheidengewölbe aus tastbar ist.

Therapie

Die sofortige **Antibiotikagabe** ist dringend erforderlich. Zusätzlich werden **schmerzlindernde Medikamente** (nichtsteroidale Antirheumatika) eingesetzt. Das Ansprechen der Therapie entscheidet auch darüber, ob sich Komplikationen einstellen. Gefürchtet ist die Verklebung der Eileiter mit der Gefahr der **Sterilität**. Eine lebensbedrohliche Situation entsteht, wenn die Infektion auf das Bauchfell übergreift und eine **Peritonitis** entsteht. Heilt die Adnexitis nicht vollständig aus, kann sie in eine chronische Form mit wiederkehrenden Unterbauchschmerzen übergehen – mit der Gefahr der Sterilität und einem erhöhten Risiko für eine Eileiterschwangerschaft.

7.11.2 Tumorerkrankungen

Gut- und bösartige Tumoren können im gesamten Genitaltrakt auftreten. Im Rahmen dieses Buches sollen die beiden häufigsten malignen Tumoren, das Zervix- und das Endometriumkarzinom, vorgestellt werden. Unter den gutartigen Tumoren haben Myome die größte Bedeutung.

Zervixkarzinom

Ätiologie

Das Zervixkarzinom ist nach dem Mammakarzinom der zweithäufigste gynäkologische Tumor. Zumeist handelt es sich um ein **Plattenepitzhelkarzinom**, das im Übergangsbereich zwischen dem Plattenepithel der Portio und dem Zylinderepithel der Zervix entsteht. Als bedeutender pathogenetischer Faktor wird heute die Infektion mit dem **humanen Papillomavirus** (HPV) angesehen. Andere begünstigende Faktoren sind häufige Partnerwechsel, eine abgelaufene Gonorrhö und eine vernachlässigte Intimhygiene.

Diagnose und klinisches Bild

Die Tumorentwicklung verläuft über mehrere Dysplasiestadien, die bei der **feingeweblichen Untersuchung des Zervixabstrichs** nachweisbar sind.

> **Weil die Vorstadien von der Frau unbemerkt ablaufen, haben Früherkennungsuntersuchungen einen hohen Stellenwert.**

Das Zervixkarzinom selbst macht erst spät durch **Zwischen- und Kontaktblutungen** auf sich aufmerksam. Hat sich der Krebs bereits weit ausgebreitet, können Darm- und Blasenfunktion in Mitleidenschaft gezogen sein. Auch kann der Tumor auf in der Nachbarschaft befindliche Blutgefäße und Nerven drücken.

Therapie und Prognose

Bei Tumoren, welche die Basalmembran noch nicht durchbrochen haben, führt der Arzt eine **Konisation** durch. Bei diesem Eingriff wird ein kegelartiges Gewebestück aus der Zervix entfernt. Bei weiter fortgeschrittenen Tumoren entfernt man die gesamte Gebärmutter (Hysterektomie). Die **Radikaloperation nach Wertheim-Meigs** ist bei weit fortgeschrittenen Tumoren die Methode der Wahl. Bei diesem Eingriff werden neben der Gebärmutter auch die Adnexe, das hintere Scheidendrittel und die Beckenlymphknoten ausgeräumt, ggf. muss die Operation auf Blasen- oder Darmanteile ausgedehnt werden. Anschließend wird bei befallenen Lymphknoten eine **Bestrahlung** durchgeführt. Die Strahlentherapie kann auch primär eingesetzt werden, wenn die Patientin inoperabel ist. Das Zervixkarzinom ist gegenüber einer Chemotherapie nicht hinreichend empfindlich. Sie wird aber gelegentlich präoperativ eingesetzt, um die Erfolgsaussichten der Operation zu verbessern.

Bei fortgeschrittenen Tumoren ist die Prognose schlecht. Wird das Karzinom jedoch in einem frühen Stadium entdeckt, ist die langfristige Überlebenschance sehr groß. Vor kurzem sind ermutigende Versuchsergebnisse mit einem **Impfstoff** gegen das HPV erzielt worden. Einige Experten rechnen damit, dass die »Krebsimpfung« in absehbarer Zeit eingeführt wird. Bestätigen sich die bisherigen Erfahrungen, ließe sich die Zahl der Zervixkarzinome möglicherweise deutlich reduzieren.

Endometriumkarzinom (Korpuskarzinom)

Ätiologie

Das Endometriumkarzinom tritt v. a. bei älteren Frauen auf, oftmals unter dem Einfluss erhöhter Östrogenspiegel, etwa im Rahmen einer Hormontherapie oder bei sehr spät eintretender Menopause. Recht viele Patientinnen sind adipös.

Klinisches Bild

Leitsymptom ist die (postmenopausale) **Blutung**. Bei fortgeschrittener Erkrankung ist ein übelriechender **Ausfluss**, der vom Tumorzerfall herrührt, möglich.

Diagnose, Therapie und Prognose

Die Diagnose wird im Rahmen einer **diagnostischen Ausschabung** gestellt. Die Therapie besteht in der **operativen Entfernung** von Uterus und Adnexen (und ggf. der Beckenlymphknoten). Zur Vermeidung von Rezidiven und bei Lymphknotenbefall wird postoperativ bestrahlt.

Die Prognose hängt entscheidend von der Ausbreitung des Tumors ab. Hat dieser die Muskulatur und die Lymphknoten erreicht, ist die Prognose sehr schlecht.

Myome

Ätiologie

Myome sind häufig vorkommende **gutartige Tumoren der Uterusmuskulatur**. Sie entstehen bei jüngeren Frauen oft bei bestehendem Hormonungleichgewicht mit hohem Östrogenanteil, sie können aber auch genetisch bedingt sein.

Klinisches Bild

Leitsymptom sind **Blutungsstörungen**, wie verstärkte Regelblutung (Hypermenorrhö), verlängerte Periodendauer von > 6 Tagen (Menorrhagie) oder mit krampfhaften Unterbauchschmerzen einhergehende Regelblutung (Dysmenorrhö). Daneben wird manchmal von den Frauen ein **Druckgefühl im Unterbauch** beschrieben.

Vor allem kleine Myome sind an sich ein harmloser Befund. Grundsätzlich können Myome aber zu Komplikationen führen: Aufgrund verstärkter Regelblutungen kann sich auf lange Sicht eine **Anämie** ausbilden. Drückt ein sehr großes Myom auf den Harnleiter, kann dies zu einem **Harnstau** mit seinen Konsequenzen führen. Die schwere Symptomatik eines **akuten Abdomens** ist bei gestielten Myomen möglich: Dreht sich das Myom um die Stielachse, schneidet es sich von der Blutzufuhr ab und wird nekrotisch.

Diagnose

Große Myome sind bei der **gynäkologischen Untersuchung** tastbar. Ansonsten kann man sie im Rahmen der **Ultraschalluntersuchung** erkennen.

Therapie

Bei kleinen Myome wird eine **Hormontherapie** mit Gestagenen duchgeführt, mit dem Ziel, die Regelblutung abzuschwächen. Im Nebeneffekt verkleinern sich gelegentlich auch die Myome. Große Myome werden **operativ** entfernt, bei älteren Frauen kann auch eine Hysterektomie erwogen werden.

7.11.3 Endometriose

Ätiologie

Bei der Endometriose kommt die normale Uterusschleimhaut, das Endometrium, auch außerhalb der Gebärmutterhöhle vor. Sie unterliegt dabei den normalen hormonellen Veränderungen des Menstruationszyklus. Die Ursache der Erkrankung ist ungeklärt.

Das Endometrium kann in die Muskulatur des Uterus versprengt sein, aber auch in anderen Geschlechtsorganen, wie Eileiter, Eierstöcke oder Vagina, auftreten. Bei der **Endometriosis extragenitalis** kommt die Gebärmutterschleimhaut sogar außerhalb der Geschlechtsorgane vor, etwa in der Lunge, im Darm oder im Gehirn.

Klinisches Bild

Die betroffenen Frauen leiden v. a. unter **Schmerzen**, die sich in Abhängigkeit von der Lokalisation des Endometrioseherdes einstellen. Beispielhaft sind Schmerzen beim Geschlechtsverkehr, beim Wasserlassen oder beim Stuhlgang. Im Allgemeinen sind die Schmerzen kurz vor der Regelblutung am stärksten, weil die Endometrioseherde dann zyklusbedingt am größten sind. Bei Befall der Blase kann blutiger Urin, bei Lungenbefall blutiger Husten auftreten. Unter Umständen droht Sterilität, wenn nämlich die Endometrioseherde den Eileiter verschließen oder die Eierstöcke weitgehend für sich einnehmen.

Diagnose

Manche Endometrioseherde können bei der **gynäkologischen Untersuchung** getastet werden, im Übrigen werden die meisten Herde im Rahmen einer **Bauchspiegelung** (Laparoskopie) leicht entdeckt.

Therapie

Bei jüngeren Patientinnen mit Kinderwunsch werden die Endometrioseherde **operativ** beseitigt, gelegentlich schon bei der Endoskopie des Bauchraums. Kleine Herde lassen sich mit Hilfe eines Lasers zerstören, größere werden ausgeschält. Im Rahmen einer **hormonellen Rückfallprophylaxe** erhalten die Patientinnen Gestagene, die den Wachstumsreiz auf verbliebene Herde vermindern und den Frauen einen Teil der Schmerzen nehmen.

II

Infektionskrankheiten

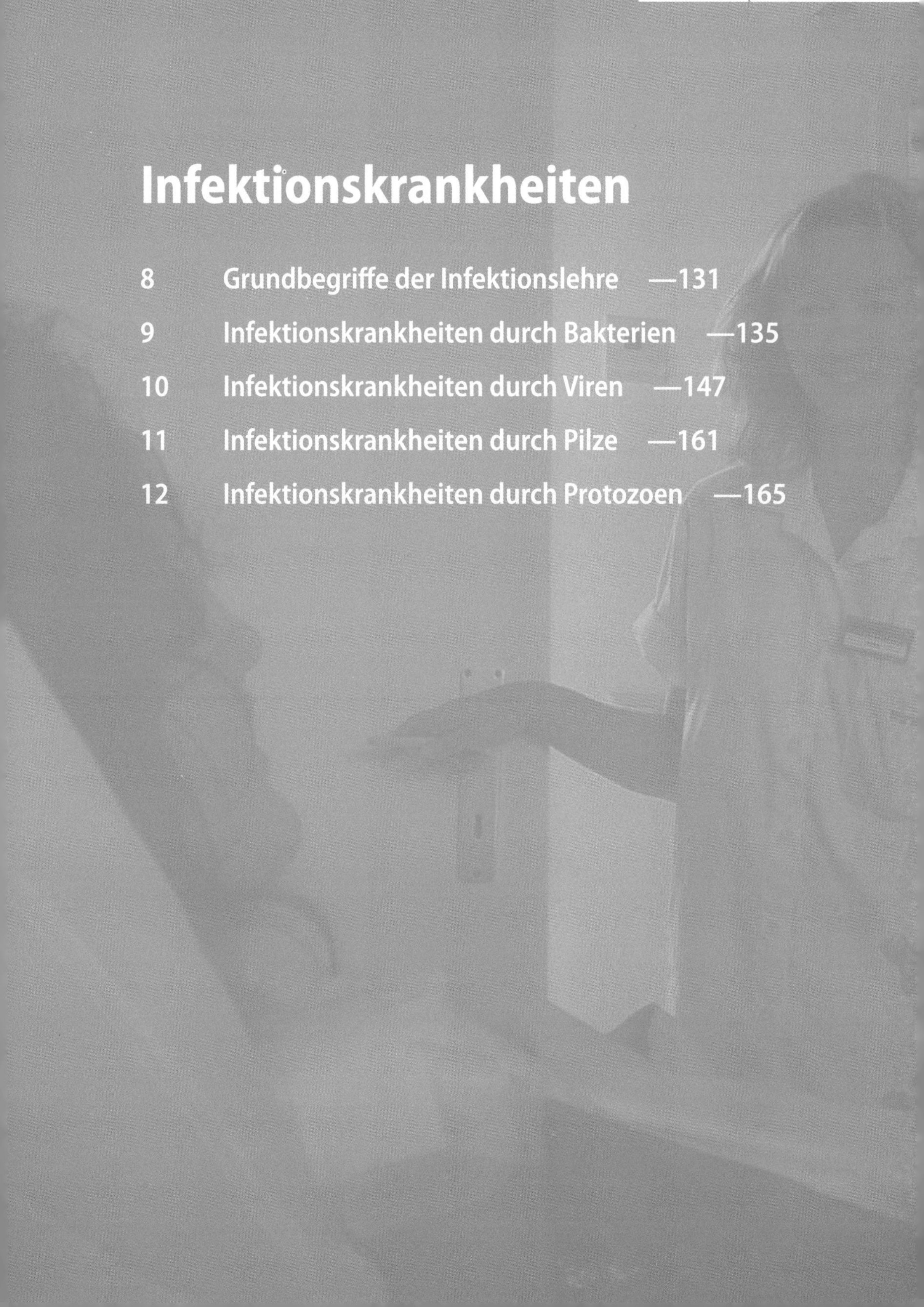

Grundbegriffe der Infektionslehre

In diesem Kapitel sollen zunächst einige Grundbegriffe der Infektiologie erläutert werden. In den folgenden Kapiteln werden die Krankeitserreger nicht als solche besprochen, sondern die einzelnen von ihnen ausgelösten Krankheiten mit ihrem klinischen Bild, der entsprechenden Diagnostik und der daraus folgenden Therapie. Dieses Vorgehen erscheint sinnvoll, da man im Praxisalltag nicht in erster Linie mit den Erreger konfrontiert wird, sondern i. d. R. mit der jeweiligen durch den spezifischen Erreger ausgelösten Infektion und dem für diesen Erreger typischen Krankheitsbild, wobei einzelne Erreger verschiedene Krankheitsbilder auslösen können, während sich umgekehrt jedes Krankheitsbild meist einem speziellen Erreger zuordnen lässt.

8.1 Infektion

Unter einer Infektion versteht man die Übertragung, das Haftenbleiben und das **Eindringen von Mikroorganismen** (Viren, Bakterien, Pilzen, Protozoen) in einen Makroorganismus (Mensch) und die nachfolgende Vermehrung in diesem. Eine Infektion bildet die Voraussetzung für eine Infektionskrankheit, deren Ausbruch wesentlich von den infektiösen und pathogenen Eigenschaften des Mikroorganismus bestimmt wird.

> **Krankheitsentstehung und -verlauf hängen außerdem von der Empfindlichkeit bzw. Unempfindlichkeit (Resistenz) und den Abwehrkräften (Immunität) des Makroorganismus ab.**

8.2 Infektionswege

Die Infektionswege, über die Krankheitserreger in den menschlichen Organismus eintreten, sind sehr unterschiedlich, z. B. können durch kleinste **Verletzungen** der Haut, wie einen Mückenstich, Erreger in die Blutbahn gelangen, die in der Folge z. B. Malaria oder Fleckfieber und andere Erkrankungen auslösen können. Die Übertragung pathogener Keime kann durch direkten Kontakt (**Kontaktinfektion**) erfolgen oder durch Kontakt mit infektiösem Material wie Blut oder Urin (**Schmierinfektion**) oder auch durch Husten, Sprechen, Niesen (**Tröpfcheninfektion**).

8.3 Infektionsverlauf

Der Verlauf einer Infektionskrankheit hängt von vielen Faktoren ab (z. B. Abwehrlage des Erkrankten, Virulenz des Erregers und andere). Zwischen der Ansteckung und den ersten Krankheitszeichen können Stunden bis Jahre vergehen. Diese Zeit wird als **Inkubationszeit** bezeichnet. Vor Ausbruch der typischen Krankheitssymptome treten meist uncharakteristische Krankheitszeichen auf (Müdigkeit, Appetitmangel, Kopfschmerzen, Fieber und andere), die als **Prodromalstadium** bekannt sind und die entweder, je nach Abwehrlage des Erkrankten, wieder verschwinden oder in das Vollbild der Erkrankung übergehen.

8.4 Klinische Zeichen einer Infektion

In vielen Fällen gelten die Kardinalsymptome der Entzündung – **Rubor, Calor, Tumor, Dolor** und **Functio laesa** – noch immer als die klassischen Infektionszeichen. Durch Gewebeschäden, die der Keim verursacht, werden Prostaglandine, Leukotriene, vasoaktive Stoffe (Serotonin, Bradykinin, Histamin), Zytokine und Chemokine freigesetzt, die die Gefäße weitstellen, sodass das Gewebe besser durchblutet wird, damit Abwehrstoffe und Abwehrzellen antransportiert werden können. Diese Durchblutungssteigerung erklärt den Rubor (Rötung) und den Calor (Wärme). Zudem ändert sich die Permeabilität der Zellmembran, sodass verstärkt Flüssigkeit in das Gewebe gelangt und es zu einer ödematösen Schwellung (Tumor) kommt. Durch diese Schwellung erhöht sich der Gewebedruck, sodass die Nervenendigungen gereizt werden, was als Schmerz (Dolor) empfunden wird. Der Schmerz führt dann in der Folge oft dazu, dass das betroffene Körperteil geschont wird, was zur Functio laesa (eingeschränkte Funktionstüchtigkeit) führt.

8.5 Labordiagnostik

Durch die bei einer Infektionen im Körper eingeschalteten Regelmechanismen ändern sich eine Reihe von Laborparametern.

Die Messung der **Blutsenkungsgeschwindigkeit (BSG)** nach Westergreen ist ein erster Anhaltspunkt, um das Ausmaß der Schäden zu objektivieren. Allerdings ist die BSG ein unspezifischer Marker, weil der Wert nicht nur bei Infektionen, sondern auch bei Tumoren und anderen Krankheitsbildern erhöht sein kann.

Neben der BSG spielt die Produktion des **C-reaktiven Proteins (CRP)** eine diagnostische Rolle. Der CRP-Spiegel im Blut ist aktueller als die BSG, da diese erst mit 2-tägiger Zeitverzögerung reagiert.

Ein weiterer wichtiger Entzündungsparameter sind die **Leukozytenzahlen**, die v. a. bei bakteriellen Infektionen ansteigen (sog. **Leukozytose**).

Hinweise auf eine Infektion bietet auch ein **niedriger Serumeisenspiegel**, da der Körper während einer Infektionen durch Ablagerung von Eisen in Depots (Makrophagen) versucht, den Zugang der Bakterien zu diesem essenziellen Nährstoff zu unterbinden.

8.6 Das Immunsystem

Der menschliche Körper verfügt über ein eigenes Abwehrsystem, das sowohl auf humoralen als auch auf zellulären Abwehrmechanismen basiert und die Bekämpfung von Fremdkörpern ermöglicht.

Man unterscheidet ein unspezifisches Abwehrsystem, das von Geburt an vorhanden ist, und ein spezifisches, das im Laufe des Lebens erworben werden muss.

8.6.1 Unspezifische Abwehr

Die unspezifische Abwehr setzt sich aus **3 Komponenten** zusammen:

- Der Körper verfügt über eine ganze Reihe von **Schutzbarrieren**, wie die äußere Haut (Flora, Säuremantel = chemischer Schutz), Schleimhäute, das Flimmerepithel der Atemwege (mechanischer Schutz), den Speichel der Mundhöhle, die Salzsäure des Magens, den Harnfluss (spült Harnblase und Harnröhre), die Darmflora und das saure Milieu der Scheide (biologischer Schutz).
- Zu der **zellulären, unspezifischen Abwehr** zählen die Mikro- und Makrophagen, die gegen Fremdpartikel gerichtet sind, und die natürlichen Killerzellen, die sich gegen eigene entartete Zellen richten.
- Ergänzt werden diese beiden Systeme durch ein **humorales, spezifisches Abwehrsystem**, bestehend aus Komplementsystem (Eiweißmoleküle, die fremde Zellen zerlöchern), Lysozym (gegen Bakterien gerichtet) und Interferon (gegen Viren gerichtet).

8.6.2 Spezifische Abwehr

Das spezifische Abwehrsystem muss im Kontakt erworben werden und führt i. d. R. zur **Immunität**, wobei nach jedem Erstkontakt mit einem dem Körper noch nicht bekannten Erreger eine Latenzzeit von etwa 1–3 Wochen notwendig ist, um die erforderlichen Abwehrzellen zu bilden. Auch hier unterscheidet man einen zellulären und einen humoralen Anteil:

- Das **zelluläre, spezifische Abwehrsystem** wird in erster Linie von den T-Lymphozyten gebildet, die spezifisch auf ein Antigen reagieren und über die T-Helferzellen zur Aktivierung von B-Lymphozyten führen. Die T-Suppressorzellen hemmen die Immunabwehr und verhindern auf diese Weise Überreaktionen (Allergien). T- Killerzellen töten virusinfizierte Zellen und Tumorzellen. T-Gedächtniszellen sorgen über ein sog. Immungedächtnis für eine schnelle Immunantwort.
- Dem **humoralen, spezifischen Abwehrsystem** werden v. a. die Antikörper zugerechnet. Antikörper (Ak) sind Eiweißkörper (v. a. Immunglobuline, γ-Globuline), die als Reaktion auf körperfremde Substanzen, sog. Antigene (Ag), gebildet werden und Fremdkörper erkennen und bekämpfen können. Sie werden von Plasmazellen, die sich aus B-Lymphozyten entwickeln, gebildet. Die Plasmazellen bilden überdies B-Gedächtniszellen, sodass auch hier ein Immungedächtnis für eine schnelle Immunantwort angelegt wird. Die Ak sind hochspezialisiert, sie bilden jeweils mit dem Ag, das die spezifische Immunantwort ausgelöst hat, einen sog. **Antigen-Antikörper-Komplex** (der nach dem **Schloss-Schlüssel-Prinzip** funktioniert) und machen damit das Antigen wirkungsunfähig.

8.7 Impfungen

Impfungen erzeugen eine **Immunität** zur individuellen und kollektiven Vorbeugung gegen Infektionskrankheiten.

8.7.1 Aktive Impfung

Die aktive Impfung entspricht der **künstlichen Erzeugung einer abgeschwächten Erkrankung**. Durch Gabe bestimmter Krankheitserreger (oder deren Giftstoffe) wird das körpereigene Abwehrsystem zur Bildung von Antikörpern angeregt. Es kommen infrage:
- Gabe vermehrungsfähiger, abgeschwächter Krankheitserreger;
- Gabe nicht vermehrungsfähiger bakterieller oder viraler Antigene;
- Gabe vermehrungsfähiger, lebender Impfkeime oder nicht vermehrungsfähiger mikrobieller Antigene;
- Gabe von Toxoiden.

8

> **Der Vorteil einer solchen aktiven Impfung ist ein lang anhaltender Impfschutz, weil der Körper ein Immungedächtnis gebildet hat.**

Nachteilig ist, dass der Schutz i. d. R. erst nach 1–3 Wochen eintritt und zudem meist erst nach der zweiten oder dritten Impfung. Beispiele sind: Hepatitis-B-Impfung, FSME-Impfung, Poliomyelitisimpfung.

8.7.2 Passive Impfung

Bei der passiven Impfung werden dem Körper **Immunglobulinpräparate** (spezifische Antikörper) oder **Seren** aktiv immunisierter Menschen bzw. Tiere verabreicht. Der Körper wird bei dieser Form der Impfung nicht aktiv, sein Immunsystem bildet keine eigenen Antikörper und entwickelt damit auch kein Immungedächtnis, sodass diese Form der Impfung meist nur wenige Wochen bis Monate anhält.

> **Der Vorteil besteht darin, dass ein sofortiger Impfschutz besteht.**

Beispiele sind: Hepatitis-A-Impfung, Tetanusimpfung.

8.7.3 Simultanimpfung

Zuweilen ist es erforderlich, sich die Vorteile der aktiven und der passiven Impfung **zeitgleich** zunutze zu machen, sodass man einen **sofortigen Schutz** und zudem einen **Langzeitschutz** hat. Das bekannteste Beispiel für eine Simultanimpfung ist die Tetanusimpfung.

Infektionskrankheiten durch Bakterien

9.1 Angina tonsillaris

- **Erreger:** β-hämolysierende Streptokokken, seltener Pneumokokken, Haemophilus influenzae, Corynebacterium haemolyticum oder Viren
- **Übertragung:** Tröpfcheninfektion
- **Inkubationszeit:** 2–5 Tage (bei Viren 1–7 Tage)

Klinisches Bild

Durch eine Infektion mit β-hämolysierenden Streptokokken kann es zu einer Angina tonsillaris kommen, die sich klinisch als **Rötung und Schwellung beider Gaumentonsillen** manifestiert. Auf den Tonsillen befinden sich i. d. R. weiß-gelbliche (eitrige) Stippchen, zudem kommt es meist zu einer Schwellung der regionalen Halslymphknoten. Die Patienten klagen über Schluck- und Kopfschmerzen, sie befinden sich oftmals in einem reduzierten Allgemeinzustand, verbunden mit Fieber.

Diagnose

Meist reicht das **klinische Bild** aus, um die Diagnose zu stellen. Verifiziert werden kann die Diagnose mittels eines **Rachen- und Gaumenmandelabstrichs** (im Handel sind Streptokokkenschnelltests erhältlich.)

Therapie

Die Therapie besteht in der Gabe von **Penicillin V** sowie evtl. Paracetamol zur Fiebersenkung und gegen die Halsschmerzen. Überdies sollten die Patienten Bettruhe einhalten. Bei Kindern kann Penicillinsaft verabreicht werden. Bei einer Penicillinresistenz kann eine Umstellung auf z. B. Augmentan erfolgen.

> **Das Penicillin muss, auch nach Abklingen der Beschwerden, über mindestens 7 Tage, besser noch für 10 Tage, eingenommen werden, um Spätkomplikationen, wie das rheumatische Fieber, zu vermeiden.**

9.2 Scarlatina (Scharlach)

- **Erreger:** β-hämolysierende Streptokokken
- **Übertragung:** Tröpfcheninfektion
- **Inkubationszeit:** 2–5 (–7) Tage

Klinisches Bild

Eine Infektion mit β-hämolysierenden Streptokokken kann nicht nur zu einer Angina tonsillaris führen, sondern ebenso zum Krankheitsbild des Scharlach, das durch einen plötzlichen Beginn mit **hohem Fieber** (40°C) und **Schüttelfrost** gekennzeichnet ist. Daneben kann es zum Erbrechen, sowie zu Schluck-, Hals-, Kopf- und Gliederschmerzen kommen, zuweilen auch zu Bauchschmerzen. Typisch sind eine **himbeerrote Zunge**, eine **intensive Wangenröte** (Abb. 9.1) und eine **periorale Blässe**. Nach 1–2 Tagen kommt es zu einem feinfleckigen, dichten **Exanthem**, das an Arm- und Leistenbeugen beginnt und sich über Hals, Stamm und Streckseiten der Extremitäten ausbreitet. Die Patienten befinden sich in einem reduzierten Allgemeinzustand. Unter der Gabe von Antibiotika kommt es nach 1–2 Tagen zur Entfieberung und einem Abblassen des Exanthems; nach 1–2 Wochen schuppt sich die Haut an Handtellern und Fußsohlen.

Diagnose

Wegweisend ist das **klinisches Bild**. Zum endgültigen Nachweis dient ein **Streptokokkenschnelltest** nach Rachenabstrich.

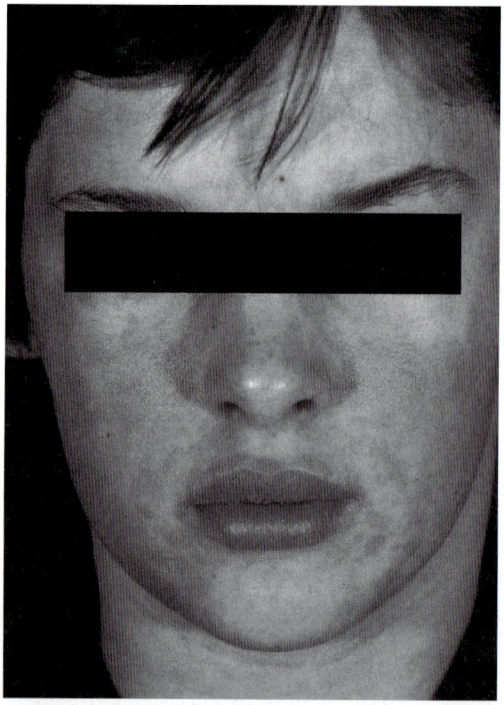

Abb. 9.1. Wangenröte bei Scharlach

Therapie
Die Therapie besteht in der Gabe von **Penicillin V** sowie evtl. Paracetamol zur Fiebersenkung und gegen die Halsschmerzen. Überdies sollten die Patienten Bettruhe einhalten. Bei Kindern kann Penicillinsaft verabreicht werden. Bei einer Penicillinresistenz kann eine Umstellung auf z. B. Augmentan erfolgen.

> **Das Penicillin muss, auch nach Abklingen der Beschwerden, über mindestens 10 Tage eingenommen werden, um Spätkomplikationen wie das rheumatische Fieber zu vermeiden. Wegen der Infektionsgefahr sollte der Patient bis 48 Stunden nach Beginn der Antibiose abgesondert werden. Eine Wiederzulassung zu den Gemeinschaftseinrichtungen kann bei Beschwerdefreiheit und unter Fortführung der Antibiose erfolgen.**

9.3 Akute Bronchitis

- **Erreger:** Zu 80–90% Viren (Erwachsene: Influenza-, Parainfluenzaviren; Kinder: REO-, Adeno, Coxsackie-, ECHO-Viren), oft Sekundärinfektion mit Bakterien (Pneumo- und Staphylokokken, Haemophilus influenzae, Pseudomonas aeruginosa)
- **Übertragung:** Tröpfcheninfektion
- **Inkubationszeit:** 1 Tag (viral) bis 10 Tage (bakterielle Superinfektion)

Klinisches Bild
Die akute Bronchitis beginnt mit einem trockenen, schmerzhaften **Husten**, der erst später einen **Auswurf** produziert – weißlich, solange die Infektion viral ist, und gelb-grün bei einer bakteriellen Superinfektion. Zumeist kommt es zu **Fieber** von > 38°C.

Diagnose
Bei der **Auskultation** der Lunge hört man Giemen, Brummen und grobblasige Raselgeräusche. Eine **Röntgenuntersuchung** der Lunge ist nur bei Verdacht auf eine Pneumonie oder andere Komplikationen erforderlich.

Therapie
Es empfehlen sich **körperliche Schonung** und **frische Luft**, zudem eine erhöhte **Flüssigkeitszufuhr**, **Inhalationen** und **Einreibungen** mit ätherischen Substanzen. Es können **schleimlösende Medikamente** (Mukolytika) verordnet werden. Bei starkem nächtlichen Hustenreiz können ggf. **Hustenstiller** (Antitussiva) für Erwachsene eingesetzt werden. **Antibiotika** sind nur bei erneutem Fieberanstieg, vermehrt eitrigem Auswurf, älteren und/oder immungeschwächten Patienten und/oder bei zusätzlichem Grundleiden erforderlich.

> **Beachte**
> **Bei jeder Bronchitis, die länger als 3 Wochen anhält, sollte ein Bronchialkarzinom ausgeschlossen werden.**

9.4 Sinusitis (Entzündung der Nasennebenhöhlen)

- **Erreger:** verschiedene Viren (u. a. Rhino-, Adenoviren), verschiedene Bakterien (u. a. Haemophilus influenzae)
- **Übertragung:** Tröpfcheninfektion
- **Inkubationszeit:** variiert

Ätiologie
Die akute Sinusitis entsteht oft auf dem Boden einer viralen oder bakteriellen **Rhinitis**, bei der das Sekret nicht abfließen kann oder der Allgemeinzustand des Patienten reduziert ist. Sinusitiden gehen nicht selten auch von **kranken Zähnen** aus.

Klinisches Bild
Typisch sind **Kopfschmerzen**, die beim Bücken zunehmen, sowie **Klopf- und Druckschmerz** über der Stirn (Stirnhöhle), der Kopfmitte (Keilbeinhöhle) und/oder den Wangen (Kieferhöhlen). Es kommt zu einer **nasalen Sekretion**, die teilweise eitrig ist, überdies können **Zahnschmerzen** im Oberkieferbereich auftreten.

Diagnose
Wegweisend für die Diagnostik ist i. d. R. die **Symptomatik**. Apparative Untersuchungen sind nur in speziellen Fällen erforderlich.

Therapie
In leichten Fällen kann eine **symptomatische Therapie** erfolgen, mit Maßnahmen wie Dampfbädern, Rotlicht und reichlicher Flüssigkeitszufuhr. Zudem

sollte eine **Sekretolyse** mit z. B. Sinupret erfolgen, bei Bedarf können **Nasentropfen** (z. B. Otriven) verabreicht werden, bei Kopfschmerzen ein **Analgetikum** (z. B. Paracetamol). Bei eitrigem Nasensekret werden **Antibiotika** verordnet.

9.5 Otitis media (Mittelohrentzündung)

- **Erreger:** verschiedene Viren (u. a. Influenza-, Adenoviren), verschiedene Bakterien (u. a. Haemophilus influenzae)
- **Übertragung:** Tröpfcheninfektion
- **Inkubationszeit:** variiert

Ätiologie und Pathogenese

Eine Otitis media kann in jedem Alter auftreten, aber am häufigsten sind (Klein-)Kinder betroffen. Die mangelnde Ausreifung der noch kurzen **Eustachi-Röhre** und ihr horizontaler Verlauf begünstigen einen aufsteigenden Infekt in das Mittelohr. Verlegt zudem eine große Rachenmandel den Zugang zu den Eustachi-Röhren, wird die Luft in der Paukenhöhle vom Gewebe resorbiert. Strömt keine neue Luft nach, entsteht ein Unterdruck, welcher aus der Mittelohrschleimhaut Flüssigkeit ansaugt. Dieser sog. **Paukenerguss** ist ein idealer Nährboden für Bakterien, die sich exponentiell vermehren. Entzündungszellen wandern ein, und es entsteht eine eitrige Mittelohrentzündung.

Auch dürften **genetische Faktoren** für eine erhöhte Anfälligkeit bedeutsam sein, wie die Zwillingsforschung ergeben hat. An der Disposition sind wahrscheinlich zahlreiche Gene beteiligt.

Wesentlichsind zudem **Umweltfatoren**, die das Erkrankungsrisiko erhöhen.

Faktoren, die das Risiko für eine Otitis media erhöhen

- Unterbringung in Kindertagesstätten
- Rauchende Familienmitglieder
- Mehrere Geschwister
- Otitis media bei anderen Familienmitgliedern
- Gebrauch von Schnullern
- Verzicht auf das Stillen in den ersten 3 Lebensmonaten

Klinisches Bild

Charakteristisch für eine Mittelohrentzündung sind heftige **Ohrenschmerzen**, meist in Kombination mit einer **Hörminderung** aufgrund einer Schallleitungsstörung auf dem betroffenen Ohr. Oft tritt eine Mittelohrentzündung als Begleiterscheinung eines allgemeinen Virusinfekts auf. **Fieber** ist regelmäßig zu erwarten.

Diagnose

Die Diagnose wird mit Hilfe des **otoskopischen Befundes** gestellt: Das Trommelfell weist meist eine Rötung und einen abgeschwächten Lichtreflex auf oder ist vorgewölbt.

Therapie

Bei einer Otitis media werden Antibiotika mit Zurückhaltung eingesetzt. Heute gilt zumeist die Empfehlung, in unkomplizierten Fällen zunächst nur die Schmerzen mit **Analgetika** zu behandeln und den Krankheitsverlauf 2 Tage lang zu beobachten. Dann wird entschieden, ob **Antibiotika** notwendig sind.

! Beachte
Die lokale Anwendung von Ohrentropfen oder ein Verschluss des äußeren Gehörgangs mit Watte sollte vermieden werden, da dies die Infektion nur begünstigt.

9.6 Chlamydieninfektion

- **Erreger:** v. a. Chlamydia trachomatis
- **Übertragung:** Schmierinfektion, sexuelle Übertragung, perinatal
- **Inkubationszeit:** 5–7 Tage

Klinisches Bild

Chlamydieninfektionen können zu **unspezifischen genitalen Infektionen** führen, u. a. zu einer Urethritis und/oder Zervizitis, bei Frauen zusätzlich zu einer Endometritis und bei Männern zu einer Prostatitis. Perinatal können Chlamydien bei Neugeborenen – falls die Mutter zum Zeitpunkt der Geburt mit dem Erreger infiziert ist – eine **Konjunktivitis**, eine **Ophthalmie** und/oder eine **Pneumonie** hervorrufen. Da die Konjunktivitis bei einem Neugeborenen bis zur Erblindung führen kann und die Infektionen bei der Mutter oftmals unbemerkt verlaufen, werden bei jeder Schwangerschaft in Deutschland im Rahmen der **Schwangerschaftsvorsorge** Tests zur Erfassung einer solchen Infektion durchgeführt.

Bei den unspezifischen genitalen Infektionen finden sich meist **Dysurie, Pollakisurie** und/oder ein **vaginaler Fluor**.

Diagnose

Der Erreger wird anhand eines **Abstrichs** von Zervix und Urethra in der Zellkultur bestimmt, zudem ist ein **Antigennachweis** möglich.

Therapie

In unkomplizierten Fällen reicht meist eine einmalige Dosis eine **Antibiotikums** wie Azithromycin (z. B. Zithromax).

> **Praxistipp**
> Es sollte an eine Partnerbehandlung gedacht werden, da die Infektion sonst u. U. im Pingpong-Effekt immer wieder hin und her übertragen wird.

9.7 Salmonellengastroenteritis

- **Erreger:** Salmonella enteritidis
- **Übertragung:** über kontaminierte Lebensmittel, Schmierinfektion
- **Inkubationszeit:** 8–48 Stunden nach Verzehr der Lebensmittel

Klinisches Bild

Eine durch Salmonellen ausgelöste Gastroenteritis geht einher mit **Übelkeit, Erbrechen, krampfartigen Bauchschmerzen und Diarrhö** (dünn bis wässrig, zuweilen blutig), die bis zu 3 Tage anhalten kann. In 50% der Fälle tritt **Fieber** auf.

Sollte das Fieber länger als 3 Tage anhalten, muss an einen septischen Verlauf gedacht werden.

Diagnose

Die Diagnose lässt sich aufgrund des **Erregernachweises im Stuhl** stellen. Zudem lässt sich der Erreger in Nahrungsmitteln nachweisen. Bei blutiger Diarrhö sollten **Blutkulturen** angelegt werden.

Therapie

Es ist für eine ausreichende orale **Flüssigkeitszufuhr** zu sorgen. Bei nicht zu senkendem Fieber und/oder blutiger Diarrhö werden **Antibiotika** eingesetzt. Bei schwerem Verlauf mit starker Dehydratation (Austrocknung, v. a. bei Kindern und alten Menschen) sollte eine Einweisung in die Klinik erfolgen. Meist kommt es zu einer spontanen Ausscheidung der Erreger innerhalb weniger Wochen.

9.8 Typhus

- **Erreger:** Salmonella typhi und Salmonella paratyphi
- **Übertragung:** über kontaminierte Lebensmittel und verunreinigtes Trinkwasser
- **Inkubationszeit:** variiert, abhängig von der Anzahl der aufgenommenen Bakterien

Klinisches Bild

Unbehandelt verläuft die Erkrankung in **4 Stadien**, wobei sich jedes Stadium über einen Zeitraum von etwa einer Woche erstreckt:

- **Stadium I:** Dieses Stadium geht einher mit Bauch- und Kopfschmerzen, langsam ansteigendem Fieber und einem leicht verlangsamten Herzschlag.
- **Stadium II:** In diesem stehen Obstipation, Husten, Milzvergrößerung und Exantheme am Oberbauch (rosettenförmig) im Vordergrund.
- **Stadium III:** Es kommt zu einer erbsbreiartigen Diarrhö und möglicherweise zu einer Bewusstseinseintrübung bis hin zur Somnolenz.
- **Stadium IV:** Falls es nicht zu Komplikationen wie Meningitis, Arthritis oder Darmperforation kommt, folgt in diesem Stadium die Genesung.

Diagnose

In der ersten Woche lässt sich der Erreger in 90% der Fälle mittels **Blutkultur** nachweisen, ab der zweiten Woche wird er im Stuhl und/oder im Urin ausgeschieden. Die Leukozytenzahlen sind normal oder erniedrigt.

Therapie und Prophylaxe

Reisende, die in ein Risikogebiet fahren, sollten sich **impfen** lassen (Risikogebiete lassen sich unter **www.rki.de** erfragen, dort finden sich die Empfehlungen der **STIKO**, der **ständigen Impfkommission am Robert-Koch-Institut**).

Nach Ausbruch der Krankheit erfolgt, je nach Allgemeinzustand des Patienten, entweder eine ambulante orale Behandlung mit **Ciprofolxacin** (2-mal 500 mg/Tag, z. B. Ciprobay) oder eine **Einweisung** in ein Krankenhaus.

9.9 Lyme-Borelliose

- **Erreger:** Borrelia burgdorferi
- **Übertragung:** durch Zecken
- **Inkubationszeit:** 7 Tage bis 1 Monat bis zum Auftreten eines Erythema migrans

> **Die Übertragung durch Zecken erfolgt erst bei einer Saugdauer von > 24 Stunden, sodass sich nach Aufenthalt in einem zeckengefährdeten Gebiet eine zeitnahe Körperinspektion empfiehlt. Große Zecken lassen sich mit den Fingern herausdrehen, kleinere mittels einer anatomischen Pinzette, wobei der Zeckenkörper nicht gequetscht werden darf, weil sonst Speichel in die Wunde abgegeben wird.**

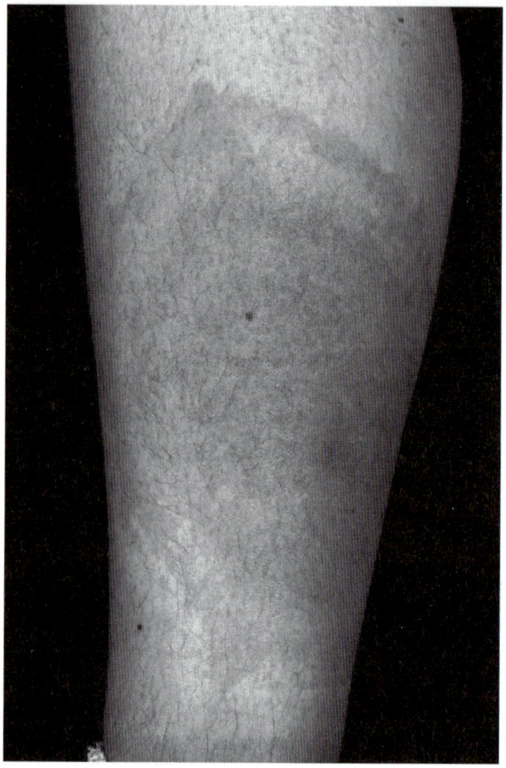

Abb. 9.2. Erythema migrans

Klinisches Bild

Man kann die Erkrankung in 3 Stadien einteilen, die allerdings von Patient zu Patient sehr unterschiedlich verlaufen können und auch nicht alle durchlaufen werden müssen:

- **Frühstadium:** Um die meist hyperpygmentierte Bissstelle kann sich ein Erythem mit einem Durchmesser von > 5 cm bilden, das sich zentrifugal ausbreitet – ein sog. **Erythema migrans** (Abb. 9.2), bei dem es im Verlauf zu einer zentralen Abblassung kommen kann. Das Frühstadium erstreckt sich über 3–6 Wochen. Das Erythem kann von folgenden Symptomen begleitet werden: allgemeines Unwohlsein, Appetitlosigkeit, Müdigkeit, Myalgien, Kopfschmerzen, Fieber mit Schüttelfrost, Nackensteifigkeit, Lymphadenopathien.
- **Stadium II:** Wochen bis Monate nach dem Biss kann es zu **radikulären Schmerzen** kommen, ähnlich wie bei einem Bandscheibenvorfall oder einem Herpes Zoster. Weiterhin sind **Polyneuritiden** zu beobachten, und gelegentlich kann es zu Hirnnervenausfällen kommen, zumeist des N. facialis. Es können Zeichen einer Meningitis auftreten, mit leicht ausgeprägtem Meningismus (Nackensteifigkeit). Ein Befall des Auges in Form einer Keratitis ist möglich, außerdem Hörstörungen. Symptome des Bewegungsapparates sind in dieser Phase nur vorübergehend und äußern sich als wandernde **Gelenk- und Muskelschmerzen**; erst im Stadium III der Erkrankung manifestieren sich die Gelenk- und Muskelschmerzen dauerhaft.
- **Stadium III:** In diesem Stadium, das Monate bis Jahre nach dem Biss auftreten kann, ist die Krankheit in eine **chronische Phase** übergetreten. Pathognomisch sind eine **Acrodermatitis chonica atrophicans** (ACA), die sich als atrophische, gefältelte Haut darstellt, zudem rheumatologische Beschwerden in Form von Gelenkentzündungen mit Ergussbildung. Etwa die Hälfte der unbehandelten Patienten entwickeln eine **Lyme-Arthritis** mit rezidivierenden Mono- und Oligoarthritiden der großen Gelenke, v. a. im Bereich der unteren Extremität. Außerdem kann es zu einer chronischen Meningitis und/oder Enzephalomyelitis

kommen, die sich im Liquor als lymphozytäre Pleozytose nachweisen lässt.

Diagnose

Bei verdächtigen Hauterscheinungen, unklaren rheumatischen Beschwerden oder neurologischen Störungen sollte gezielt nach einem **Zeckenbiss** gefahndet werden. Die Werte der **Borrellien-Ak** sind erhöht (**Cave:** auch in der Normalbevölkerung sind die Werte in bis zu 10% der Fälle positiv). Bei der Lyme-Meningitis ist die Serologie nahezu immer positiv. Bei neurologischer Symptomatik sollte zum Ausschluss einer Lues zudem ein **TPHA-Test** durchgeführt werden.

> **Bei unauffälligem Laborbefund ist eine Lyme-Borreliose unwahrscheinlich.**

Therapie und Prophylaxe

Obgleich im Frühstadium eine hohe Spontanheilungsrate auftritt, sollte dennoch eine **Antibiose** erfolgen, um Spätkomplikationen zu vermeiden. Die Antibiose richtet sich in Dosierung und Dauer nach dem Stadium der Erkrankung.

Anders als für die FSME, gibt es für die Lyme-Borreliose keine Impfung. Personen, die sich im Wald oder auf dem Feld aufhalten, sollten mit **langer Kleidung** und einer **Kopfbedeckung** für einen ausreichenden Schutz sorgen.

> **Beachte**
> **Nach einer durchgemachten Borreliose besteht keine zuverlässige Immunität, es kann zu einer Re-Infektion kommen.**

9.10 Diphtherie

- **Erreger:** Corynebakterium diphtheriae
- **Übertragung:** Tröpcheninfektion
- **Inkubationszeit:** 3–12 Tage

Klinisches Bild

Bei einer Infektion mit Corynebakterien kann es durch die Toxinwirkung zu einer **Schleimhautschädigung** und ggf. **Myokarditis** und/oder **Polyneuritis** kommen.

Man unterscheidet **2 Schweregrade:**

- **Benigne Rachendiphtherie:** Die benigne Form der Diphtherie geht einher mit mäßigem Fieber, entzündeten Tonsillen mit haftenden weißgräulichen Belägen (Blutungen bei Ablösung der Membranen) und einer Schwellung der Halslymphknoten. Obwohl sie als benigne (gutartige) Form bezeichnet wird, kann es bei dieser Form zu einer lebensbedrohlichen Larynxdiphtherie mit bellendem Husten und Stridor kommen, dem sog. **Krupp-Husten.**
- **Maligne Diphtherie:** Die maligne Diphtherie kann zu einem Herz-Kreislauf-Versagen führen. Typisch sind starkes Erbrechen, Haut- und Schleimhautblutungen sowie möglicherweise eine Myokarditis.

> **Schwere Verläufe sind v. a. dann möglich, wenn die Grundimmunisierung länger als 10 Jahre zurückliegt.**

Weiterhin kann es zu blutigem Schnupfen, der sog. **Nasendiphtherie**, und einer **Augendiphtherie** kommen.

Diagnose

Der **Erregernachweis** ist aus Nasen- oder Rachenabstrich möglich, aber meist reicht schon der **klinische Aspekt** zur Diagnosestellung.

Therapie

Schon bei Verdacht auf eine Diphtherie sollte eine **Krankenhausweinweisung** erfolgen und ein **Antitoxin** gegeben werden (das Antitoxin gibt es nur in speziellen Notfalldepots.). Zusätzlich ist eine **Antibiose** mit Penicillin oder Erythromycin einzuleiten.

> **Praxistipp**
> Die Diphtherieimpfung ist eine empfohlene Standardimpfung für Kinder und Erwachsene. Eine Auffrischimpfung sollte bei Exposition erfolgen. Bei Kontaktpersonen eines Erkrankten sind eine Chemoprophylaxe und eine Impfung durchzuführen.

9.11 Epiglottitis (Krupp-Syndrom)

- **Erreger:** Haemophilus influenzae B
- **Übertragung:** Tröpfcheninfektion, endogene Reaktivierung
- **Inkubationszeit:** variiert

Klinisches Bild

Die meist durch Haemophilus influenzae B hervorgerufene akut stenosierende supraglottische Laryngitis ist, im Gegensatz zur subglottischen Laryngotracheobronchitis (sog. Pseudokrupp), ein lebensbedrohliches Krankheitsbild mit **starker Atemnot** und einem **inspiratorischen Stridor**. Das Krankheitsbild entwickelt sich innerhalb von Stunden und geht mit einem **schwer beeinträchtigten Allgemeinzustand** und **Fieber** von > 38°C einher. Neben dem inspiratorischen Stridor finden sich eine **leise, kloßige Sprache** und eine ausgeprägte **Schluckstörung**, ggf. mit Speichelfluss. Die Kinder sitzen zuweilen nach vorne gebeugt.

Diagnose

Wegweisend ist die beschriebene **Symptomatik**. Die wichtigste Differenzialdiganose ist der Pseudokrupp, der sich langsamer entwickelt, mit einem besseren Allgmeinzustand einhergeht, nur mäßiges Fieber aufweist, zu einer heiseren, atonischen Stimme und einem typischen bellenden Husten führt und keine Schluckstörung hervorruft.

Beachte
Bei Verdacht auf Epiglottitis sollte niemals der Rachen inspiziert werden, weil es dadurch zu einem reflektorischen Atemstillstand kommen kann!

Therapie

Je nach Schweregrad sollte zunächst auf **kühle und feuchte Luft** geachtet werden. Die Patienten sind zu beruhigen, notfalls kann eine medikamentöse Sedierung mit **Diazepam** rektal (z. B. Diazepam Desitin rectal tube 5/10 mg) erfolgen. Bei stärkeren Beschwerden kann zusätzlich, je nach Alter und Gewicht des Patienten, **Prednisolon** rektal verabreicht werden (z. B. Rectodelt). Bei schwerster Atemnot kommt inhalatives **Adrenalin** zur Anwendung (z. B. Adrenalin Medihaler).

9.12 Enterohämorrhagische Enteritis (EHEC)

- **Erreger:** Enterotoxinogene Escherichia-(E.-)coli-Stämme (160 verschiedene Serotypen)
- **Übertragung:** über kontaminierte Lebensmittel, über verunreinigtes Trinkwasser, Schmierinfektion
- **Inkubationszeit:** 1–3 Tage (selten bis zu 7 Tage)

Für eine Infektion reichen bereits wenige Keime (etwa 100) aus. Besonders gefährdet sind Kinder in einem Alter unter 4 Jahren. Bei ihnen und bei alten Menschen ist auf einen ausreichenden Flüssigkeits- und Elektrolytausgleich zu achten.

Klinisches Bild

In 80% der Fälle steht eine **wässrige Diarrhö** im Vordergrund, meist kombiniert mit **kolikartigen Bauchschmerzen**. Bei 20% der Patienten kann die Diarrhö blutig werden. Bei Kinder kommt es zusätzlich oft zu **Erbrechen** und erhöhten **Temperaturen**.

Beachte
Bei Kindern kann die EHEC in ein hämolytisch-urämisches Syndrom (HUS) oder eine thrombozytopenische Purpura (TTP) übergehen. Beim HUS kann es zu Anämie und Thrombozytopenie sowie schweren Elektrolytentgleisungen aufgrund der Nierenschädigung kommen. Die TTP kann zu zerebralen Krampfanfällen mit bleibenden neurologischen Schäden führen. Bei Verdacht auf Komplikationen sollte eine sofortige Krankenhauseinweisung erfolgen.

Diagnose

Das Abdomen ist bei der **Palpation** zumeist druckschmerzhaft; überdies finden sich **verstärkte Darmgeräusche**. Die Erreger lassen sich im Stuhl nachweisen.

Therapie

Bei leichten Fällen reicht meist eine **symptomatische Therapie**. Besonderes Augenmerk sollte auf einer ausreichenden **Flüssigkeitsaufnahme** liegen. Die Diarrhö sollte nur in Ausnahmefällen mit Mitteln wie Imodium gestoppt werden, da dies auch dazu führt, dass die Erreger im Organismus verbleiben. In schweren Fällen, v. a. bei Auftreten von Komplikationen, erfolgt eine **Krankenhauseinweisung**.

Prophylaxe

Folgende prophylaktische Maßnahmen sind sinnvoll:
- Fleisch nur gekühlt oder gefroren aufbewahren,
- kein Verzehr roher oder unzureichend gegarter Fleischprodukte,
- Händehygiene bei der Essenszubereitung,
- nur Wasser trinken, das als Trinkwasser ausgewiesen ist.

9.13 Pertussis (Keuchhusten)

- **Erreger:** Bordetella pertussis
- **Übertragung:** Tröpfcheninfektion (hohe Kontagiosität in der 1.–6. Krankheitswoche!)
- **Inkubationszeit:** 7–14 Tage

Klinisches Bild

Es werden **3 Stadien** unterschieden:
- **Stadium I (Stadium catarrhale):** Es kommt zu Schnupfen, uncharakteristischem Husten, erhöhten Temperaturen, Heiserkeit und ggf. zu einer Konjunktivitis.
- **Stadium II (Stadium convulsivum):** Hier dominieren nächtliche Hustenanfälle, v. a. nach Inspiration, teilweise verbunden mit nachfolgendem Erbrechen. Es tritt eine verlängerte, »juchzende« Inspiration mit Atemnot auf, die bis hin zur Zyanose (Blaufärbung der Lippen) führen kann sowie zu Erschöpfungszuständen durch eine massiv erschwerte Atmung.
- **Stadium III (Stadium decrementi):** In diesem Stadium werden die Hustenanfälle seltener, aber es bleibt noch für eine längere Zeit eine bronchiale Hyperreagibilität bestehen.

Diagnose

Wegweisend ist die **Anamnese** mit den nächtlichen Hustenanfällen bis zum Erbrechen, zudem die **klinischen Zeichen**. Kennzeichnend ist ein Zustand der Erschöpfung, der sich v. a. als **Facies pertussica** (aufgedunsene Gesichtszüge) abzeichnet. Im Blutbild lässt sich eine **Leukozytose** feststellen. Überdies kann ein kultureller **Erregernachweis** mittels eines tiefen Nasen-Rachen-Abstrichs durchgeführt werden.

Therapie

Es empfiehlt sich eine frühzeitige **Antibiose** mit z. B. Erythromycin über 14 Tage (z. B. Infectomycin).

> **Der Besuch von Gemeinschaftseinrichtungen sollte erst etwa am 5. Tag nach Beginn der antibiotischen Therapie erlaubt werden (unbehandelt erst nach 6 Wochen)!**

Es bedarf einer rechtzeitigen **Mitbehandlung anfälliger Kontaktpersonen**, wie z. B. nichtgeimpfter Säuglinge/Kleinkinder und Personen in der Umgebung, die auffällige Atemwegssymptome entwickeln.

> **Praxistipp**
> Öffentlich empfohlen wird eine Standardimpfung für Säuglinge ab dem 3. Lebensmonat und für Kinder bis zum vollendeten 6. Lebensjahr. Der Impfschutz bleibt etwa für 15 Jahre erhalten.

9.14 Impetigo contagiosa

- **Erreger:** Streptokokken der Gruppe A (80% der Fälle) und/oder Staphylococcus aureus (20%)
- **Übertragung:** meist im Sommer, sehr kontagiös, oft mangelnde Körperhygiene, räumliche Enge
- **Inkubationszeit:** variiert

Klinisches Bild

Es bilden sich mit Sekret gefüllte **Bläschen** (■ Abb. 9.3), die platzen und unter Bildung gelber Krusten heilen. Die Bläschen befinden sich meist im Gesicht; durch Kratzen und Eruption können neue Herde entstehen.

Diagnose

Das **klinische Bild** ist wegweisend und ausreichend für die Einleitung einer Therapie. Bei Bedarf kann vor Beginn einer systemischen Antibiotikatherapie ein **Abstrich** angefertigt werden.

Therapie

Bei geringem lokalen Befall kann eine **lokale Therapie** mit einer antimikrobiellen Lösung (z. B. Betaisodona) ausreichen. Bei ausgedehnterem Hautbefall sollte eine **systemische Antibiose** mit einem Penicillin (z. B. Megacillin) erfolgen, oder alternativ mit Erythromycin. Zudem sind eine regelmäßige **Hautreinigung** mit sauren Waschlotionen (z. B. Sebamed) und ein **häufiger Wechsel von Kleidung und Bettwäsche** vorzunehmen.

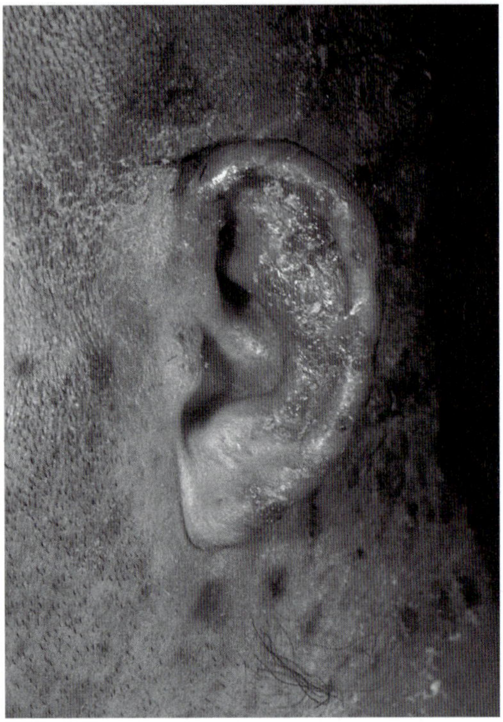

Kinder sollten wegen der Ansteckungsgefahr bis zum Abfallen der Krusten von der Schule oder vom Kindergarten befreit werden.

9.15 Erysipel (Wundrose)

- **Erreger:** Streptokokken der Gruppe A und/oder Staphylokokken
- **Übertragung:** Infektion über Eintrittspforte
- **Inkubationszeit:** 1–3 Tage

Klinisches Bild

Das Erysipel ist eine von einer Eintrittspforte ausgehende, sich lymphogen ausbreitende Infektion, bei der es zu einer meist unscharf begrenzten, starken **Rötung mit Schwellung** und ggf. **Juckreiz** kommt. Meist liegen **Überwärmung und Druckschmerzhaftigkeit** vor. Hinzu kommen können ein **allgemeines Krankheitsgefühl** mit Schüttelfrost und Fieber sowie eine **Lymphknotenschwellung**.

Meist findet sich das Erysipel an einer Extremität (v. a. im Bereich der Unterschenkel) oder im Gesicht.

Diagnose

Wegweisend für die Diagnose ist das **klinische Bild**. Ein Erregernachweis ist oftmals nicht möglich. Die **Entzündungswerte** (BKS, Leukozytenzahl) sind erhöht.

Therapie

Behandelt wird mit lokal entzündungshemmenden, feucht-kühlenden **Umschlägen** (z. B. Rivanol-Umschläge) und **Penicillin**. Die betroffene Extremität sollte hochgelagert werden. Überdies empfiehlt sich das Einhalten von **Bettruhe** bis zum Abklingen der akuten Symptomatik.

9.16 Gonorrhö

- **Erreger:** Neisseria gonorrhoeae (Gonokokken)
- **Übertragung:** sexuell
- **Inkubationszeit:** 2–5 Tage

Klinisches Bild

Bei der Frau kann eine Gonokokkeninfektion **asymptomatisch** verlaufen. Falls es zu einem Befall der Zervix kommt, lässt sich ein grünlich-gelblicher **Ausfluss** beobachten. Die Infektion kann aufsteigen und zu einer **Adnexitis** (Eileiterentzündung) führen.

Beim Mann kommt es zumeist zu einer **Urethritis** mit Rötung und eitrigem Ausfluss sowie Schmerzen beim Wasserlassen.

Diagnose

Die Diagnostik erfolgt über einen **Abstrich** von Urethra und Zervix, bei der Frau empfiehlt es sich in den meisten Fällen zusätzlich eine **Kultur** anzulegen.

Therapie

Meist reicht eine Einmaldosis von **Ofloxacin** (400 mg oral, z. B. Tarivid) aus. Bei Simultaninfektionen mit Chlamydien sollte eine Anschlusstherapie mit Doxycyclin (200 mg über 7 Tage) erfolgen.

Auch bei Gonorrhö ist eine gleichzeitige Partnerbehandlung von entscheidender Bedeutung.

9.17 Cholera

- **Erreger:** Vibrio cholerae

- **Übertragung:** Trinkwasser (Länder mit schlechter Hygiene)
- **Inkubationszeit:** 16–74 Stunden

Klinisches Bild

Im Vordergrund stehen reiswasserartige, wässrige **Durchfälle**, hinzu kommen **Übelkeit und Erbrechen**. Bei starker Dehydratation (Wasserverlust bis 25 l/Tag) kann es zu **Muskelkrämpfen** und **Oligurie** kommen, bis hin zum **Kollaps**.

Beachte

In schwersten Fällen kann der Patient schon wenige Stunden nach Einsetzen der Symptomatik eine Hypotonie entwickeln und innerhalb weniger Stunden versterben (die Letalitätsrate der klassischen Cholera liegt unbehandelt bei 60%. Eine adäquate Behandlung senkt die Rate auf < 1%).

Diagnose

Die Erreger lassen sich im Stuhl nachweisen.

Therapie

Therapeutisch stehen **Flüssigkeits- und Elektrolytsubstitution** an erster Stelle. Zudem werden **Antibiotika** eingesetzt.

Praxistipp

Eine Impfung wird von der WHO wegen ungenügender Schutzwirkung nicht mehr empfohlen, auch nicht bei Reisen in Endemiegebiete.

Infektionskrankheiten durch Viren

10.1 Herpes labialis

- **Erreger:** Herpes-Simplex-Virus (HSV) Typ I
- **Übertragung:** Schmierinfektion, direkter Kontakt, Tröpfcheninfektion
- **Inkubationszeit:** 6–8 Tage

Klinisches Bild

Die Erstinfektion verläuft meist asymptomatisch. Nur in seltenen Fällen kann es in der Kindheit zu einem Krankheitsbild mit Fieber und Lymphknotenschwellungen kommen. Nach der Erstinfektion persistieren (verbleiben) die Viren in den Ganglienzellen. Durch Irritationen, wie z. B. **Fieber**, **UV-Bestrahlung**, **Stress** oder andere Infektionen, kann es zu einer **Reaktivierung der Viren** kommen, die dann zu einer klinisch apparenten Infektion führt, die sich im Fall des HSV Typ I meist als **Bläschen an den Lippen** manifestieren (◘ Abb. 10.1), die schmerzen und jucken und – dadurch, dass sie rasch an Größe zunehmen – spannen und brennen können. Ohne Therapie würde eine solche Blase nach 8–10 Tagen spontan abheilen.

10

Die Patienten sind kontagiös, solange Bläschen vorhanden sind!

Diagnose

Wegweisend ist das **klinische Bild**, wobei die Bläschen einzeln oder gruppiert auftreten und sich meist an der Haut-Schleimhaut-Grenze der Lippen befinden.

Therapie

Da die Bläschen schmerzhaft sind und brennen bzw. jucken, empfiehlt sich eine lokale, äußerliche Therapie mit **Aciclovir** (z. B. Zovirax-Salbe). Dies ist allerdings nur dann sinnvoll, wenn die Bläschen gerade erst im Entstehen sind. Bei voll ausgebildeten und mit Sekret gefüllten Bläschen dagegen bieten sich u. a. **austrocknende Maßnahmen** an (z. B. Viruderm). Auf den Bläschen bildet sich eine Kruste, die später abfällt, i. d. R. erfolgt eine narbenlose Abheilung.

10.2 Herpes genitalis

- **Erreger:** Herpes-Simplex-Virus (HSV) Typ II
- **Übertragung:** sexuell, Tröpfcheninfektion, Schmierinfektion
- **Inkubationszeit:** 6–8 Tage

Klinisches Bild

Bei der HSV-II-Infektion bilden sich die **Bläschen** auf den Schleimhäuten der Genitalorgane. Sie haben das gleiche Aussehen und verursachen die gleichen Symptome wie es bereits bei der HSV-I-Infektion beschrieben wurde. Ist die Harnröhre mitbefallen, tritt mitunter starkes **Brennen beim Wasserlassen** hinzu.

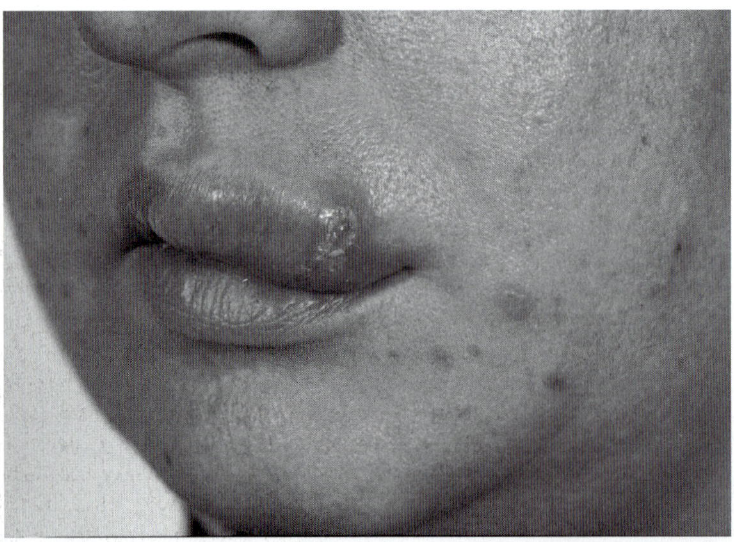

◘ **Abb. 10.1.** Ausgeprägter Lippenherpes

> **In der Schwangerschaft kann es zu einer intrauterinen oder perinatalen Infektion des Neugeborenen kommen.**

Diagnose

Zur Diagnose kann der Virus nach Vaginalabstrich in **Zellkulturen** nachgewiesen werden. Überdies ist ein serologischer **Antikörpernachweis** möglich.

Therapie

Die Therapie besteht in der oralen Gabe von **Aciclovir** (Zovirax) und einer lokalen Behandlung mit Aciclovirsalbe.

10.3 Varizellen (Windpocken)

- **Erreger:** Varizella-Zoster-Virus (VZV)
- **Übertragung:** Tröpfcheninfektion, »fliegende« Infektion
- **Inkubationszeit:** 10–14 (–21) Tage

Praxistipp

Es handelt sich um eine sog. »fliegende« Infektion, die Menschen im Umkreis von 5 m anstecken kann. Daher sollte man die Patienten isolieren (zu Hause und in der Praxis, also nicht in das Wartezimmer setzen!).

Klinisches Bild

Das Varizellenvirus verursacht bei einer Erstinfektion das klinische Bild der **Windpocken** und betrifft vorzugsweise Kinder. Wie auch das Herpesvirus, kann das Varizellenvirus in den Nervenganglien persistieren und im Fall eines endogenen Rezidivs durch Stressoren zu einer **Gürtelrose** (▶ s. S. 225) führen. Die Hauterscheinungen treten in Schüben auf, sodass verschiedene Bläschenstadien nebeneinander existieren, die das charakteristische Bild des sog. **Sternenhimmels** (▫ Abb. 10.2) ergeben.

Zu Beginn bilden sich feine, rötliche **Papeln**, die sich innerhalb von 24 Stunden mit einem klaren Sekret füllen, dass sich später in eine gelblich-trübe Flüssigkeit verwandelt. Dann trocknen die Bläschen ein und bilden braunschwarze **Krusten**, die nach einigen Tagen abfallen. Betroffen ist die gesamte Körperoberfläche, einschließlich der behaarten Kopfhaut! Die kleinen Patienten befinden sich zumeist in einem guten Allgemeinzustand.

Diagnose

Wegweisend ist das **klinische Bild** mit den verschiedenen, parallel existierenden Bläschenstadien und v. a. dem Befall der behaarten Kopfhaut.

Therapie

Wichtigster Bestandteil der Therapie ist es, den Patienten den Juckreiz zu nehmen, zum einen durch lokale Maßnahmen, wie z. B. **Puder** (z. B. Ingelan)

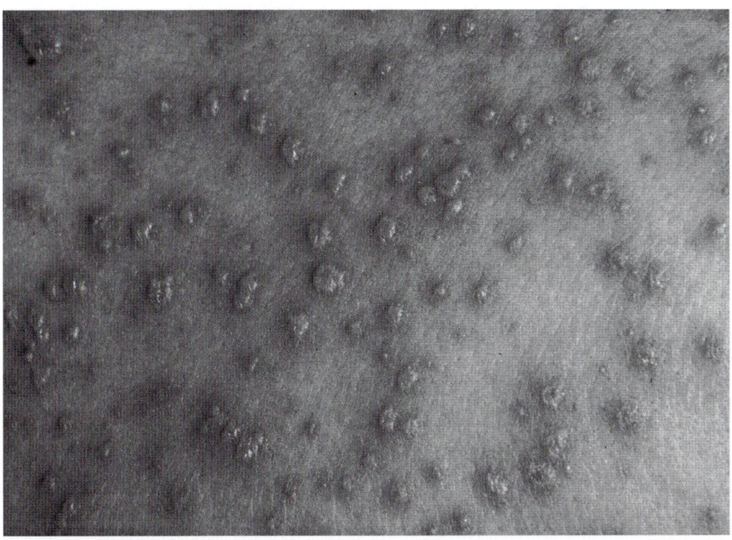

▫ **Abb. 10.2.** Sternenhimmel bei Windpocken

oder **Lotion** (z. B. Anaesthesulf-Lotio), zum anderen, falls notwendig, durch Antihistaminika. Außerdem ist auf eine **kühle Zimmertemperatur** zu achten. Kleinkindern oder Säuglingen kann man z. B. **Leinenfäustlinge** anziehen, um ein Aufkratzen der Bläschen zu verhindern.

> **Die Patienten sollten bis 5 Tage nach Auftreten des letzten Exanthemschubs bzw. bis die Hauterscheinungen verkrustet sind, isoliert werden.**

Eine **Narbenbildung** erfolgt i. d. R. nur bei Superinfektion aufgekratzter Bläschen.

Praxistipp
Als Impfung empfiehlt sich eine aktive Impfung für seronegative Personen mit Immunsuppression, Personal im Gesundheitsdienst und Frauen mit Kinderwunsch.

10.4 Exanthema subitum (Dreitagefieber)

- **Erreger:** Humanes Herpesvirus
- **Übertragung:** Speichel
- **Inkubationszeit:** 7–14 Tage

Klinisches Bild

Dieses Virus befällt v. a. Säuglinge und Kleinkinder und ist bis zum 3. Lebensjahr die häufigste Exanthemkrankheit. Sie beginnt plötzlich mit hohem **Fieber**, das etwa 3 Tage lang anhält und ggf. mit **Erbrechen und/oder Durchfall** einhergeht. Oftmals besteht in den ersten 3 Tagen nur Fieber, sodass die Diagnose zunächst unklar ist, bis dann, mit Absinken des Fiebers, ein **feinfleckiges Exanthem** auftritt, das sich v. a. am Stamm manifestiert und u. U. nur für einige Stunden deutlich sichtbar ist, bevor es wieder verblasst.

Diagnose

Das **klinische Bild** gilt als wegweisend, v. a. das typische Auftreten des Exanthems zeitgleich mit der Entfieberung und die Flüchtigkeit des Exanthems.

Therapie

Es ist **keine spezifische Therapie** erforderlich, in der Fieberphase kann das Fieber, falls es auf > 38,5°C steigt, mittels kalten Wadenwickeln und evtl. Paracetamol gesenkt werden, um Fieberkrämpfen vorzubeugen.

10.5 Parotitis epidemica (Mumps)

- **Erreger:** Mumpsvirus
- **Übertragung:** Tröpfcheninfektion
- **Inkubationszeit:** 2–3 Wochen

Klinisches Bild

Diese Krankheit, die im Volksmund auch als »Ziegenpeter« bezeichnet wird, befällt in erster Linie Schulkinder. Es besteht eine hohe Kontagiosität, v. a. in geschlossenen Räumen. Im Vordergrund steht eine teigig geschwollene, **druckschmerzhafte Ohrspeicheldrüse**, die zum Abstehen des Ohrläppchens führen kann und oft mit **Kaubeschwerden** und **Ohrenschmerzen** einhergeht. Zuweilen kann es auch zu einer Schwellung der submandibulären Drüsen kommen. Als Komplikation kann bei Jungen eine **Orchitis** auftreten, die sich durch Hochlagerung der Hoden und eine antiphlogistische Medikation therapieren lässt und nur postpubertär manchmal mit Glukokortikoiden behandelt werden sollte.

> **Kontagiosität besteht 7 Tage vor Beginn der Drüsenschwellung bis 7 Tage danach. Der Schulbesuch sollte frühestens 10 Tage nach Auftreten der Drüsenschwellung wieder aufgenommen werden.**

Diagnose

Die Diagnose lässt sich i. d. R. anhand des **klinischen Bildes** stellen. In Ausnahmefällen kann man eine **serologische Untersuchung** hinzuziehen und findet erhöhte Werte der Serumamylase.

Therapie

Es empfehlen sich **feuchtwarme Umschläge**, **Mundhygiene** und falls notwendig **fiebersenkende Maßnahmen**.

Praxistipp
Es gibt eine empfohlene Standardimpfung für Kinder und Erwachsene ohne Impfung oder exponierte Personen (z. B. Lehrer).

10.6 Morbilli (Masern)

- **Erreger:** Masernvirus
- **Übertragung:** Tröpfcheninfektion, »fliegende« Infektion
- **Inkubationszeit:** 8–10 Tage

Klinisches Bild

Charakteristisch für diese Erkrankung ist ein **grobfleckiges Exanthem**, das hinter den Ohren beginnt und konfluieren (zusammenfließen) kann (◘ Abb. 10.3). Es verteilt sich symmetrisch vom Gesicht ausgehend über Stamm und Extremitäten. Nach Abblassen des Exanthems kann es zu einer Schuppung der Haut kommen. Weiterhin pathognomisch für die Masern sind sog. **Koplik-Flecken** an der Wangenschleimhaut, die wie weiße Kalkspritzer anmuten. Zudem kommt es zu einem zweizeitigen **Fieberschub**, der erste Gipfel liegt in den ersten 4 Tagen, dann kommt es zu einer Entfieberung, der ein zweiter Fieberschub mit Temperaturen bis 41°C folgt. Die Masern gehen mit einem **starken Krankheitsgefühl** einher. Das Gesicht sieht wegen oftmals gleichzeitig auftretender Rhinitis und Konjunktivitis verquollen und geschwollen aus.

Das Masernvirus verursacht zuweilen auch abdominelle Symptome, neben **Bauchschmerzen** kann es zu **Durchfall** kommen.

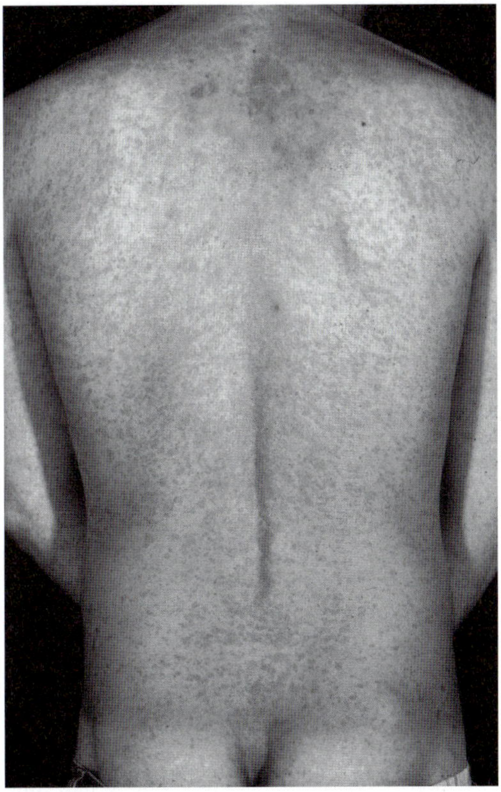

◘ **Abb. 10.3.** Masernexanthem

> **Kontagiosität besteht bis 4 Tage nach Exanthembeginn.**

Diagnose

Die Diagnose erfolgt **klinisch** aufgrund des typischen grobfleckigen, konfluierenden Exanthems, das hinter den Ohren beginnt, den Koplik-Flecken an der Wangenschleimhaut und dem zweigipfligen Fieberverlauf.

Therapie

Der Patient sollte **Bettruhe** in einem abgedunkelten Zimmer (wegen der Konjunktivitis) einhalten. Bei Fieber von > 39°C sind **fiebersenkende Maßnahmen** anzuwenden (Wadenwickel, Paracetamol).

> **Praxistipp**
> Es gibt eine empfohlene Standardimpfung für Kinder und Erwachsene ohne Impfung.

10.7 Rubeola (Röteln)

- **Erreger:** Rötelnvirus
- **Übertragung:** Tröpfcheninfektion
- **Inkubationszeit:** 2–3 Wochen

Klinisches Bild

Die Erkrankung beginnt oftmals mit **»grippeähnlichen« Symptomen** und manchmal mit einer **Schwellung der Lymphknoten** im Nacken und/oder hinter dem Ohr. Es folgt ein dichtes, kleinfleckiges **Exanthem**, das ausgesprochen flüchtig und diskret sein kann und sich rasch über Gesicht, Hals, Stamm und Extremitäten ausbreitet (und sich zuweilen sogar auf die Hände erstreckt) (◘ Abb. 10.4). Die Patienten sind in einem guten Allgemeinzustand mit nur leichtem oder gar keinem Krankheitsgefühl. Gelegentlich kann es zu erhöhten Temperaturen kommen.

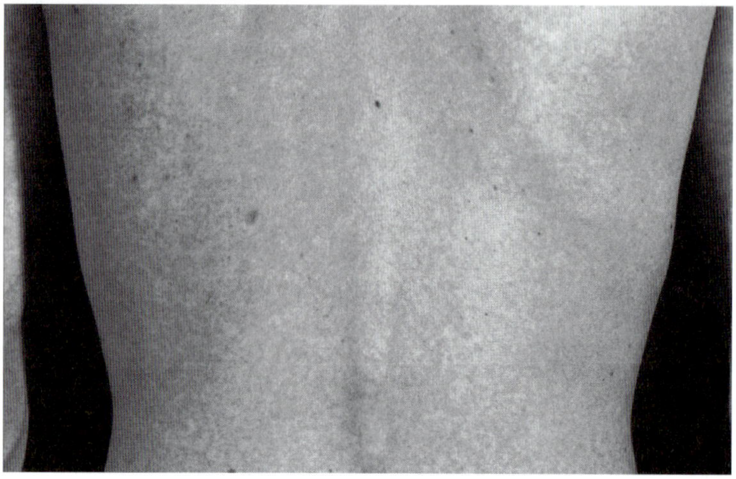

Abb. 10.4. Rötelnexanthem: hellrote, zarte, etwas erhabene, nicht konfluierende Effloreszenzen. Die maximal linsengroßen Flecken sind z. T. von einem blassen Hof umgeben

Diagnose

Die Diagnose lässt sich anhand des klassischen **Exanthems** stellen. Nur im Fall einer Schwangerschaft mit Verdacht auf eine Infektion erfolgt ein **Antikörpernachweis**.

Therapie

Die Röteln bedürfen keiner spezifischen Therapie. Symptomatisch können **fiebersenkende Maßnahmen** ergriffen werden.

> **Praxistipp**
> Es gibt eine empfohlene Standardimpfung für Kinder. Alle Mädchen im Alter von 11–14 Jahren sollten eine zusätzliche Auffrischimpfung erhalten, um einer möglichen Rötelnembryopathie während einer Schwangerschaft vorzubeugen. Außerdem sollten alle seronegativen Frauen im gebärfähigen Alter geimpft sein bzw. werden.

10.8 Exanthema infectiosum (Ringelröteln)

- **Erreger:** Humanes Parvovirus
- **Übertragung:** Tröpfcheninfektion
- **Inkubationszeit:** 5–10 Tage

Klinisches Bild

Die Krankheit kann mit einem leichten, 2 Tage anhaltenden **Fieber** beginnen. Danach kommt es zu einem hellroten **Wangenerythem**, das aussieht wie ein Schmetterling (symmetrisch auf beiden Wangen). An den Streckseiten der Extremitäten kann es ebenfalls zu einem Exanthem kommen, das ein leicht girlandenförmiges Aussehen hat.

> **Sobald es zum Exanthem kommt, besteht keine Kontagiosität mehr.**

Diagnose

Die Diagnose erfolgt **klinisch** anhand des klassischen Schmetterlingserythems auf beiden Wangen.

Therapie

Eine Therapie ist nicht erforderlich.

> **Beachte**
> **Bei einer Infektion in der Schwangerschaft sollte eine sonographische Kontrolle erfolgen, weil das Virus in 5% der Fällen zu einem Hydrops fetalis führen kann.**

10.9 Zytomegalievirusinfektion

- **Erreger:** Zytomegalievirus (CMV)
- **Übertragung:** Schmierinfektion
- **Inkubationszeit:** 4–12 Wochen

Klinisches Bild

Die Erstinfektion verläuft meist **inapparent**, nur gelegentlich entwickelt sich ein Krankheitsbild ähn-

lich dem der infektiösen Mononukleose. Eine reaktivierte Infektion bei Immunschwäche kann, je nach Organbefall, zu den unterschiedlichsten Krankheitsbildern führen:
- Hepatitis,
- Enteritis,
- Pneumonie,
- Enzephalitis.

Diagnose
Da die Vielzahl der hervorgerufenen Krankheitsbilder keine Diagnose anhand des klinischen Bildes zulässt, muss das Virus bei Verdacht mit Hilfe eines **Antikörpertests** im Serum nachgewiesen werden.

Therapie
Es empfiehlt sich eine stationäre Chemotherapie mit Ganciclovir (Cymevene) oder Foscarnet (Vistide).

10.10 Virale Gastroenteritis

- **Erreger:** meist Rotaviren, v. a. bei Säuglingen und Kleinkindern
- **Übertragung:** durch Nahrungsmittel
- **Inkubationszeit:** 1–3 Tage

Klinisches Bild
Die virale Gastroenteritis geht einher mit **Durchfall und Erbrechen** sowie bei Säuglingen oftmals mit einer gefährlicher **Dehydratation** (Austrocknung). In 70% der Fälle werden die abdominellen Symptome von **Fieber** begleitet, was die Dehydratation noch verstärkt. Zudem können **Bauchschmerzen** auftreten, die aber nicht im Vordergrund der Symptomatik stehen.

Diagnose
Die Verdachtsdiagnose ergibt sich anhand der **Symptomatik** und des Alters des Patienten. Eine **Stuhluntersuchung** ist ebenfalls möglich, aber i. d. R. nicht erforderlich.

Therapie
Die Therapie erfolgt rein **symptomatisch**. Der Durchfall sollte nach Möglichkeit nicht abrupt gestoppt werden, weil durch eine vollständige Unterdrückung des Durchfalls auch eine Ausscheidung der Erreger verhindert wird. **Fiebersenkende Maßnahmen** können bei Temperaturen von > 38,5°C zur Anwendung kommen. Es ist auf eine ausreichende **Zufuhr von Flüssigkeit** zu achten, bei austrocknungsgefährdeten Säuglingen kann ein **Elektrolytausgleich** erfolgen.

10.11 Infektiöse Mononukleose (Pfeiffer-Drüsenfieber)

- **Erreger:** Epstein-Barr-Virus (EBV)
- **Übertragung:** Speichel (»kissing disease«)
- **Inkubationszeit:** 1–3 Wochen

Klinisches Bild
In den ersten Tagen äußert sich die Erkrankung in **unspezifischen Symptomen** wie Müdigkeit, Abgeschlagenheit und Appetitlosigkeit. Etwa ab dem dritten Tag kommt es dann zu **Halsschmerzen** und einer **Schwellung der zervikalen Lymphknoten**. Weitere Zeichen können eine **Leber- und/oder Milzschwellung** (Hepato-/Splenomegalie) sein. Es kommt zu **Fieber** mit Temperaturen zwischen 38 und 39°C. Diese Symptome bilden sich nach 2 Wochen langsam wieder zurück.

Diagnose
Serologisch zeigt sich eine **Leukozytose** mit 70% monozytoiden Zellen (sog. Pfeiffer- Zellen) im Blutausstrich. Zudem lasssen sich **Antikörper** nachweisen.

Therapie
Die Therapie erfolgt rein **symptomatisch**. Es empfiehlt sich Bettruhe bis zur Entfieberung und bis zum Rückgang einer Splenomegalie (1–2 Monate).

> **! Beachte**
> **Bei vorliegender Splenomegalie besteht im Fall einer zu starken und/ oder zu frühen Belastung die Gefahr der Milzruptur.**

10.12 Influenza (»Grippe«)

- **Erreger:** Influenzavirus (sehr variabel), meist der Gruppe A
- **Übertragung:** Tröpfcheninfektion
- **Inkubationszeit:** 1–3 Tage

Klinisches Bild

Es kommt zu einem plötzlich auftretenden, hohen **Fieber** mit Schüttelfrost sowie Kopf-, Glieder- und Halsschmerzen. Zunächst überwiegt ein trockener **Husten**, der nach 3–4 Tagen in einen produktiven Husten (Husten mit Auswurf) übergehen kann.

Beachte
Es handelt sich um eine durchaus schwere Infektionskrankheit, die bei geschwächten und alten Menschen zum Tod führen kann.

Diagnose

Meist erfolgt die Diagnosestellung anhand des **klinischen Bildes**. Der entscheidende Unterschied zu den grippalen Infekten, die meist mit einem mäßigen, langsam ansteigenden Fieber einhergehen, ist ein plötzlicher, hoher Temperaturanstieg auf > 39°C mit Schüttelfrost.

Therapie

Eine kausale Therapie gibt es nicht; die Behandlung erfolgt rein **symptomatisch**. Es empfehlen sich Bettruhe, fiebersenkende Maßnahmen, Schleimlöser über den Tag (z. B. ACC 600, Mucosolvan oder Gelomyrtol) und, falls ein quälender nächtlicher Husten besteht, abendliche Antitussiva (z. B. Paracodin-Tropfen).

Praxistipp
Die Impfung ist eine Sonderimpfung v. a. für Patienten ab dem 60. Lebensjahr, Patienten mit Immunschwäche und Personen in exponierten Berufen (z. B. Lehrer, medizinisches Personal etc.). Kinder können ab dem 6. Lebensmonat geimpft werden. Die Impfung schützt nicht vor grippalen Infekten, die von anderen Viren, wie z. B. Parainfluenzaviren, ausgelöst werden.

10.13 Akute Hepatitis

- **Erreger:** Hepatitis-A-, -B- oder -C-Viren (es existieren noch Hepatitis-D- und -E-Viren, die aber in Deutschland nur selten zu Infektionen führen)
- **Übertragung:**
  - Hepatitis A: fäkal-oral
  - Hepatitiden B und C: sexuelle Übertragung, parenteral (Blut etc.)
- **Inkubationszeit:**
  - Hepatitis A: 2–6 Wochen
  - Hepatitis B: 1–6 Monate (abhängig von der Infektionsdosis)
  - Hepatitis C: 2–10 Wochen

Beachte
Bei Erkrankung besteht Meldepflicht!

Ätiologie und Pathophysiologie

Die Viren dringen auf dem Blutweg in die Leberparenchymzellen ein und vermehren sich dort. Die lokal ausgelöste Immunreaktion führt zu einer **Schädigung der Leberzellen**, sodass zellständige Enzyme die Leberzelle verlassen und in das Blut gelangen, wo sie dann zum Krankheitsbeweis nachgewiesen werden können. Zudem ist der Transport des Gallenfarbstoffs Bilirubin gestört, die Folge ist eine **Gelbsucht** (Ikterus). Ist die Ausscheidung der Gallensäuren gestört, reichern sich diese im But und in der Haut an. Sie sind der Grund für den gelegentlich bestehenden **Juckreiz**.

Klinisches Bild

Bei allen akuten Hepatitiden kommt es zunächst im **präikterischen Prodromalstadium** zu unspezifischen Symptomen wie Abgeschlagenheit, Müdigkeit und Appetitlosigkeit. Manche Patienten leiden auch unter Oberbauch- und seltener unter Gelenkschmerzen. Oftmals kommt es zu leichtem Fieber. Der Urin ist zumeist schon in dieser Phase dunkel gefärbt, und zwar wegen der vermehrten Bilirubinausscheidung. Der Stuhl ist lehmfarben.

Anschließend folgt meist eine **ikterische Phase**, die an der Gelbfärbung der Skleren erkennbar ist. Die Leber ist zu diesem Zeitpunkt oft vergrößert und druckschmerzhaft. Der Bilirubinspiegel erreicht nun rasch sein Maximum. Die Transaminasenwerte und die Werte anderer Leberenzyme steigen stark an. Bei schwerem Verlauf sind die in der Leber synthetisierten Blutgerinnungsfaktoren vermindert.

In der **postikterischen Phase** klingt die Gelbsucht allmählich ab und die Laborwerte normalisieren sich.

10.13.1 Hepatitis A

Die Ansteckung erfolgt über **verunreinigtes Trinkwasser** oder **kontaminierte Lebensmittel**. Die Patienten berichten von einer Reise in Länder mit hoher

Durchseuchung. Die Erkrankung kann auch nach Verzehr von Krustentieren auftreten. Im Übrigen sind Angehörige bestimmter Berufsgruppen (z. B. medizinisches Personal, Mitarbeiter in Kindertagesstätten etc.) stärker gefährdet. Die Hepatitis A geht i. d. R. nicht in eine chronische Hepatitis über. Nach einer durchgemachten Infektion besteht normalerweise lebenslange Immunität.

Diagnose

In der Akutphase sind Antikörper gegen das Virus im Blut nachweisbar (Anti-HAV-IgM). Das Vorliegen von Anti-HAV-IgG deutet hingegen auf eine stattgefundene Infektion und eine daraus folgende Immunität hin.

10.13.2 Hepatitis B

Die Übertragung erfolgt in der Regel **parenteral**, kann aber auch durch **Geschlechtsverkehr** oder unter der **Geburt** erfolgen. Die Hepatitis B tritt besonders in bestimmten Risikogruppen auf: Drogenabhängige (unsterile Spritzen!), Prostituierte, Homosexuelle und medizinisches Personal.

Bei etwa 70% der Infizierten kommt es zu einem klinisch unscheinbaren (inapparenten) Verlauf, die anderen 30% durchlaufen zunächst das akute Stadium mit den oben genannten Symptomen. 10% der Hepatitis-B-Infektionen gehen in einen chronischen Verlauf über.

Diagnose

In der Akutphase lassen sich HBsAg und HbeAg im Blut nachweisen. Dabei handelt es sich um Bestandteile des Virus. Auch finden sich im Verlauf verschiedene Antikörper gegen Virusbestandteile: Anti-HBc-IgM in der frühen Phase, später Anti-HBc und Anti-HBe (◘ Abb. 10.5).

10.13.3 Hepatitis C

Die Übertragungswege entsprechen im Wesentlichen denen der Hepatitis B. Wie diese verläuft auch die Hepatitis C im akuten Stadium klinisch oft un-

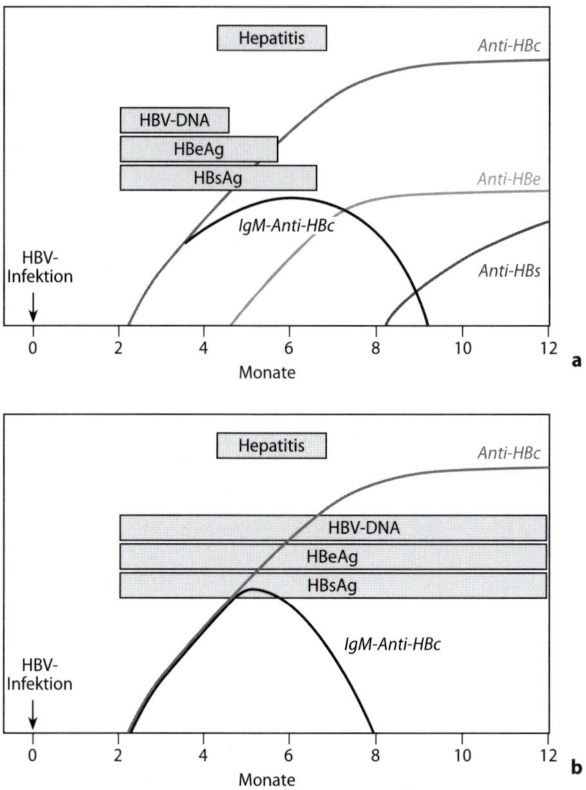

◘ **Abb. 10.5.** Serologischer Verlauf der akuten (**a**) und der chronischen (**b**) Hepatitis-B-Virus-(HBV-) Infektion

auffällig. Allerdings kommt es bei der Hepatitis C in 80% der Fälle zu einer Chronifizierung.

Beachte
Die Hepatitis C ist in Deutschland die zweithäufigste Ursache für die Entwicklung einer Leberzirrhose und eines Leberzellkarzinoms.

Diagnose

Antikörper (Anti-HCV) lassen sich erst nach 7 Wochen nachweisen. Bei positivem Anti-HCV-Nachweis sollte eine Anti-HCV-Differenzierung erfolgen. Die RNA des Virus kann auch direkt im Blut erfasst werden und dient als Marker für die Virusreplikation.

10.13.4 Therapie und Prophylaxe der akuten Hepatitiden

Eine spezifische Therapie der akuten Hepatitiden existiert nicht. Dem Patienten werden Schonung, leichte Kost (eine Leberschonkost gibt es nicht) und ein absolutes Alkoholverbot empfohlen. Gemeinschaftseinrichtungen sollten für die Dauer von 4 Wochen nicht aufgesucht werden.

Eine ausgeheilte Virushepatitis hinterlässt wahrscheinlich eine lebenslange **Immunität**.

Beachte
Eine Kreuzimmunität besteht aber nicht, d. h. ein Patient mit überstandener Hepatitis A ist nicht vor einer künftigen Hepatitis B gefeit und umgekehrt.

Eine sehr sichere Prophylaxe bieten die aktiven **Schutzimpfungen** gegen die Hepatitiden A und B, die insbesondere Risikopersonen empfohlen werden. Für beide Hepatitisformen gibt es auch eine passive Impfung mit Antikörpern gegen Hepatitis A bzw. gegen das HBs-Antigen.

Eine nicht ausgeheilte Virushepatitis kann in eine **chronische Verlaufsform** übergehen, die in ▶ Kap. 4 behandelt wird.

10.14 FSME (Frühsommermeningoenzephalitis)

- **Erreger:** FSME-Virus
- **Übertragung:** durch Zecken
- **Inkubationszeit:** 3 Tage bis 3 Wochen

Klinisches Bild

Nach der Inkubationszeit kommt es zu Symptomen, die einem leichten **»grippalen Infekt«** ähneln und die gelegentlich mit **Magen-Darm-Beschwerden** einhergehen können. Diesen Symptomen folgt ein beschwerdefreies Intervall von etwa einer Woche. Danach treten unter hohem **Fieber** unspezifische **neurologische Symptome** auf, wie Kopfschmerzen, Erbrechen, Schwindel, Bewusstseinsstörungen bis hin zum Delirium, gelegentlich kann es auch zu einem Meningismus kommen. Die Rekonvaleszenzeit ist ausgeprochen lang.

Diagnose

Im Serum lassen sich **Antikörper** nachweisen, und im Liquor kommt es zu einer **Leukozytose**.

Bei Verdacht auf eine FSME-Erkrankung sollte eine sofortige Einweisung in ein Krankenhaus erfolgen! Die Letalität beim Auftreten neurologischer Symptome liegt bei etwa 10%. In 90% der Fälle kommt es allerdings zu einer kompletten Rückbildung der neurologischen Symptomatik.

Therapie und Prophylaxe

Da es keine kausale Therapie gibt, hat eine ausreichende Prophylaxe gefährdeter Personen einen hohen Stellenwert. Neben der empfohlenen **Impfung** sollte man sich bei Ausflügen in den Wald oder auf Felder, die in einem Endemiegebiet liegen, v. a. durch eine vollständige **Bedeckung der Haut** und durch das **Tragen einer Kopfbedeckung** schützen.

Praxistipp
Eine Impfung empfiehlt sich für Personen in Endemiegebieten, die sich häufig in der Natur aufhalten. Aktuelle Endemiegebiete können unter www.rki.de in Erfahrung gebracht werden.

10.15 AIDS (»acquired immunodeficiency syndrome")

- **Erreger:** HIV (»human immunodeficiency virus«) – HIV-1 (weltweit vorherrschend), HIV-2 (v. a. in Westafrika)

- **Übertragung:** sexuell, parenteral (z. B. Blut und Blutprodukte, Spenderorgane), von der Mutter auf das Kind (prä-, peri- und postnatal sowie durch Stillen)
- **Inkubationszeit:** 1–3 Wochen für die akute HIV-Infektion, Monate bis 15 Jahre für das Vollbild, das allerdings nicht bei allen Infizierten zum Ausbruch kommt (es gibt Virusträger, die lebenslang asymptomatisch bleiben)

Beachte
Es erfolgt keine HIV-Übertragung durch soziale Kontakte, Anhusten, Küssen und das gemeinsame Benutzen von Geschirr!

Die Infektionsrate durch eine Nadelstichverletzung ist mit 0,3% als relativ niedrig zu beziffern. Auch durch einmaligen sexuellen Kontakt mit einem infizierten Partner ist die Wahrscheinlichkeit einer Infektion gering, für eine Infektion auf sexuellem Weg sind zumeist Sexualkontakte mit infizierten Personen über mehrere Monate hinweg erforderlich.

Klinisches Bild

Es werden eine **akute Infektion** sowie darauf folgend **3 Stadien** unterschieden:

- **Akute Infektion:** Eine bis 3 Wochen nach der Infektion kann es zu grippeähnlichen Symptomen kommen, wie Fieber, Glieder- und Halsschmerzen, Lymphknotenschwellung sowie manchmal ein Exanthem am Stamm. Die Symptome dieses Stadiums müssen jedoch nicht von allen Infizierten durchlaufen werden, und sie bilden sich i. d. R. spontan zurück.
- **Stadium I:** Der Patient ist klinisch gesund, aber die Zahl der T-Helferzellen (CD4-Zellen) fällt ab. Sie liegt bei > 500 CD4-Zellen/µl.
- **Stadium II:** In diesem Stadium treten Erkrankungen auf, die auf einen Immundefekt hinweisen, wie z. B. Herpes Zoster und rezidivierende Pneumonien. Die CD4-Zell-Zahl ist auf 150–500 CD4-Zellen/µl abgefallen.
- **Stadium III:** Es kommt zum Auftreten sog. opportunistischer Infektionen mit ungewöhnlichen Erregern, die für Immungesunde nicht pathogen (krankmachend) sind. Es können folgende Infektionskrankheiten auftreten: Kryptokokkenmeningitis, CMV-Retinitis, Pneumocystis-carinii-Pneumonie, Toxoplasmoseenzephalitis, Aspergillusinfektion. Das klinische Bild richtet sich nach dem Erreger und dem befallenen Organ. Die CD4-Zell-Zahl ist auf < 150 CD4-Zellen/µl abgefallen.

Diagnose

Der HIV-Suchtest kann nur mit dem Einverständnis des Patienten durchgeführt werden.

Die HIV-Antikörper lassen sich i. d. R. 3 Monate nach der Infektion nachweisen. Dennoch sollte zur Sicherheit 6 Monate nach möglicher Infektion ein weiterer Ausschlusstest erfolgen.

Therapie und Prophylaxe

Es besteht die Möglichkeit einer **antiretroviralen Therapie**, die die Virusreplikation unterdrücken und zu einer Erholung des Immunsystems führen soll. Unter konsequenter medikamentöser Therapie kann die Infektion heute über lange Zeit in Schach gehalten werden. Ein Impfstoff gegen das HIV ließ sich trotz intensiver Forschung bislang nicht entwickeln, da das Virus sehr anpassungsfähig ist und durch Mutationen der Immunisierung ausweicht.

Vorgehen bei Kontakt mit HIV-kontaminiertem Material

- Blutspritzer auf Haut und Schleimhäuten:
- Abwaschen mit Seife
- Desinfektion
- Perkutane Verletzungen (Nadelstichverletzungen):
- Ausbluten lassen (1–2 min)
- Desinfektion (3 min)
- Blutentnahme bei Patient und Verletztem (HIV-Test)
- nach 3 Monaten erneute Blutentnahme beim Verletzten
- Meldung bei der Berufsgenossenschaft
- Postexpositionsprophylaxe bei allen Verletzungen, bei denen infektiöses Material tiefer als in die obersten Hautschichten eingedrungen ist:
- Zidovudin (z. B. Retrovir) + Lamivudin (z. B. Epivir) + Indinavir (z. B. Crixivan)

- Beginn: möglichst innerhalb von 2 Stunden nach der Verletzung
- Dauer: etwa 4 Wochen
- Die Postexpositionsprophylaxe sollte in den Händen erfahrener Fachärzte liegen!

10.16 Gelbfieber

- **Erreger:** ARBO-Viren
- **Übertragung:** Stechmücken
- **Inkubationszeit:** 3–6 Tage

Klinisches Bild

Es kommt zu einem plötzlichen Beginn mit **Fieber** von > 40°C, Schüttelfrost, Kopf-/Gliederschmerzen, Übelkeit und Erbrechen. Am dritten oder vierten Tag ist ein spontaner Fieberabfall mit Ausheilung möglich. Es treten jedoch auch schwere Verläufe mit Organschädigungen, wie Hepatitis und Nephritis, sowie hämorrhagischer Diathese auf (50% der schweren Erkrankungen verlaufen tödlich!).

Diagnose

Wegweisend sind die **Symptomatik** und die Angabe, dass sich der Betroffene in einem **gefährdeten Gebiet** aufgehalten hat.

Therapie

Eine kausale Therapie ist nicht bekannt, die **symptomatisch Behandlung** besteht in der Gabe von Analgetika und Antipyretika.

Praxistipp

Es empfiehlt sich eine Reiseimpfung bei Reisen in Gelbfiebergebiete (z. B. Zentralafrika und der Norden Südamerikas; genauere Informationen unter www.rki.de). Geimpft werden können Kinder, die älter sind als 1 Jahr.

10.17 Rabies (Tollwut)

- **Erreger:** Rabiesvirus
- **Übertragung:** Inokulation von virushaltigem Speichel, Hautläsionen
- **Inkubationszeit:** 10 Tage bis 3 Monate

Klinisches Bild

Es werden **3 Stadien** unterschieden:

- **Stadium I:** In diesem Stadium kommt es zu Fieber und Kopfschmerzen, Schmerzen und/oder Parästhesien an der Bissstelle und ggf. Übelkeit.
- **Stadium II:** Dieses Stadium ist gekennzeichnet durch motorische Unruhe, Speichelfluss, Schwitzen und Angst, zudem kann es zu Halluzinationen kommen.
- **Stadium III:** Im letzten Stadium kommt es zu Lähmungen aller Muskelgruppen, auch der Atemmuskulatur bis hin zum Tod durch Atemmuskellähmung.

Beachte
Die manifeste Tollwuterkrankung verläuft immer tödlich!

Diagnose

Es sollte ein **Nachweis der Antigene des Tollwutvirus** in Speichel und Liquor erfolgen.

Therapie

Nach Rücksprache mit dem jeweiligen Gesundheitsamt empfiehlt sich die sofortige Durchführung einer **Postexpositionsprophylaxe** durch Impfung nach dem Essener Schema.

Postexpositionsprophylaxe nach dem Essener Schema

- Expositionskategorie I (Berühren vermeintlich tollwütiger Tiere oder Belecken der intakten Haut durch selbige): keine Impfung erforderlich
- Expositionskategorie II (oberflächliche Kratzer durch vermeintlich tollwütige Tiere oder Belecken der nicht intakten Haut durch selbige): aktive Impfung erforderlich
- Expositionskategorie III (alle Bissverletzungen oder Kratzwunden durch vermeintlich tollwütige Tiere oder Kontamination von Schleimhäuten durch Speichel selbiger Tiere): aktive und passive Impfung erforderlich

Praxistipp

Empfohlen wird die Impfung für Risikogruppen wie Förster und Veterinäre, zudem eine postexpositionelle Impfung. Außerdem sollte eine Reiseimpfung bei Reisen nach Südostasien und Südamerika durchgeführt werden.

11

Infektionskrankheiten durch Pilze

11

11.1 Candidiasis (Pilzerkrankungen durch Candidaarten)

- **Erreger:** Candida albicans (Sprosspilz)
- **Übertragung:** endogene Auslöser, ggf. Schmierinfektion
- **Inkubationszeit:** variiert

Klinische Bilder

Soor. Infektionen der Haut und/oder der Schleimhaut durch Candida (C.) albicans. Bei Befall der Haut sind Bereiche betroffen, in denen es feucht und warm ist, wie z. B. unterhalb der Brust oder in den Leisten. Auf den befallenen Arealen finden sich nässende, brennende, juckende Exantheme. Bei Säuglingen kann es zu einer sog. **Windeldermatitis** kommen. Weitere wichtige Manifestationen sind **Vaginal- und Mundsoor** (◘ Abb. 11.1). Beim Vaginalsoor findet sich ein weißlicher, cremiger Fluor, der brennt und juckt. Beim Mundsoor zeigen sich ebenfalls juckende, weißliche, abwischbare Belege; die Schleimhaut unter den Belägen ist gerötet, und beim Abkratzen der Beläge können die Stellen bluten.

Darmcandidose. Starke Vermehrung von C. albicans bei Schädigung der Darmflora durch z. B. Antibiotika. Klinisch manifestiert sich die Darmcandidose v. a. durch eine Diarrhö.

Candidanagelmykose. Schmerzhafte Schwellung und Rötung mit Entleerung von eitrigem oder serösem Sekret. Ist der Nagelwall betroffen, so spricht man von einer Paronychie, bei Befall der Nagelplatte von einer Candidaonychomykose.

Diagnose

Soor. Die Diagnose lässt sich in den meisten Fällen anhand des klinischen Bildes stellen. Überdies kann ein mikroskopisches Nativpräparat aus einem Haut- bzw. Schleimhautabstrich angefertigt werden.

Darmcandidose. Es empfiehlt sich eine Stuhluntersuchung mit der Zusatzfrage nach dem Vorliegen einer Candidose (muss extra vermerkt werden).

Candidanagelmykose. Die Diagnose lässt sich in den meisten Fällen anhand des klinischen Bildes stellen.

Therapie

Soor. Empfohlen wird eine Lokalbehandlung mit Nystatin oder Amphotericin B.

Darmcandidose. Hier reicht meist die orale Gabe von Nystatin (z. B. Moronal) oder Amphotericin B (z. B. Ampho-Moronal).

Candidanagelmykose. Es empfiehlt sich das Bestreichen des Nagels und/oder des Nagelwalls mit z. B. Ciclopirox (z. B. Nagel-Batrafen).

11.2 Dermatomykosen (Tinea)

- **Erreger:** v. a. Trichophyton rubrum
- **Übertragung:** Tinea pedis, z. B. im Schwimmbad, Tinea capitis, z. B. durch Kämme und Rasierapparate
- **Inkubationszeit:** variiert

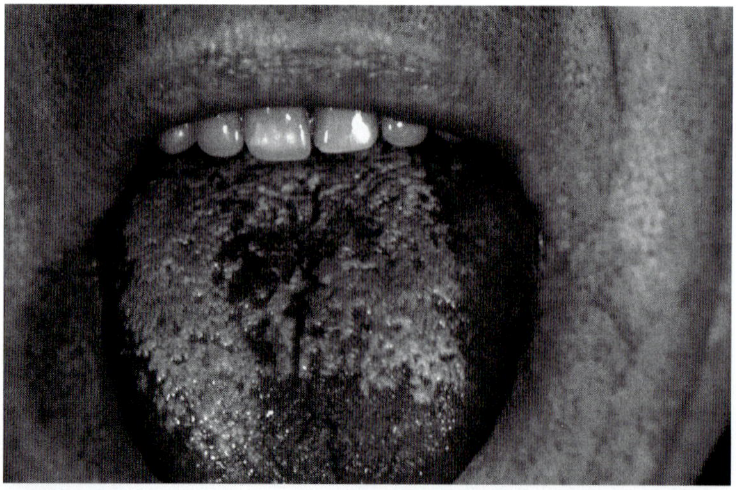

◘ **Abb. 11.1.** Mundsoor

Klinisches Bild

Tinea pedis. Es kommt zu Brennen und Juckreiz, v. a. in den Zehenzwischenräumen. Überdies können entzündliche Veränderungen mit Rötung, Schuppung und Fissurbildung auftreten.
Tinea capitis. Meist zeigen sich rundliche, pflaumengroße Areale mit abgebrochenen Haaren und möglicherweise eitrigen Pusteln.

Diagnose

Das **klinische Bild** ist bei beiden Erscheinungsformen meist wegweisend, zudem können **Nativpräparate** angefertigt oder **Pilzkulturen** angelegt werden.

Therapie

Tinea pedis. Es empfiehlt sich ein Trockenhalten der Zehenzwischenräumen, z. B. durch Einlegen von Mull. Zudem sollten die befallenen Stellen mit Ciclopiroxlösung (z. B. Batrafen-Lösung) bestrichen werden.
Tinea capitis. In diesem Fall sollte die lokale Anwendung eines Breitspektrumantimykotikums erfolgen sowie eine orale Therapie mit Itraconazol (z. B. Sempera).

Infektionskrankheiten durch Protozoen

12.1 Toxoplasmose

- **Erreger:** Toxoplasma gondii (Hauptwirt sind Katzen)
- **Übertragung:** Verzehr zystenhaltigen, rohen Fleisches, andere kontaminierte Lebensmittel, Katzen
- **Inkubationszeit:** 1–3 Wochen

Beachte
Toxoplasmoseinfektionen in der Schwangerschaft können zu einem Abort oder zur nachhaltigen Schädigung des Neugeborenen führen. Bei Infektionen vor der Konzeption besteht kein Risiko für den Fetus. Bei begründetem Krankheitsverdacht in der Schwangerschaft (z. B. klinische Zeichen und zugleich Katzen als Haustiere) wird ein Suchtest durchgeführt.

Klinisches Bild

Die Erstinfektion verläuft meist **asymptomatisch**, in seltenen Fällen kann es zu einer fieberhaften Erkrankung mit generalisierter Lymphknotenschwellung und gelegentlich auch zu einer Hepatosplenomegalie kommen.

Bei Personen mit geschwächtem Abwehrsystem ist durch eine reaktivierte Infektion das Auftreten einer **Enzephalitis** (sog. Toxoplasmose des Zentralnervensystems) mit neurologischen Ausfällen und zuweilen einem hirnorganischen Psychosyndrom möglich.

Bei einer Erstinfektion während der Schwangerschaft ist ein **Abgang der Frucht** möglich. Bleibt der Fetus erhalten, kommt es beim Neugeborenen zu **bleibenden Schäden**, wie z. B. Hydrozephalus, intrazerebralen Verkalkungen und geistiger Retadierung.

Diagnose

Die Diagnosestellung erfolgt mittels **Antikörpernachweis**.

Therapie

In der Regel wird die Toxoplasmose nur bei Auftreten von Symptomen behandelt. Zur Therapie eignet sich eine Kombination von **Sulfonamiden** mit **Pyrimethamin** oder **Clyndamycin**.

12.2 Malaria (Wechselfieber)

- **Erreger:** 4 Typen:
  - Plasmodium falciparum (Malaria tropica)
  - Plasmodium vivax und Plasmodium ovale (Malaria tertiana)
  - Plasmodium malariae (Malaria quartana)
- **Übertragung:** Mückenstich (Anophelesmücke)
- **Inkubationszeit:**
  - Malaria tropica: 5–17 Tage
  - Malaria tertiana: 8–20 Tage (bis 1 Jahr)
  - Malaria quartana: 20–35 Tage

Klinisches Bild

Malaria tropica. Bei der Malaria tropica kommt es zu einem plötzlichen Beginn mit hohem unregelmäßigem, gelegentlich anhaltendem Fieber (selten sind auch afebrile Verläufe möglich). Hinzu kommen Schüttelfrost, Magen-Darm-Beschwerden, Erbrechen und möglicherweise eine Hepatosplenomeaglie mit Ikterus (Gelbsucht).
Malaria tertiana. In der Regel kommt es im Rhythmus von 48 Stunden zu Fieberschüben, außerdem können eine Anämie und eine Splenomegalie auftreten.
Malaria quartana. Bei dieser Form kommt es i. d. R. im Rhythmus von 72 Stunden zu Fieberschüben, außerdem kann eine Hepatosplenomegalie auftreten.

Diagnose

Die Erreger können anhand von **Blutausstrichen** identifiziert werden, am besten während einer Fieberphase.

Therapie und Verlauf

Malaria tropica. Unbehandelt kann diese Form der Malaria innerhalb weniger Tage zum Tod führen. Behandelt kommt es spätestens nach einem Jahr zu einer Remission. Je nach Resistenzen erfolgt die Therapie mit Chloroquin, alternativ mit Chinin oder Mefloquin.
Malaria tertiana. Nach etwa 2 Jahren kommt es meist zu einer Ausheilung, bis dahin sind immer wieder Rezidive möglich. Medikament der Wahl ist Chloroquin.
Malaria quartana. Bei dieser Form kann es bis zu 10 Jahre nach der Infektion immer wieder zu Rezidiven kommen. Medikament der Wahl ist Chloroquin.

12.3 Amöbenruhr

- **Erreger:** Entamoeba histolytica
- **Übertragung:** kontaminiertes Trinkwasser, Lebensmittel
- **Inkubationszeit:** 4 Tage bis 4 Monate

Klinisches Bild

Bei der Amöbenruhr kommt es zu starken, krampfartigen, in Wellen anflutenden **Abdominalschmerzen** mit blutig-schleimigen **Durchfällen**, meist kombiniert mit **Fieber**.

Diagnose

Die Diagnose ergibt sich meist **anamnestisch** durch Auslandsaufenthalte (Tropen/Subtropen) mit entsprechendem nachfolgendem klinischen Bild. Falls erforderlich, können **Stuhluntersuchungen** durchgeführt werden.

Therapie

Bei dieser Infektion kommen **Imidazolpräparate** wie Metronidazol (z. B. Clont) zur Anwendung.

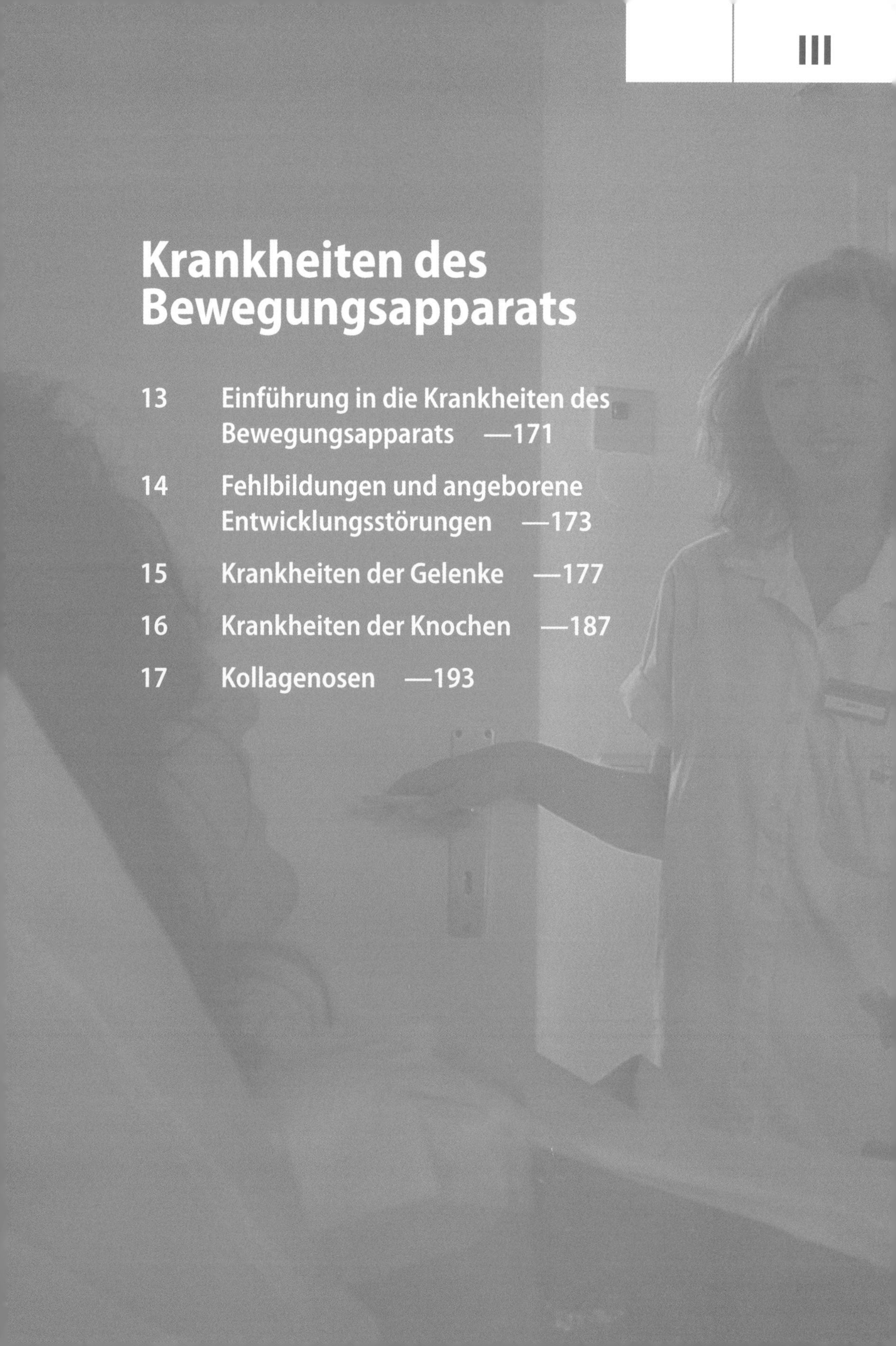

Krankheiten des Bewegungsapparats

Einführung in die Krankheiten des Bewegungsapparats

Als eines der größten Organsysteme des menschlichen Körpers unterliegt der Stütz- und Bewegungsapparat zahlreichen Funktionsstörungen, Erkrankungen und Verletzungen. In der orthopädischen Praxis spielen **Überlastungserscheinungen** und **degenerative Veränderungen** (Verschleißprozesse) die größte Rolle.

> **Der gesamte Bewegungsapparat bildet eine funktionelle Einheit, sodass jede lokale Störung sowohl die Statik als auch die Dynamik des gesamten Bewegungsapparats beeinflussen kann. Aufgrund dieser Tatsache kommt der Prävention innerhalb der Orthopädie eine besonders große Bedeutung zu.**

Eine klare Trennung zwischen stützenden und bewegenden Organen ist nicht möglich, aber vereinfacht lässt sich sagen, dass die **Stützorgane** vorwiegend statische (passive) Aufgaben übernehmen, während die **Bewegungsorgane** v. a. dynamisch (aktiv) arbeiten; doch stets greifen beide Systeme ineinander und arbeiten gleichzeitig. Ein Beispiel ist das Kniegelenk, das sich beugen und strecken lassen muss, damit wir laufen können, zugleich aber beim Auftreten statische Aufgaben zu erfüllen hat, damit wir nicht einknicken.

Aufbau und Struktur des Bewegungsapparats sind größtenteils genetisch bestimmt, dennoch gilt ein großes Augenmerk den **endogenen und exogenen Kräften**, die Einfluss auf den Bewegungsapparat nehmen. Der Stütz- und Bewegungsapparat unterliegt den physikalischen Gesetzen der Mechanik, die es bei der Diagnostik ebenso zu berücksichtigen gilt wie den Metabolismus des Gewebes, das ständigen Wachstumsprozessen und – nach Wachstumsabschluss – stetigen Änderungsprozessen unterliegt.

Praxistipp

Für den Stütz- und Bewegungsapparat gilt die Arndt-Schultze-Regel: »Der Gebrauch erhält, die Anstrengung fördert, die Überanstrengung schadet.«

Aufgrund dieser Regel wird verständlich, dass es in der Therapie orthopädischer Erkrankungen immer auch darauf ankommt, eine sinnvolle Balance zwischen der **Ruhigstellung** eines erkrankten Bewegungssegments und der **Belastung bzw. Bewegungsförderung** zu finden (»Ein verletztes Gelenk, das man zu lange ruhig stellt, ist ein verletztes und steifes Gelenk.«).

In der Orthopädie ist es zudem wichtig, eine einheitliche Betrachtung von Form und Funktion anzustellen. Eine normale Form führt zu einer ungestörten Funktion und umgekehrt. Dieser **Form- und Funktionseinheit** muss Rechnung getragen werden. Funktionsstörungen äußern sich zu Beginn meist ausschließlich als Schmerzen, ohne dass eine wesentliche funktionelle Einschränkung oder gar ein pathomorphologischer Befund zu erheben wäre. Hält die Funktionsstörung über einen längeren Zeitraum an, kommt es jedoch fast immer auch zu funktionellen Beeinträchtigungen und pathologischen Veränderungen.

Weil orthopädische Erkrankungen in der Mehrzahl der Fälle einen chronischen Verlauf nehmen, gilt es, Störungen der Form und Funktion an einem Fortschreiten zu hindern. Dementsprechend liegt der Schwerpunkt der Therapie weniger auf schnellen Lösungen, als vielmehr auf **langfristigen therapeutischen Konzepten**.

Fehlbildungen und angeborene Entwicklungsstörungen

Unter diesem Oberbegriff werden mehr als 100 Erkrankungen zusammengefasst, die sich nur schwer klassifizieren lassen, weil es auf dem Gebiet der Humangenetik ständig neue Erkenntnisse gibt.

Fehlbildungen sind **Anomalien des Stütz- und Bewegungsapparats**, die konnatal (angeboren), aber nicht unbedingt schon bei der Geburt erkennbar sind. Es sind lokalisierte oder generalisierte Defekte, die sich teilweise erst im Säuglings- oder Kleinkindalter manifestieren. Die Erkrankungen können, müssen aber nicht kongenital (genetisch bedingt) sein.

> **Erscheinungsbild, Prognose und Therapie sind wesentlich vom Zeitpunkt der Entstehung der Anomalie abhängig.**

14.1 Fehlbildungen der Extremitäten

Es handelt sich hierbei um angeborene Anomalien an den Extremitäten und der Wirbelsäule.

Die Extremitätenfehlbildungen werden anhand des **klinischen Erscheinungsbildes** klassifiziert. Grob unterscheidet man:
- Gliedmaßendefekte.
- Fehler in Differenzierung und Separation,
- Über- und Unterentwicklungen.

Exemplarisch werden im Folgenden einige dieser Fehlbildungen vorgestellt.

14

14.1.1 Amelie

Die **Arme oder Beine fehlen vollständig**. Sind beide Seiten betroffen, ergeben sich Probleme bei der Prothesenversorgung. Die prothetische Versorgung dient, soweit möglich, der Sicherstellung der Selbstversorgung und soll, falls die unteren Extremitäten betroffen sind, zu einer Steh- oder mindestens eingeschränkten Gehfähigkeit führen.

14.1.2 Klumphand

Meist ist die **radiale Seite des Unterarms** betroffen. Um Funktionsstörungen von Ellbogen- und Schultergelenk vorzubeugen, sollte operiert werden, sobald es zu einer Funktionseinschränkung kommt. Achsenbegradigungen sind nur vorzunehmen, wenn diese die Funktion nicht beeinträchtigen.

14.1.3 Polydaktylie

Bei der Polydaktylie handelt es sich um eine **Überschussfehlbildung**, von der sowohl die obere als auch die untere Extremität betroffen sein kann. Dabei können die überzähligen Gliedmaßen, meist Finger oder Zehen, voll ausgebildet oder nur rudimentär angelegt sein. Die Indikation zur Operation ergibt sich aus funktionellen sowie, insbesondere an der Hand, kosmetischen Gesichtspunkten.

14.1.4 Riesenwuchs

Auch bei diesem Krankheitsbild existieren unterschiedliche Ausprägungen und Ausdehnungen. Es können sowohl **einzelne Gliedmaßen** betroffen sein als auch **ganze Skelettabschnitte**. Sind einzelne Gliedmaße betroffen, so kann – im Fall einer psychischen Belastung – aus kosmetischen Gründen eine Operation indiziert sein. Erfasst der Riesenwuchs ganze Skelettabschnitte, ist eine Operation aus funktionellen Erwägungen teilweise unerlässlich.

14.2 Fehlbildungen der Wirbelsäule

Bei den Fehlbildungen der Wirbelsäule kann es sich sowohl um **isolierte Fehlbildungen des Skeletts** als auch **kombinierte Fehlbildungen von Skelett und Neuralrohr** handeln. An dieser Stelle wird nur auf die knöchernen Fehlbildungen eingegangen; Defekte des Neuralrohrs können in diesem Rahmen nicht abgehandelt werden, zumal sich aus diesen Störungen zumeist auch komplexe, das Nervensystem betreffende Erkrankungen ergeben.

14.2.1 Klippel-Feil-Syndrom

Das Klippel-Feil-Syndrom ist eine Dysostose (gestörte Knochenentwicklung), die mit dem klinischen Bild des Kurzhalses einhergeht. Es handelt sich um eine **Blockbildung mehrerer Halswirbelkörper**, in Ausnahmefällen ist auch die obere Brustwirbelsäule betroffen. Dadurch kommt es zu einer Versteifung dieses Bewegungssegments und einer damit einhergehenden Bewegungseinschränkung. Die Diagnose erfolgt radiologisch. Eine ursächliche Therapie ist nicht möglich, die symptomatische Therapie richtet sich nach den begleitend auftretenden Kyphosen

(Krümmungen der Wirbelsäule nach dorsal) und Skoliosen (seitliche Krümmungen der Wirbelsäule).

14.2.2 Segmentationsstörungen

Eine Segmentationsstörung ist durch eine **fehlende Trennung der Wirbelanlage** gekennzeichnet. Sie kann im dorsalen oder ventralen Bereich der Wirbelsäule auftreten. Der betroffene Wirbelsäulenabschnitt ist unbeweglich, sodass die angrenzenden Segmente kompensatorisch meist eine Hypermobilität (Überbeweglichkeit) entwickeln. Bei einseitigen Störungen können oft schwere Skoliosen entstehen. Oft besteht gleichzeitig eine spinale Dysraphie (unvollständiger Neuralrohrverschluss), wodurch sich das Operationsrisiko hinsichtlich neurologischer Komplikationen erhöht. Die Therapie richtet sich nach der Progredienz (dem Fortschreiten) der Erkrankung. Bei raschem Fortschreiten bleibt nur die Operation, in weniger schweren Fällen kann eine konservative Therapie mit Korsettbehandlung und Krankengymnastik in Erwägung gezogen werden.

14.2.3 Spina bifida occulta

Die Erkrankung spielt sich vorwiegend im lumbosakralen Bereich ab, also am Übergang von der Lendenwirblsäule zum Kreuzbein. Der Rückenmarkkanal ist knorpelig geschlossen, der **knöcherne Bogenschluss bleibt aus**. Im Gegensatz zur Spina bifida aperta, die mit einem Defekt des Neuralrohrs, breit offenen Wirbelbögen und einer ausgeprägten klinischen Symptomatik (ähnlich der einer Querschnittlähmung) einhergeht, ist diese ausbleibende Verknöcherung im lumbosakralen Bereich ohne klinische Bedeutung.

14.2.4 Basiläre Impression

Bei der basilären Impression **verschiebt sich die Halswirbelsäule nach kranial**, sodass die Spitze des Dens (Zahnfortsatz des 2. Halswirbelkörpers) in Höhe des Foramen magnum oder weiter kranial zu liegen kommt. Man unterscheidet zwischen primärer, angeborener und sekundärer Form, die durch Zerstörung der Hinterhauptgelenke entsteht. Klassische Symptome sind Nackenkopfschmerzen, Schwindel und eine eingeschränkte Mobilität der Halswirbelsäule. Die Diagnose erfolgt mittels Röntgenuntersuchung und Magnetresonanztomographie. Eine mögliche Therapie stellt die Erweiterung des Foramen magnum, die Abtragung der Densspitze und/oder eine Spondylodese (Versteifung bestimmter Wirbelsäulensegmente) dar.

14.3 Angeborene Entwicklungsstörungen

14.3.1 Achondroplasie

Die Achondroplasie gehört zu den Chondrodystrophien (Erkrankungen des Knorpel-Knochen-Gewebes) und ist die bekannteste Skelettdysplasie, die in den meisten Fällen durch eine Spontanmutation entsteht. Es handelt sich um eine **Störung der enchondralen Ossifikation** (Verknöcherung), die sich v. a. auf die Röhrenknochen auswirkt und zu einem **disproportionierten Minderwuchs** führt, der meist schon bei der Geburt erkennbar ist. Oberschenkel und Oberarme sind verkürzt, während der Rumpf relativ normal lang ist. Auffallend sind weiter eine prominente Stirn und eine Sattelnase. Die Intelligenz ist unbeeinträchtigt. Die Beinverbiegungen, in diesem Fall Genua vara (O-Beine), erfordern wegen der auftretenden Kniebelastungen eine kniegelenknahe Umstellungsosteotomie. Meist wird von den Betroffenen auch eine Verlängerung der verkürzten Gliedmaßen gewünscht, was operativ möglich ist, aber zahlreiche Operationen – meist über Jahre hinweg – erfordert.

14.3.2 Fibröse Dysplasie (M. Jaffé-Lichtenstein)

Bei der fibrösen Dysplasie, die auch zu den Skelettdysplasien zählt, liegt eine disorganisierte Entwicklung von Knorpel und fibrösen Elementen vor. In den Markräumen der Röhrenknochen entwickeln sich fibröse Herde, die später zu **Spontanfrakturen oder Deformationen** führen können. Die Veränderungen treten meist im ersten Lebensjahrzehnt in Erscheinung und kommen in der Pubertät häufig zu einem spontanen Stillstand. Bei ausgeprägtem Befall mit einem hohen Frakturrisiko können die fibrösen Herde ausgeräumt und mit Spongiosa aufgefüllt werden.

14.3.3 Neurofibromatose (M. von Recklinghausen)

Die Neurofibromatose zählt ebenfalls zu den **Skelettdysplasien**; Neurofibrome können an allen Organen auftreten. Typisch und für die Diagnosestellung hilfreich sind Neurofibrome der Haut, die sog. **Café-au-lait-Flecken**. Im Vordergrund stehen eine Varusdeformität der Unterschenkel und eine sich bereits im frühen Kindesalter entwickelnde Skoliose mit rascher Progredienz. Da die Wirbelsäulendeformitäten durch einbrechende Wirbelkörper zu neurologischen Komplikationen führen können, sollte eine frühzeitige Stabilisierung der betroffenen Wirbelsäulenabschnitte erfolgen.

14.3.4 Chromosomenanomalien

Trisomie 21 (Down-Syndrom, Mongolismus)

Die Trisomie 21, bei der es zu einer **Verdopplung eines Chromosoms 21** kommt, stellt die häufigste menschliche Chromosomenanomalie dar, wobei das Risiko einer solchen Erkrankung mit dem Alter der Eltern bei der Geburt steigt. Klinisch am auffälligsten ist der mongoloide Gesichtsausdruck mit nach oben ansteigenden Lidachsen, breiter, flacher Nasenwurzel, gefurchten Lippen und kleinem Kinn, der der Krankheit den Namen Mongolismus verliehen hat. Neben kardiologischen Schwierigkeiten kommt es zu orthopädischen Problemen, wie z. B. einer allgemeinen Bandlaxität, die zu Luxationen der Hüftgelenke führen kann, sowie zu einer Instabilität von Atlas und Axis, die lebensgefährlich sein kann und deswegen spondylodesiert (versteift) werden sollte.

Ullrich-Turner-Syndrom

Bei dieser Erkrankung **fehlt ein X-Chromosom** (X0) mit daraus resultierendem Minderwuchs. Neben Missbildungen der Organe kommt es zu einem Pterygium colli (Flügelfehlbildung am Hals), Skoliosen, einem Cubitus valgus (verstärkte Supination und Radialabweichung des Unterarms gegenüber dem Oberarm) und einem verkürzten vierten Mittelhandknochen. Die Therapie besteht in der Gabe weiblicher Geschlechtshormone (beginnend ab einem Knochenalter von 12–13 Jahren) und darauf folgenden s.c.-Injektionen synthetischer Wachstumshormone, mittels derer eine höhere Endgröße der Patienten erreicht werden kann.

Klinefelter-Syndrom

Das mit einem größeren Wachstum einhergehende Klinefelter-Syndrom entsteht durch **Verdopplung des X-Chromosoms** (XXY). Es kommt zu einem primären Hypogonadismus (verminderte/fehlende endokrine Aktivität der Geschlechtsdrüsen mit gestörter Ausbildung der primären und ggf. auch der sekundären Geschlechtsmerkmale), die Pubertät ist verzögert und unvollständig, der Körperbau ausgeprägt feminin.

14.3.5 Angeborene Bindegewebserkrankungen

Osteogenesis imperfecta (Glasknochenkrankheit)

Es handelt sich um eine **Kombination aus Skelettdysplasie und abnormaler Knochendichte**, die mit einer abnormen Knochenbrüchigkeit verbunden ist. Hinzu kommen, aus orthopädischer Sicht, Minderwuchs und Bandlaxität. Therapeutisch kommen Gehapparate infrage, u. U. sind operative Ausgradungen der Extremitäten notwendig sowie Stabilisierungen der Knochen durch z. B. Teleskopnägel.

Ehlers-Danlos-Syndrom

Unter diesen Begriff fallen zahlreiche Erkrankungen, denen allen eine **gestörte Kollagensynthese** zugrunde liegt, die zu einer Hyperelastizität der Haut, Bandlaxität, Hypermobilität der Gelenke, Osteopenie und Skoliose führen kann. Eine kausale Therapie ist nicht bekannt, Wirbelsäulendeformitäten sollten frühzeitig stabilisiert werden. Operative Stabilisierungen der Gelenke hingegen versprechen wenig Erfolg.

Marfan-Syndrom

Das Marfan-Syndrom ist eine **systemische Bindegewebeerkrankung** mit Skoliose sowie Befall von Auge und Herz. Orthopädisch kommt eine Versteifungsoperation der Wirbelsäule infrage.

Krankheiten der Gelenke

Alle Gelenkflächen sind mit **hyalinem Knorpel** überzogen, der für ein optimales Gleiten beider Gelenkpartner sorgt. Er ist vorwiegend auf senkrechte Belastungen ausgelegt und unterliegt einem **physiologischen Alterungsprozess**. Nach seiner Ausdifferenzierung ist der hyaline Knorpel gefäßfrei und wird ausschließlich über Diffusion ernährt, wozu es immer wieder einer Belastung bedarf, damit die **Synovialflüssigkeit**, die wichtige Ernährungsbestandteile enthält, in den Knorpel gelangen kann. Kommt es jedoch zu unphysiologischen Druckbelastungen, kann der Stoffwechsel des Knorpels eingeschränkt sein, was der Entwicklung einer Arthrose Vorschub leistet.

Gelenk und Gewebekomponenten bilden eine **Funktionseinheit**, sodass es bei Störung einer Komponente zu einem zunehmenden **Funktionsverlust** des Gelenks kommen kann. Gelenke müssen sich bewegen und Kraft übertragen können und sollten eine stabile Verbindung der Gelenkpartner gewährleisten.

15.1 Degenerative Gelenkerkrankungen (Arthrosis deformans)

Es handelt sich um eine **Degeneration des Knorpelgewebes** mit sekundärer Knochenläsion und möglicher entzündlicher Schrumpfung der Gelenkkapsel.

Epidemiologie

Um das 40. Lebensjahr lassen sich bereits bei der Hälfte der Bevölkerung im Röntgenbild Zeichen einer degenerativen Gelenkveränderung erkennen, wobei die Veränderungen, die an der Wirbelsäule zu beobachten sind, gravierender sind als die an den Extremitäten. Die zu beobachtenden Degenerationserscheinungen müssen nicht unmittelbar mit subjektiven Beschwerden einhergehen, sondern gelten zunächst nur als physiologischer Alterungsprozess aufgrund physiologischer Belastungen.

Ätiologie und Pathogenese

Die Arthrose dagegen entwickelt sich aus einer eingeschränkten Belastungsfähigkeit eines Gelenks oder durch unphysiologisch auf das Gelenk einwirkende Kräfte (z. B. Scherkräfte). Man unterscheidet **2 Formen der Arthrose:**

- **Primäre Arthrose:** Es liegt eine unbekannte Minderwertigkeit des Knorpelgewebes vor.
- **Sekundäre Arthrose:** Sie entsteht altersabhängig und physiologischerweise, aber auch auf dem Boden von Stoffwechselstörungen, Fehlbelastungen, Traumen oder Entzündungen.

Die degenerativen Gelenkerkrankungen entwickeln sich langsam progredient. Am Anfang steht der **Elastizitätsverlust des Gelenkknorpels**, dessen Korrelate im Röntgenbild die Höhenabnahme des Knorpelgewebes und eine subchondrale Sklerosierung sind. In der Folge kommt es – um die druckaufnehmende Fläche zu vergrößern – zur **Bildung wulstartiger Knochenvorsprünge**, den sog. Osteophyten oder Exophyten, und es entstehen zahlreiche **Zysten**. Bei diesen Vorgängen kann es durch den vermehrten Anfall von Knorpelabriebprodukten zu einer **reaktiven Entzündung der Gelenkinnenhaut** kommen (aktivierte Arthrose).

Klinisches Bild

Die **Hauptsymptome** der Arthrose sind:

- Schmerz,
- Schwellung,
- Muskelverspannung,
- Bewegungseinschränkung,
- Deformierung.

Man unterscheidet verschiedene **Stadien:**

- **Stadium I:** Belastungsabhängige Schmerzen und Muskelverspannungen; die Schmerzen können hierbei gelenkfern auftreten.
- **Stadium II:** Muskelverspannungen, -verhärtungen und -kontrakturen führen zu einem aktiven Bewegungsschmerz. Durch Entzündungen in der Kapsel kommt es zu einem passiven Bewegungsschmerz, dem sog. Kapselschmerz.
- **Stadium III:** Gelenkentzündung und Knochenmarkfibrose führen zu Ruheschmerz und Bewegungseinschränkungen. Es liegen die oben genannten Hauptsymptome vor.

Zusätzlich können sich Achsendeformitäten, Muskelatrophien und eine Instabilität des Gelenks entwickeln.

Diagnose

Die Diagnose ergibt sich im Frühstadium aus der **Anamnese** und dem **klinischen Bild**. Typisch ist der **Anlaufschmerz** (v. a. morgens), der sich beim Gehen bessert. Bei einer aktivierten Arthrose kann es zu einer **Ergussbildung** kommen und lokal zu den typischen klinischen **Entzündungszeichen** (Rubor, Tumor, Calor, Dolor, Functio laesa). Das Röntgenbild muss immer im Zusammenhang mit dem klinischen Bild gesehen werden, da beide nicht unbedingt miteinander korrelieren.

Therapie

Die Therapie der degenerativen Gelenkerkrankungen erfolgt vorwiegend **symptomatisch** und richtet sich nach dem Grad der Schmerzen, der Schwellung und der Bewegungseinschränkung. Viele der Therapieprinzipien gelten auch für die chronische Polyarthritis (cP).

> **Praxistipp**
> Keine Tablette ohne Krankengymnastik! So wenig Schonung wie möglich, außer im akuten Schub.

Im Frühstadium lassen sich die Schmerzen gut durch eine **physikalische und funktionelle Behandlung** beeinflussen. Während der chronischen Phasen sind Wärmeanwendungen indiziert, in der aktiven akuten Phase, die mit Zeichen der Entzündung einhergehen, hingegen Kälteanwendungen. Prinzipiell empfiehlt sich eine **Entlastung** des betroffenen Gelenks bei gleichzeitiger **aktiver Bewegung** (z. B. Schwimmen oder Radfahren bei Gonarthrose).

Bei stärkeren Schmerzen werden **nichtsteroidale Anthirheumatika** (NSAR) eingesetzt. Da die NSAR zu Magenbeschwerden führen können, sollte eine Kombination mit Säurehemmern oder Protonenpumpenhemmern in Erwägung gezogen werden. Bei aktivierten Arthrosen, die auf diese Therapie nicht ansprechen, besteht die Möglichkeit der **Injektion von Glukokortikoiden** in das Gelenk.

Die **NSAR** haben eine gute entzündunghemmende und analgetische Wirkung. Ihre Dosierung ist abhängig vom Alter des Patienten, von der Nierenfunktion und davon, ob Magen- oder Darmulzera bekannt sind. Die neueren NSAR, die sog. **COX-2-Hemmer** (z. B. Ebrexa), die die Cyclooxygenase 2 selektiv hemmen und bisher eine Alternative für Patienten mit Magen- oder Darmulzera dargestellt haben, sind in letzter Zeit durch ein erhöhtes kardiovaskuläres Risiko aufgefallen, sodass vor ihrem Einsatz eine sorgfältige Nutzen-Risiko-Erwägung erfolgen sollte. Alle NSAR bewirken vorwiegend – über Hemmung der Cyclooxygenase – eine Hemmung der Prostaglandinsynthese und verhindern auf diese Weise die weitere Bildung von Entzündungsmediatoren. Bei stärksten Schmerzen können kurzzeitig schwächer wirksame **Opioide** wie Tramadol (z. B. Tramal)gegeben werden. Allerdings ist bei Schmerzen in dieser Stärke immer ein **operativer Gelenkersatz** in Erwägung zu ziehen, sofern der Allgemeinzustand des Patienten eine Operation erlaubt.

Die **operative Therapie** der Arthrosis deformans dient u. a. der Verbesserung der Gelenkmechanik. Hierbei kommen in erster Linie **gelenkversteifende Maßnahmen** (v. a. im Bereich des Fußes, des Sprunggelenkes und der Wirbelsäule) oder der **Gelenkersatz** (v. a. beim Knie- und Hüftgelenk) zur Anwendung. In der Regel wird die Indikation zum künstlichen Gelenkersatz jenseits des 60. Lebensjahres gestellt sowie bei weit fortgeschrittener Arthrose, bei der alle konservativen Maßnahmen ausgeschöpft sind.

15.1.1 Coxarthrose (Arthrose des Hüftgelenks)

Ätiologie

Die Arthrose des Hüftgelenks tritt zumeist bei Menschen in einem Alter über 50 Jahren auf. Die **degenerativen Gelenkerscheinungen** können durch verschiedene Gegebenheiten in Gang gebracht werden:
- angeborene Fehlbildungen der Gelenkpfanne,
- Fehlstellungen der Beine,
- Übergewicht,
- Durchblutungsstörungen.

Klinisches Bild

Das klinische Bild ist durch eine schmerzhafte, langsam beginnende und meist schubweise fortschreitende **Bewegungseinschränkung** gekennzeichnet. Charakteristisch sind Anlaufschmerzen, die sich während der Bewegung bessern, und Schmerzen, die in die Leiste sowie in die Glutealregion ausstrahlen. Um das Hüftgelenk zu entlasten, wird das Bein oft leicht nach außen rotiert und angewinkelt gehalten, was ein typisches Gangbild hervorruft.

Diagnose

Neben der beschriebenen **Symptomatik** sind die arthrotischen Gelenkveränderungen im **Röntgenbild** erkennbar (► s. S. 178).

Therapie

Zu Beginn der Erkrankung besteht die **konservative Behandlung** aus Bewegungstherapie, Wärme, Elektrotherapie und Krankengymnastik zur Kontrakturprophylaxe. Bei Übergewicht ist eine **Gewichtsreduktion** anzustreben. **NSAR** dienen der Schmerzbekämpfung.

Nach Ausschöpfung aller konservativen Maßnahmen besteht bei anhaltender Schmerzsymptomatik eine Operationsindikation. Je nach Alter und Verfassung des Patienten wird eine zementfreie oder zementierte **Totalendoprothese** (TEP) oder eine **Hybrid-TEP** (zementfreie Pfanne, zementierter Schaft) eingebaut.

15.1.2 Gonarthrose (Arthrose des Kniegelenks)

Ätiologie

Die Gonarthrose ist die häufigste degenerative Gelenkerkrankung, wobei Frauen deutlich häufiger betroffen sind. Sie kann **idiopathisch** auftreten oder als Folge von **Achsenfehlstellungen** und **Fehlbelastungen** (Übergewicht!), nach **Verletzungen** oder seltener durch **entzündliche Prozesse**.

Klinisches Bild

Typisch sind **Anlaufschmerzen** nach Ruhephasen und **Belastungsschmerzen** nach längerem Gehen, besonders beim Treppensteigen oder Bergwandern. Schmerzen, die beim Gehen treppabwärts eintreten und sich bei Druck oberhalb und unterhalb der Kniescheibe auslösen lassen, sind durch Überreizung der Sehnen- und Muskelansätze bedingt. Im fortgeschrittenen Krankheitsverlauf sind auch **Ruhe- und Nachtschmerzen** vorhanden. Bei aktivierter Arthrose kann sich ein **Gelenkerguss** bilden. Die Gelenkbeweglichkeit ist beeinträchtigt, und die Gehstrecke verringert sich immer weiter.

Diagnose

Im **Röntgenbild** zeigen sich die arthrotischen Veränderungen. Zudem lassen sich bei mittelgradiger Gonathrose eine **Entrundung der Femurkondylen** und eine Knochenwulstbildung an der Hinterwand der Kniescheibe feststellen. In ausgeprägten Fällen ist das Gelenk zerstört und der Gelenkspalt nicht mehr erkennbar.

Therapie

Therapeutisch kommen die oben genannten Maßnahmen zum Einsatz, einschließlich einer **Endoprothese** in schweren Fällen.

15.1.3 Periarthropathien

Periarthropathien sind **degenerative Veränderungen des Bindegewebes im Gelenkbereich.** Betroffen sind Sehnen, Sehnenscheiden, Schleimbeutel, Bänder und Ansatzstellen der Muskeln. Beispielhaft hierfür stehen die **Periarthropathia humeroscapularis (PHS)** des Schultergelenks und der »**Tennisellbogen**«.

Klinisches Bild

Die PHS ist zumeist auf eine Überbeanspruchung oder eine mechanische Schädigung zurückzuführen, oftmals führt eine Nekrose der Sehne des Obergrätenmuskels (M. supraspinatus) des Schultergelenks zu einer Einlagerung von Kalksalzen. Die Betroffenen klagen v. a. über **Schmerzen**, wenn sie den Arm seitwärts heben. Meist bestehen nächtliche Schmerzen, überdies ein Druckschmerz am Akromion (Rabenschnabelfortsatz).

> **Das Krankheitsgeschehen kann zu einer erheblichen Funktionseinschränkung des Schultergelenks führen und u. U. das Gelenk weitgehend blockieren.**

Ähnliche Veränderungen finden sich bei einseitiger Überlastung an den Knochenhöckern des Oberarmknochens, an denen eine Reihe von Unterammuskeln ihren Ursprung nehmen. Kleine Sehneneinrisse und Aufrauungen der Knochenstruktur mit **schmerzhaften Reizungen der Knochenhaut** machen v. a. Drehbewegungen des Unterarms fast unmöglich. Der Epicondylus radialis ist am häufigsten betroffen (Tennisellbogen), seltener der Epicondylus ulnaris (Werferellbogen).

Diagnose

Bei der **Ultraschalluntersuchung** sind Kalkablagerungen zu erkennen sowie mögliche Sehnen- oder Muskelrupturen. Im **Röntgenbild** zeigen sich Kalkkonkremente und Osteophyten.

Therapie

Patienten mit PHS sollen unbedingt Bewegungen vermeiden, die den Schmerz auslösen (z. B. Arbeiten über dem Kopf). Auf keinen Fall sollte aber die Schulter mit Verbänden ruhiggestellt werden, weil das Schultergelenk schnell dazu tendiert, einzusteifen. In der akuten Phase haben sich lokale **Kälteanwendungen** bewährt, bei chronischen Verläufen ist **Wärme** angezeigt. Hinzu kommen **manuelle Therapieverfahren** mit v. a. mobilisierenden Übungen. Medikamentös kommen **NSAR** zum Einsatz. In Einzelfällen kann eine **operative subakromiale Entlastung** erforderlich werden.

Die Epicondylitis erfordert ebenfalls **Schonung** bis zum Abklingen der akuten Beschwerden, im Übrigen kommen **Salbenverbände** und bei Bedarf auch **Kortikosteroidinjektionen** zum Einsatz.

15.1.4 Degenerative Erkrankungen der Wirbelsäule

Degenerative Erkrankungen der Wirbelsäule können die **Bandscheiben** (Chondrose), die **Wirbelkörper** (Spondylose) und ihre **knorpeligen Deckplatten** (Osteochondrose) sowie die **Wirbelgelenke** (Spondylarthrose) betreffen.

Ätiologie und Pathogenese

Degenerative Prozesse an der Wirbelsäule sind ein Tribut an das Altern. Hormonelle, belastungs-, stoffwechsel- und durchblutungsbedingte Faktoren können diese Prozesse aber erheblich verstärken.

Von großer Bedeutung sind **Bandscheibendegenerationen**. Sie haben zur Folge, dass die Bandscheibe an Substanz verliert und sich dadurch der Zwischenraum zwischen den Wirbelkörpern verringert und die mechanische Pufferwirkung nachlässt. Der innere Kern der Bandscheibe (Nucleus pulposus) kann die ihn umgebende Bindegewebekapsel (Anulus fibrosus) durchbrechen und auf Bänder, Nervenwurzeln sowie womöglich auf das Rückenmark drücken (◘ Abb. 15.1).

Die Wirbelkörper reagieren auf die Bandscheibenläsonen und die veränderten Druckbelastungen mit einer **Verknöcherung der knorpeligen Deckplatten** und mit einer **Randspornbildung** (Osteochondrose). Infolge dieser Prozesse kann es zu einer Lockerung des gesamten Bewegungssegments kommen, mit dem Ergebnis, dass die Rückenmuskulatur ständig veranlasst wird, Haltungskorrekturen vorzunehmen, die einen dauernden Reiz auf den Bandapparat und die Gelenkkapseln ausüben. Das Resultat

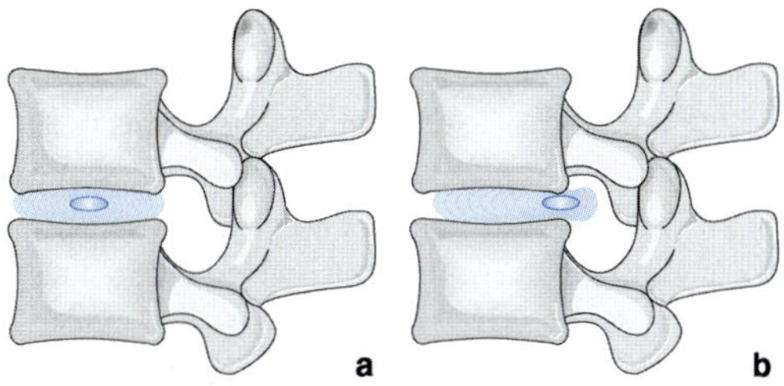

◘ **Abb. 15.1 a** Normale Lage der Bandscheibe zwischen 2 Wirbelkörpern. **b** Bandscheibenvorfall: Der Gallertkern der Bandscheibe ist teilweise aus dem Raum zwischen den Wirbelkörpern herausgetreten

ist ein im Segment lokalisierter **Rückenschmerz**. Im Verlauf der Gefügestörung bilden sich zudem **Knochenzacken und Knochenwülste**, die unterhalb der Randleisten der Wirbelkörper wachsen (Spondylose). Verbunden mit der Bandscheibendegeneration ist oft eine **Arthrose der kleinen Wirbelgelenke** (Spondylarthose).

Klinisches Bild

Das Beschwerdebild ist vielfältig und hängt von der Lokalisation der Schädigung ab. **Schmerzen** können dabei nicht nur am Ort der degenerativen Veränderungen auftreten: **Radikuläre Schmerzen** erscheinen im gesamten Versorgungsgebiet des gereizten Nervs. Die sog. **pseudoradikulären Schmerzen** entstehen entlang der Muskeln oder gehen von gereizten Sehnen- und Bänderansätzen aus.

> **Besonders häufig betroffen sind die Halswirbelsäule (HWS) und die Lendenwirbelsäule (LWS).**

Lendenwirbelsäule. Bei der **akuten Lumbago** (Hexenschuss) tritt ein plötzlicher Schmerz im Lendenwirbelbereich auf, die Patienten stehen in fixierter Zwangshaltung. Der Schmerz kann in der gespannten Muskulatur zum Rücken aufwärts und in das Gesäß ausstrahlen. Zumeist wird die Lumbago durch Lageveränderungen des Körpers ausgelöst. Die Lumbago kann als Reizerscheinung von einem Intervertebralgelenk ausgehen (Facettensyndrom), sie kann zudem Ausdruck einer Instabilität oder einer Kompression der Nervenwurzeln oder des Rückenmarks durch vorgewölbtes Bandscheibengewebe sein. Neurologische Ausfälle treten (außer beim medialen Bandscheibenprolaps) nicht auf. Das

Ischiassyndrom (Ischialgie) tritt meist einseitig in Erscheinung und ist gekennzeichnet durch heftige Schmerzen, die sich entlang des Ischiasnervs von der Außen- und Beugeseite des Oberschenkels, über den Unterschenkel bis zu den Zehen ausbreiten. Der Achillessehnenreflex kann abgeschwächt sein, u. U. sind die Plantarflexoren des Fußes geschwächt, sodass das Stehen auf der Fußspitze unmöglich ist. Die Ischialgie wird durch Kompression einer Spinalwurzel ausgelöst. Oft bewirkt eine Vorwölbung der hinteren Bandscheibe bei fortgeschrittener Osteochondrose über lange Zeit wiederkehrende, von beschwerdefreien Intervallen unterbrochene Kreuzschmerzen, bis letztlich die Irritation der Spinalwurzel die Ischialgieattacke auslöst. Ischialgien werden auch durch Lagewechsel und das Heben schwerer Gegenstände ausgelöst.

Halswirbelsäule. An der HWS spielen Bandscheibenschäden eine geringere Rolle. Hier stehen die degenerativen Veränderungen der Wirbelkörperkanten, der kleinen Wirbelgelenke und der Foramina intervertebralia im Vordergrund. Wegen der engen Nachbarschaft zu Spinalnervenwurzeln, vegetativen Nervenfasern und Blutgefäßen ergibt sich eine vielfältige Symptomatik, die auch als **HWS-Syndrom** zusammengefasst wird. Als Ausdruck einer Affektion der Spinalnerven kommt es zu Nackenschmerzen und durch Schmerzprojektion in die Peripherie zu **Neuralgien**. Diese treten gemeinsam mit Parästhesien der Finger und Hände (Kribbeln, Taubheitsgefühle) auf und können durch bestimmte Bewegungen, z. B. Neigung des Kopfes, ausgelöst werden. Durch Reizung eines sensiblen Spinalnervenastes oder sensibler Rezeptoren in den Intervertebralgelenken und im Bandapparat kontrahiert sich die zugehörige Muskulatur und verursacht Schmerzen, die auch zum Kopf und zu den Schultern fortgeleitet werden kann. Die Muskelverspannungen tragen ihrerseits zu einer weiteren Fehlhaltung der Wirbelsäule bei und unterstützen den degenerativen Prozess. **Vegetative Symptome** treten bei Schädigung der unteren HWS-Segmenten fast immer auf. Typisch ist das Schwitzen der Handflächen, aber selbst Herzrhythmusstörungen können vorkommen.

Therapie

Lendenwirbelsäule. In der Akutphase eines Bandscheibenvorfalls ist zunächst **Ruhigstellung** im Stufenbett angezeigt, aber sofort nach Abklingen der akuten Symptomatik wird mit der **Bewegungstherapie** und dem sich langsam steigernden krankengymnastischen **Muskelaufbau** begonnen. Wie bei allen anderen schmerzhaften Knochen- und Gelenkerkrankungen werden zur Schmerzstillung **Analgetika** verabreicht. **Physikalisch-balneologische Maßnahmen** (Wärme, Fango, Moorbäder) kommen ebenfalls (in subakutem Zustand) zur Anwendung. Beim Bandscheibenvorfall ist eine **Operation** in Betracht zu ziehen. Eine absolute Indikation besteht aber nur beim sog. **Kaudasyndrom** (Kompression der Cauda equina, Spinalnervenwurzeln S3–S5), das mit Blasen-Mastdarm-Störungen einhergeht.

Halswirbelsäule. Beim akuten HWS-Syndrom sind eine Entlastung durch eine **Halskrawatte** sowie die **Wärmeapplikation** angezeigt. **Analgetika** bzw. Antirheumatika gehören auch hier zum therapeutischen Arsenal. Später sind **krankengymnastische und physikalische Maßnahmen** sinnvoll. **Operationen** an der HWS sind z. B. bei verengten Foramina intervertebralia möglich.

15.2 Entzündliche Gelenkerkrankungen

15.2.1 Chronische Polyarthritis (rheumatoide Arthritis)

Die chronische Polyarthritis (cP) ist eine **rheumatisch-entzündliche Systemerkrankung**, die einen symmetrischen Befall der peripheren Gelenke aufweist, schubweise voranschreitet und zu Gelenkdestruktionen und -deformierungen führt. Die cP ist die häufigste rheumatische Erkrankung und betrifft weltweit 1–3% der Bevölkerung. Frauen sind 3-mal so häufig betroffen wie Männer. Die Erkrankung kann in jedem Lebensjahrzehnt auftreten, beginnt aber häufig bei Männern zwischen dem 45. und dem 65. Lebensjahr und weist bei Frauen 2 Altersgipfel auf: einen zwischen dem 25. und dem 35. Lebensjahr und einen zweiten nach dem 50. Lebensjahr.

Ätiologie und Pathogenese

Die Ursache der cP ist letztlich ungeklärt. Es besteht sicher eine **genetische Veranlagung**, was sich am häufigen Vorkommen bestimmten Leukozytenantigene (HLA-DR1 und HLA-DR4) zeigt. Angestoßen möglicherweise durch einen Virusinfekt oder andere Faktoren, entwickelt sich eine **gestörte Immunreaktion**. Beteiligt sind daran eine Reihe von Immunglobulinen (Ig), von denen das häufigste das IgM ist, das auch als **Rheumafaktor** (RF) bezeichnet wird. IgM und IgG bilden einen Komplex, der sich in der Synovialmembran ablagert, eine lokale Entzündungsreaktion hervorruft und im Laufe der Zeit zur Gelenkzerstörung führt. Betroffen sind neben den Gelenken auch Sehnenscheiden und Schleimbeutel.

Klinisches Bild

Der eigentlichen Erkrankung geht gelegentlich ein **Prodromalstadium** voraus, mit unspezifischen Krankheitszeichen wie Unwohlsein, Appetitlosigkeit, Gewichtsverlust und vegetativen Symptomen. Die eigentliche Symptomatik beginnt mit **Morgensteifigkeit** und **Kapselschwellungen an den Fingergrundgelenken**. Bei Bewegung treten **Schmerzen** auf. Schubweise werden in den folgenden Wochen oder Monaten auch die Zehen- oder Fußgelenke in den Prozess einbezogen, etwas seltener betroffen sind Schulter-, Ellbogen-, Hand-, Hüft-, Knie- und Sprunggelenke; gelegentlich sind auch die Kiefergelenke vorübergehend befallen. Die Handgelenke zeigen später ein charakteristisches Bild: Sie sind im Entzündungsschub geschwollen und überwärmt, die Muskulatur (Mm. interossii) schwindet, die Sehnen sind entzündet, und irgendwann gelingt den Patienten kein Faustschluss mehr, und die Kraft geht verloren. Weil die fortschreitende Entzündung nicht nur die Gelenkflächen zerstört, sondern auch auf Sehnen, Sehnenscheiden und Bänder übergreift, ergeben sich weitere Handdeformitäten (▫ Abb. 15.2):

- Knopflochdeformität (Beugestellung der Fingermittel- und Überstreckung der Fingerendglieder),
- Schwanenhalsdeformität (Überstreckung der Fingermittel- und Beugestellung der Fingerendglieder),
- Daumendeformierung (Adduktionskontraktur),
- Ulnardeviation der Langfinger,
- palmare Subluxation der Langfinger,
- Tendosynovitis der Strecksehnen.

Diagnose

Die cP gilt als gesichert, wenn 4 oder mehr der diagnostischen Kriterien der American Rheumatism Association (ARA) erfüllt sind.

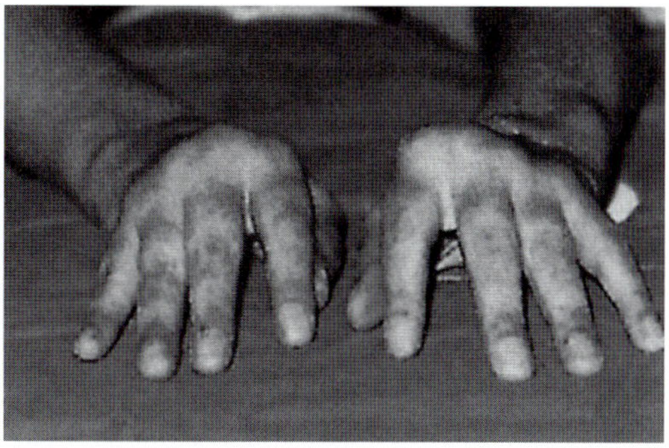

▫ **Abb. 15.2.** Handdeformitäten bei chronischer Polyarthritis

Diagnostische Kriterien der chronischen Polyarthritis der American Rheumatism Association (ARA)

- Morgensteifigkeit 1 Stunde für mehr als 6 Wochen
- Schwellung des Handgelenks und der Fingergrund- oder mittelgelenke für mehr als 6 Wochen
- Schwellung von 3 oder mehr Gelenken für mehr als 6 Wochen
- Symmetrische Schwellungen für mehr als 6 Wochen
- Rheumaknoten
- Rheumafaktornachweis positiv
- Radiologisch nachweisbare Veränderungen

Im **Röntgenbild** lassen sich, je nach Erkrankungsstadium, typische Veränderungen erkennen:

- **Stadium I:** gelenknahe Weichteilschwellung, leichte Gelenkspaltverschmälerung;
- **Stadium II:** Erosionen und mittelgradige Gelenkspaltverschmälerung;
- **Stadium III:** mittelgradige Destruktion mit Erosionen und starke Gelenkspaltverschmälerung;
- **Stadium IV:** schwere Destruktion mit Erosionen und massive Gelenkspaltverschmälerung, Deformierung gewichttragender Gelenke;
- **Stadium V:** Mutilationen (Verstümmelungen) mit Schwund der ursprünglichen Gelenkflächen, massive Deformierung gewichttragender Gelenke.

Therapie und Prognose

Im akuten Schub ist das Ziel die **Schmerzreduktion**, zudem der **Erhalt von Gelenkfunktion und Kraft**, im Intervall geht es um eine **Optimierung der Gelenk- und Muskelfunktionen**.

Die medikamentöse Therapie im akuten Schub ist rein symptomatisch und zielt auf die Hemmung der Entzündungsaktivität. Medikamente der Wahl sind **Steroide** (Kortisonpräparate) sowie die antiphlogistisch und analgetisch wirksamen **NSAR** (▶ s. S. 179). Überdies werden sog. **Basistherapeutika**, wie Sulfasalazin (Azulfidine), Amethopterin (Methotrexat) oder D-Penicillamin (Metalcaptase), eingesetzt, die in den Pathomechanismus der Erkrankung eingreifen und den Krankheitsverlauf wenn auch nicht stoppen, so doch abmildern können.

Wichtig sind **physikalisch-balneologische Maßnahmen**, die denen entsprechen, die bei den degenerativen Gelenkerkrankungen vorgestellt wurden.

Der Erkrankungsverlauf variiert sehr stark. Manchmal werden in kurzen Abschnitten fast alle Gelenke in Mitleidenschaft gezogen, manchmal sind über lange Zeit nur wenige Gelenke betroffen. Im Alter tritt zur Arthritis oft auch noch der arthrotische Gelenkverschleiß hinzu. Gerade in fortgeschrittenen Stadien ist die Lebensqualität der Betroffenen, die oft sehr geduldig mit ihrer **allmählichen Invalidisierung** umgehen, stark beeinträchtigt – einerseits durch die ständigen Schmerzen, andererseits durch die zunehmende Unfähigkeit, selbst einfache Verrichtung, wie das Öffnen einer Flasche oder das Ankleiden, auszuführen.

15.2.2 Arthritis psoriatica

Die Erkrankung ist eine **Komplikation der Schuppenflechte** (Psoriasis vulgaris). Vor allem die peripheren Gelenke sind betroffen. Die Erkrankung verläuft meist ohne nachweisbare Rheumafaktoren (seronegativ). Das Befallsmuster ist zumeist asymmetrisch, zu 20% ist die Wirbelsäule betroffen.

Klinisches Bild

Etwa 6% der Patienten mit Psorias vulgaris erkranken an einer Arthritis psoriatica. Typisch ist der **Strahlenbefall an den Händen** mit Verdickung des gesamten Fingers, es entsteht der sog. Wurstfinger.

Diagnose

Die Diagnose ergibt sich aus der **Kombination von Psoriasis und asymmetrischem Gelenkbefall**.

Therapie

Die Behandlung entspricht den **Therapieprinzipien der chronischen Polyarthritis**.

15.2.3 Spondylarthritis ankylopoetica (M. Bechterew)

Der M. Bechterew ist eine **chronische Gelenkentzündung** v. a. der großen Gelenke, der Wirbelsäule und der Iliosakralgelenke mit der Tendenz zur Fibrosierung und Versteifung. Die Erkrankung beruht auf einer genetischen Disposition, die genaue Ursache liegt aber im Dunkeln.

Klinisches Bild

Die Krankheit beginnt zwischen dem 20. und dem 30. Lebenjahr mit wiederholten **Entzündungen** eines Gelenks, **Fersenschmerzen** und **Iritis** (Entzündung der Regenbogenhaut). Typische Symptome zu Beginn sind **Morgensteifigkeit** im Kreuz- und Brustbereich sowie wiederholte in Oberschenkel und Leiste ausstrahlende **Kreuzschmerzen**. Bewegung lindert die Schmerzen, weshalb die Patienten nachts aufstehen und umherlaufen. Es kommt zur zunehmenden **Bewegungseinschränkung** von Wirbelsäulenabschnitten und zu einer **Kyphosierung**.

! Beachte
Mit der Zeit werden durch die eingeschränkte Thoraxbeweglichkeit die Atemexkursionen behindert.

Diagnostik

Die **klinische Untersuchung** ist für die Diagnose entscheidend. Auffallend ist, dass die Patienten bei gestreckten Knien mit der Hand nicht den Boden erreichen. Als Zeichen der Versteifung beträgt der Finger-Boden-Abstand > 20 cm. Im **Röntgenbild** ist eine Erweiterung der Iliosakralgelenke zu erkennen. Die **Blutsenkungsgeschwindigkeit** ist erhöht, der Rheumafaktornachweis negativ.

Therapie

Den höchsten therapeutischen Stellenwert hat die **physikalische Therapie**, die am besten in einer Spezialklinik begonnen werden sollte und den Versteifungsprozess lange Zeit herauszögern kann. Der Verlauf der Erkrankung ist variabel: Sie kann in jedem Stadium zum Stillstand kommen, nur in 5% der Fälle kommt es zu schweren Verläufen. Im Krankheitsschub werden **NSAR** verabreicht, sind die Augen in Mitleidenschaft gezogen, kommen **Steroide** (Kortison) zum Einsatz.

15.2.4 Eitrige Arthritis

Es handelt sich um eine **bakterielle Gelenkinfektion** durch Traumen, nach Operationen oder durch intraartikuläre Injektionen, bei Kindern auch durch hämatogene Streuung.

Klinisches Bild

Lokale Entzündungszeichen mit starkem **Bewegungsschmerz** sind kennzeichnend. Hinzu kommen **hohes Fieber** und ein **reduzierter Allgemeinzustand**.

! Beachte
Bei Säuglingen können erhöhte Temperaturen völlig fehlen, dafür ist bei ihnen ein Kollaps bis hin zur Somnolenz möglich.

Diagnose

Auf die Diagnose weisen **vorangegangene Infektionen**, eine **erhöhte Blutsenkungsgeschwindigkeit** und eine **Leukozytose** hin.

Therapie

Die sofortige **operative Gelenkrevision** mit nachfolgender Saug-Spül-Drainage ist geboten. **Antibiotika** sollten erst nach Punktion und Anlegen einer Blutkultur verabreicht werden, da sonst kein Erregernachweis mehr möglich ist.

Krankheiten der Knochen

16.1 Osteoporose

Ist die **Knochenmasse vermindert** und die **Struktur des Knochens gestört**, so spricht man von einer Osteoporose.

> **Klinisch bedeutsam sind diese Veränderungen wegen des erhöhten (Spontan-)Frakturrisikos.**

Ätiologie und Pathogenese

Ungefähr 25% aller Frauen jenseits des 60. Lebensjahres haben eine messbare Osteoporose. Man unterscheidet:
- **Typ I:** Postmenopausale Osteoporose bei Frauen mit einem erhöhten Knochenmineralsalzumsatz und einem relativen Östrogenmangel, die vorwiegend zu einem Abbau der Spongiosa führen. Brustwirbel- und Radiusfrakturen sind typisch.
- **Typ II:** Senile Osteoporose bei Frauen und Männern, die – meist ab dem 70. Lebensjahr – mit einem Knochenmineralsalzverlust einhergeht und zu einem Abbau der Kortikalis und der Spongiosa führt. Hier sind Oberschenkelhalsfrakturen typisch.

Überdies kann es durch eine **Glukokortikoidtherapie** (Kortison), eine wochenlange **Inaktivität**, eine **Hyperthyreose**, einen **Hyperparathyreoidismus** oder eine **chronische Niereninsuffizienz** zu einer sekundären Osteoporose kommen.

Risikofaktoren für eine Osteoporose
- Positive Familienanamnese
- Nikotin, Alkohol, Koffein
- Geringe körperliche Aktivität
- Untergewicht, schlanker Habitus
- Östrogenmangel (frühe Menopause, keine Kinder, Ovarektomie)
- Malnutrition, Malabsorption
- Niedrige Kalziumaufnahme (geringer Verzehr von Milchprodukten)

Klinisches Bild

Durch eine veränderte Statik mit Fehlbelastung von Gelenken, Muskeln und Bändern kann es zu **Myogelosen** (Muskelhärten) der Rückenmuskulatur kommen, die wiederum zu chronischen **Rückenschmerzen** führen können. Durch Verformung der Wirbelkörper verstärkt sich die Kyphose der Brustwirbelsäule, und es bildet sich ein **Buckel** (Abb. 16.1). Bei weit fortgeschrittener Kyphosierung kann es zu einem Aufsetzen des unteren Rippenbogens auf dem Beckenkamm kommen, mit schlaffen, schräg verlaufenden Hautfalten im Stammbereich. Ebenfalls durch den Rundrücken bedingt, vermindert sich die Körpergröße, die Arme erscheinen überlang.

> **Spontan oder bereits nach inadäquaten Traumen kann es an den genannten Prädilektionsstellen zu Frakturen kommen, die i. d. R. mit akuten, starken Schmerzen einhergehen.**

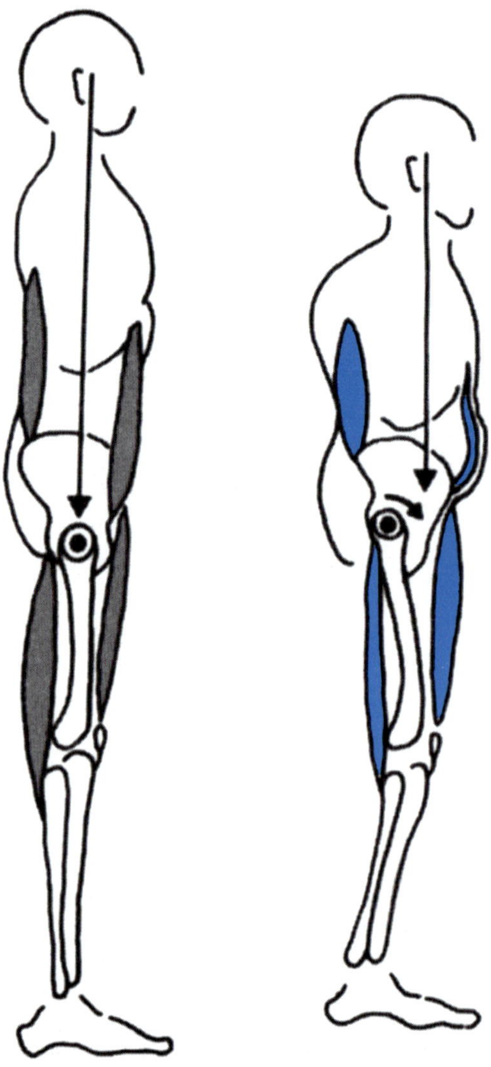

Abb. 16.1. Osteoporose: typisches Körperbild mit Buckel

Diagnose

Im **Röntgenbild** zeigen sich erst in fortgeschrittenen Stadien deutliche Veränderungen. So ist wegen des verminderten Mineralgehalts der Knochen deren **Strahlendurchlässigkeit erhöht**. Für eine Osteoporose sprechen röntgenologisch auch **Keilwirbel** (Brustwirbelsäule), **Fischwirbel** (Brust- und Lendenwirbelsäule) sowie Deckplatteneinbrüche. Im Rahmen der **Labordiagnostik** werden auch sekundäre Osteoporoseformen abgeklärt.

Therapie und Prophylaxe

Beim Krankheitsbild der Osteoporose kommt der **Prophylaxe** eine entscheidende Bedeutung zu:
- ausreichende Versorgung mit Kalzium (1 g/Tag, entspricht 1 l Milch) und Vitamin D über die Nahrung,
- regelmäßige körperliche Bewegung,
- Vermeiden von Alkohol und Rauchen,
- medikamentöse Prävention in der Postmenopause bei Frauen mit erhöhtem Risiko (z. B. nach Ovarektomie).

Die **Therapie** setzt sich aus 2 Bausteinen zusammen:
- Physiotherapie in Kombination mit der physikalischen Therapie,
- Pharmakotherapie – diese zielt auf eine Hemmung des Knochenabbaus (z. B. Kalzitonin, Bisphosphonate) oder die Stimulation des Knochenanbaus (Natriumfluorid); bei chronischen Schmerzen können NSAR hilfreich sein.

> **Praxistipp**
> Insbesondere bei betagten Menschen mit Osteoporose muss dafür Sorge getragen werden, dass die Sturzgefahr gemindert wird.

16.2 Osteomalazie

Es handelt sich um eine Knochenerkrankung mit einer **verminderten Mineralisierung des Osteoids**, d. h. der Einbau von Kalzium und Phosphat in den Knochen ist gehemmt. Dadurch sind die Knochen weniger fest und können sich verbiegen.

Ätiologie

Ursache der Erkrankung ist ein **Mangel an Vitamin D** oder eine **Störung des Vitamin-D-Stoffwechsels**. Beides kann durch Maldigestion und Malabsorption, eine Niereninsuffizienz oder eine mangelnde Vitamin-D-Zufuhr entstehen.

Klinisches Bild

Die Patienten klagen über ziehende **Schmerzen** in den Beinen und im Becken und zeigen einen Thorax- und Beckenkompressionsschmerz.

Diagnose

Laborchemisch ist eine Erhöhung der Werte der alkalischen Phosphatase (AP) wegweisend, zudem sind die Konzentrationen von Kalzium und Phosphat verringert. Im **Röntgenbild** sieht man eine verwaschene, milchige Knochenstruktur.

Therapie

Ziele sind eine Wiederherstellung der Belastbarkeit und eine Reduzierung der Schmerzsymptomatik. Dies gelingt meist durch die Gabe von **Vitamin D3** und **Kalzium**. Die Behandlungszeit richtet sich nach dem AP-Wert.

16.3 Osteodystrophia deformans Paget (M. Paget)

Der M. Paget ist eine Skeletterkrankung, die nur einzelne Knochen befällt und sich damit von der Osteoporose und der Osteomalazie unterscheidet, die generalisiert in Erscheinung treten. Der **Knochenstoffwechsel** läuft überstürzt und ungeordnet ab. Die Erkrankung tritt meist nach dem 40. Lebensjahr auf.

Klinisches Bild

In 30% der Fälle verläuft die Erkrankung **asymptomatisch**. Bei symptomatischen Patienten stehen **Wirbelsäulenbeschwerden** im Vordergrund. Bei Befall des Schädels verändert sich durch einen Knochenanbau die Kopfform (»der Hut wird zu klein«), im Bereich der Tibia kann es zu einer **Verbiegung des Knochens** kommen (»Säbelscheidentibia«). Auch innere Organe können betroffen sein (v. a. Herz und Nieren).

Diagnose

Laborchemisch findet sich ein erhöhter AP-Wert. Zur Diagnosesicherung wird das **Röntgenbild** herangezogen, dort erkennt man im Frühstadium **Os-**

teolysen und später Sklerosierungen. Der erhöhte Knochenumsatz spiegelt sich eindrucksvoll bei einer **Skelettszintigraphie** wieder.

Therapie

Für die medikamentöse Behandlung stehen **Calcitonin** und **Bisphosphonate** zur Verfügung. Die Schmerzen werden symptomatisch mit **Analgetika und Antiphlogistika** behandelt. Schmerzen durch deformitätsbedingte Gelenkfehlbelastungen lassen sich durch **Physiotherapie und orthopädische Maßnahmen** in den Griff bekommen.

16.4 Osteomyelitis (Knochenmarkentzündung)

16.4.1 Akute Osteomyelitis

Die akute Knochenmarkentzündung tritt bei Kindern v. a. durch **hämatogene Streuung** von einem Herd im Körper auf, z. B. bei einem Nabelinfekt oder Infekten im HNO-Bereich, bei Erwachsenen häufig nach **Traumen** mit offenen Frakturen oder nach **operativen Eingriffen**.

Klinisches Bild

Lokale oder allgemeine **Entzündungszeichen**, **Bewegungsschmerzen** oder eine **Schonung** des betroffenen Gelenks sind möglich sowie zuweilen ein **Gelenkerguss** oder ein **eitriger Durchbruch**.

Diagnose

Es finden sich eine stark **erhöhte Blutsenkungsgeschwindigkeit** und eine **Leukozytose** sowie ein entsprechendes **klinisches Bild** und eine passende **Anamnese**.

16

Therapie und Verlauf

Es erfolgt eine **i.v.-Antibiose** über mindestens 2 Wochen. Entscheidend ist ein frühzeitiger Therapiebeginn.

Bei Kindern kann es zu **Wachstumsstörungen** kommen, falls die Wachstumsfuge verletzt wird, bei Erwachsenen können **Rezidive** auftreten oder die akute Osteomyelitis kann in eine **chronische Form** übergehen.

16.4.2 Chronische Osteomyelitis

Die chronische Osteomyelitis ist zumeist Folge einer nicht ausgeheilten primär akuten Osteomyelitis.

Klinisches Bild

Die **Schmerzen** treten v. a. nachts auf, meist ist eine **Schwellung** vorhanden. Es kann zur **Fistelbildung** kommen.

Diagnose

Die **Blutsenkungsgeschwindigkeit** kann erhöht sein (muss aber nicht). Wegweisend ist das **Röntgenbild**, auf dem man im betroffenen Bereich eine Knochenverdichtung oder auch eine **Sequesterbildung** sehen kann.

Therapie

Da die Herde oftmals abgekapselt sind, ist mit einer Antibiotikatherapie selten eine Sanierung zu erreichen. Meist müssen die Herde **operativ** ausgeräumt werden. Hierbei wird großzügig operiert, weil es auch nach Jahrzehnten noch zu Rezidiven kommen kann, die bei einem Gelenkbefall mit Gelenkversteifungen einhergehen können.

16.5 Skoliose

Es handelt sich um eine seitliche S- oder C-förmige **Verkrümmung der Wirbelsäule**, verbunden mit einer aktiv und passiv nicht korrigierbaren **Rotation der Wirbelkörper**.

Ätiologie und Pathogenese

Es gibt eine **angeborene Form** der Skoliose bei Fehlbildungen der Wirbelsäule (z. B. Keil-, Spalt- oder Blockwirbel) oder bei Systemerkrankungen (z. B. enchondrale Dysostose, M. Recklinghausen) und die sog. **Säuglingsskoliose**, die eine teilfixierte Haltungsinsuffizienz darstellt. Zudem gibt es die **erworbene Form**, die in 90% der Fälle idiopathisch ist und zu 10% nach Traumen, Tumoren, Spondylitis und zahlreichen anderen Schäden an der Wirbelsäule auftreten kann und als sekundäre Skoliose bezeichnet werden.

Die **Einteilung** der Skoliose erfolgt anhand der Form (S- oder C-Form) und der Höhenlokalisation.

Klinisches Bild

Die erworbene Skoliose, von der in der Folge die Rede sein wird, beginnt meist schleichend und wird häufig erst erkannt, wenn es zu sekundären Zeichen kommt, wie z. B. Muskelinsuffizienzen oder Aufstützen des Rippenbogens auf dem Beckenkamm. Die idiopathische Skoliose beginnt in der Pubertät und nimmt nach Abschluss des Wachstums meist um 1–3° pro Jahr zu. Alarmierend sind lumbale Skoliosen von > 30° und thorakale Skoliosen von > 50° (◻ Abb. 16.2). In späteren Lebensjahren kann eine Osteoporose zu einer Verschlechterung der Skoliose führen.

Diagnose

Die gesamte Wirbelsäule wird **im Stehen geröngt**, und zwar bei horizontal eingestelltem Becken. Weiterhin gilt es, den **Skoliosewinkel nach Cobb** zu messen sowie die **Höhen von Scheitel- und Neutralwirbel** zu dokumentieren. Wichtig ist auch die **Beurteilung der Skelettreife**, um Aussagen über das noch zu erwartende Wachstum zu treffen.

Therapie und Prognose

Bis zum Abschluss des Wachstums sollte eine möglichst vollständige Korrektur angestrebt werden, da spätere Korrekturen aufwändiger oder unmöglich sind. Die Therapie besteht in einer **Kombination aus Krankengymnastik, Orthesen und operativen Eingriffen**. Die Orthesenbehandlung strebt eine Extension, eine Derotation und eine Flexion an, sie sollte bis 1 Jahr nach Abschluss des Wachstums weitergeführt werden, da in dieser Zeit die Gefahr eines Rezidivs besonders groß ist.

> **Eine einmal diagnostizierte Skoliose bedarf in jedem Fall einer lebenslangen aktiven Rückengymnastik.**

Operationsindikationen sind lumbale Krümmungswinkel von > 30° und thorakale Krümmungswinkel von > 50°. Da es durch eine Spondylodese zu einem Wachstumsstopp kommt, sollte möglichst spät operiert werden – bei Mädchen in einem Knochenalter von 15 Jahren und bei Jungen in einem Knochenalter von 17 Jahren.

Die Prognose hängt stark vom **Alter** beim Auftreten der Skoliose sowie von den **Therapieergebnissen** und der **Rezidivneigung** nach Abschluss des Wachstums ab.

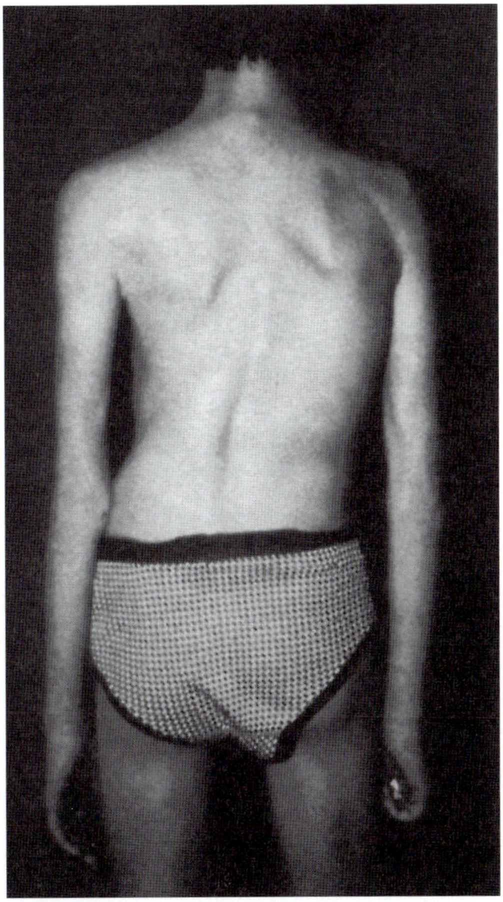

◻ **Abb. 16.2.** Patient mit Skoliose

16.6 Spondylolyse und Spondylolisthese

Die Spondylolyse ist ein **Unterbruch der Interartikularportion des Wirbelbogens**, die in ein **Ventralgleiten des Wirbelkörpers** (Spondylolisthese) übergehen kann. Die Ursachen sind unklar, als Risikofaktoren gelten wiederholte extreme Hyperlordosierungen (wie sie z. B. Artisten oder Leistungssportler ausüben), Muskelinsuffizienzen und Schwangerschaften.

Klinisches Bild

Spondylolysen sind meist **asymptomatisch**. Spondylolisthesen, die sich meist im Bereich der Lendenwirbelkörper 3–5 befinden, können zu **Lumbalgien** mit einer **pseudoradikulären Symptomatik** (Ausstrahlung seitlich in Gesäß und Oberschenkel) führen.

Diagnose

Klinisch finden sich **druck- und bewegungsempfindliche Dornfortsätze** im Bereich der erkrankten Abschnitte. Im Bereich des Wirbelgleitens kann man, wenn der Patient sich nach vorne beugt, eine deutliche **Stufe der Dornfortsätze** (eine Etage höher!) sehen. Auf der Röntgenschrägaufnahme ist das für dieses Krankheitsbild typische »**Hundehalsband**« zu erkennen.

Therapie

Im akuten Stadium erfolgt eine **Ruhigstellung** im Gipskorsett. Danach wird ein **Lendenmieder** angepasst, bereits in Kombination mit **stabilisierender Wirbelsäulengymnastik und Rückenschule**.

> **Entscheidend ist die aktive Mitarbeit des Patienten.**

Kollagenosen

Unter diesem Begriff fasst man eine Reihe **nicht-infektiöser rheumatischer Erkrankungen** zusammen, bei denen die Schädigung das Bindegewebe (Kollagen) betrifft. Mit dieser Charakterisierung hat man früher einen Unterschied zu rheumatischen Erkrankungen getroffen, von denen man aber heute weiß, dass sie ebenfalls die Bindegewebestrukturen befallen. Zu den Kollagenosen zählen die folgenden Erkrankungen: systemischer Lupus erythematodes, Sklerodermie, Polymyositis und Panarteriitis. Sie werden im Folgenden vorgestellt.

17.1 Systemischer Lupus erythematodes

Diese Erkrankung verdankt ihren Namen einer Hauterscheinung, nämlich dem charakteristischen Gesichtserythem (**Schmetterlingserythem**), das im Bereich der Nase und der Wangen aufflammt. Der Lupus erythematodes ist aber nicht nur auf die Haut beschränkt, er kann vielmehr außerdem zahlreiche Organe befallen.

Beachte
Es handelt sich um eine schwere Erkrankung, die bei rasantem Verlauf unbehandelt innerhalb weniger Monate zum Tod führen kann.

Ätiologie

Die Ursache ist unbekannt. Die Erkrankung entsteht auf dem Boden einer **genetischen Disposition** und wird durch verschiedene Faktoren ausgelöst. Hierzu zählen u. a. bestimmte Medikamente sowie Infektionen und operative Eingriffe. Auch eine Schwangerschaft kann einen ersten Schub einleiten.

Man fasst den Lupus heute als **Autoimmunerkrankung** auf. Der Körper bildet Antikörper gegen Zellkernbestandteile (antinukleäre Antikörper) sowie gegen verschiedene Blutzellen und Gerinnungsfaktoren. Dabei entstehen Antigen-Antikörper-Komplexe, die im Blut zirkulieren, sich an Zell- und Gefäßmembranen ablagern und eine Entzündungsreaktion hervorrufen.

Klinisches Bild

Die Krankheit beginnt mit starker **Müdigkeit, Fieber und Gewichtsabnahme**. Bei vielen Patienten bildet sich schon früh eine **Arthritis** aus. Die prägende Hauterscheinung ist das schmetterlingsförmige **Gesichtserythem**, das sich aus kleinen, runden, leicht erhabenen Flecken entwickelt, die durch erweitere Kapillaren rötlich erscheinen. Sie vergrößern sich langsam und fließen zu einem Gebilde zusammen, das die Form eines Schmetterlings annimmt. Im akuten Schub können zudem **Pleuritis, Perikarditis und Anämie** sowie gelegentlich sogar eine **Enzephalitis** auftreten. Das Schicksal der Patienten entscheidet sich allerdings in erster Linie durch den **Befall der Nieren**, an denen der Lupus u. a. eine Glomerulonephritis (▶ s. S. 114) hervorrufen kann.

Diagnose

Die beschriebenen **Symptome** weisen auf die Erkrankung hin. Die **Blutsenkungsgeschwindigkeit** ist extrem erhöht, im Serum lassen sich **antinukleäre Antikörper** feststellen. Zudem sind Leukozyten mit phagozytierten Kernbestandteilen, sog. **LE-Zellen**, nachweisbar.

Therapie und Prognose

Im akuten Schub werden die Patienten mit **Kortison** behandelt, daneben kann eine **Plasmapherese** angezeigt sein. Zur Dauerbehandlung müssen die Patienten **Chloroquin** und/oder **Immunsuppressiva** einnehmen.

Die Prognose ist sehr unterschiedlich und zumeist von der **Nierenbeteiligung** abhängig, die bereits nach einigen Schüben auftreten kann. Manche Patienten sprechen sehr gut auf die Medikamente an, sodass die Erkrankung lange in Schach gehalten werden kann. In sehr günstigen Fällen kommt der Lupus unter der Therapie zum Stillstand.

17.2 Polymyositis und Dermatomyositis

Bei der Polymyositos sind Muskulatur und Blutgefäße, bei der Dermatomyositis auch die Haut in einen **rheumatoiden Prozess** einbezogen. Die Ursache der Erkrankung ist unbekannt.

Klinisches Bild

Die Erkrankung beginnt akut mit **Fieber und Muskelschmerzen**, das Gesicht ist geschwollen sowie um die Augen herum und an Nase und Wangen von einem **violetten Erythem** gezeichnet, das sich bis zum Hals ausbreiten kann. Es besteht eine ausgesprochene **Schwäche der Stammuskeln**. Die Patienten entwickeln **Muskel- und Fettschwund**. Wird der Kehlkopf befallen, sind **Schluckstörungen** die Folge. Die Hände sind fleckförmig gerötet, die Nagelfalz ist verdickt und entzündet. Die Erkrankung kann auf Herz, Lunge und Leber übergreifen. Warum die Betroffenen überdurchschnittlich oft bösartige Tumoren entwickeln, ist unklar.

Diagnose

Die Diagnose stützt sich auf den **klinischen Befund**. Die Muskelentzündung zeigt sich durch eine Erhöhung der Werte von **Muskelenzymen** im Serum. Die **feingewebliche Untersuchung** einer Haut-Muskel-Probe erbringt definitiv Klarheit.

Therapie und Prognose

Die Behandlung entspricht im Großen und Ganzen der des Lupus erythematodes. Hinzu kommen die Suche nach Tumoren und deren Entfernung.

Das **Vorkommen von Tumoren** bestimmt wesentlich die Prognose. Ohne Malignom beträgt die 5-Jahres-Überlebensrate etwa 80%.

17.3 Sklerodermie

Die Sklerodermie ist eine **Erkrankung des kollagenen Bindegewebes** mit besonderer Bevorzugung der Haut. Bei der generalisierten Form sind aber auch verschiedene andere Organe befallen. Frauen sind deutlich häufiger betroffen als Männer.

Klinisches Bild

Dem eigentlichen Erkrankungsausbruch gehen oft **uncharakteristische Symptome**, wie Gewichtsabnahme, Schwäche, Fieber und Gelenkbeschwerden voraus. Bei etwa der Hälfte der Patienten kommt es zu **Durchblutungsstörungen der Finger**. Im weiteren Verlauf schwellen die befallen Hautpartien ödematös an, die Haut wird atrophisch, verliert ihr Faltenrelief und wird schließlich bretthart. An den Fingerspitzen finden sich nach längerer Krankheitsdauer **bissartige Nekrosen**, die Knochen der Endglieder lösen sich auf. Bei einigen Patienten greift der Krankheitsprozess auf Arme, Hals und Gesicht über. Dann sind die Betroffenen bereits an ihrem Aussehen zu erkennen. Die Gesichtszüge werden starr, die Nase spitz, der Mund kleiner mit straffer Faltenbildung an der Oberlippe (▫ Abb. 17.1).

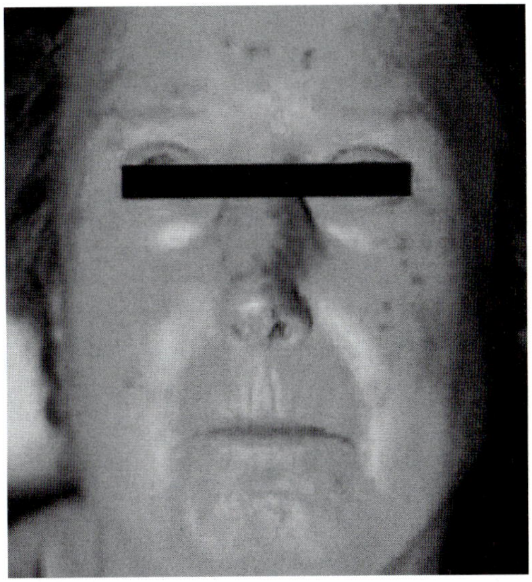

▫ **Abb. 17.1.** Typische Veränderungen im Gesicht einer Patientin mit Sklerodermie

Bei der sog. **progressiven systemischen Sklerodermie** werden auch Schleimhäute und innere Organe angegriffen. Besonders häufig ist der Verdauungstrakt betroffen, wobei es zu Muskelstarre und Funktionsstörungen kommt.

Therapie und Verlauf

Die Patienten sollten Kälte meiden und eine **spezielle Hautpflege** erhalten. Diese richtet sich darauf, die Dermis geschmeidig, trocken und warm zu halten. **Hautmassagen** wirken prophylaktisch gegen sich allmählich ausbildende Kontrakturen. Medikamentös wird zu Beginn **Kortison** eingesetzt, später **Chloroquin, D-Penicillamin, Zytostatika und Vitamin E**.

Auch die Sklerodermie verläuft in **Schüben**, zwischen denen der Prozess zum Stillstand kommen kann. Die Therapie kann den Verlauf insgesamt nur bedingt günstig beeinflussen.

17.4 Panarteriitis nodosa

Es handelt sich um eine **Autoimmunkrankheit**, deren Ursache unbekannt ist. Es bilden sich zirkulierende oder an den Gefäßwänden haftende **Immunkomplexe**, die die entzündliche Reaktion auslösen und v. a. mittlere und kleine Gefäße zerstören.

Klinisches Bild

Diese schwere Erkrankung beginnt mit **Fieberschüben** und **Gewichtsverlust** sowie **Muskel- und Gelenkschmerzen**. Hinzu kommen bei vielen Patienten **Störungen der Organe**, wenn die Gefäße der Nieren (80%), des Herzens (70%), der Leber (60%) oder des Magen-Darm-Trakts (50%) betroffen sind.

Diagnose

Die Diagnose kann bei etwa jedem zweiten Patienten durch eine **Muskelbiopsie** erhärtet werden. Auffallend oft lassen sich zudem **Hepatitis-B-Antigene** nachweisen.

Therapie

Im akuten Schub wird **Kortison** verabreicht. Nach Abklingen der akuten Phase wird die Therapie zumeist in niedriger Dosierung über Monate bis Jahre fortgesetzt. Daneben kommen je nach Verlauf zusätzlich **Immunsuppressiva** zum Einsatz.

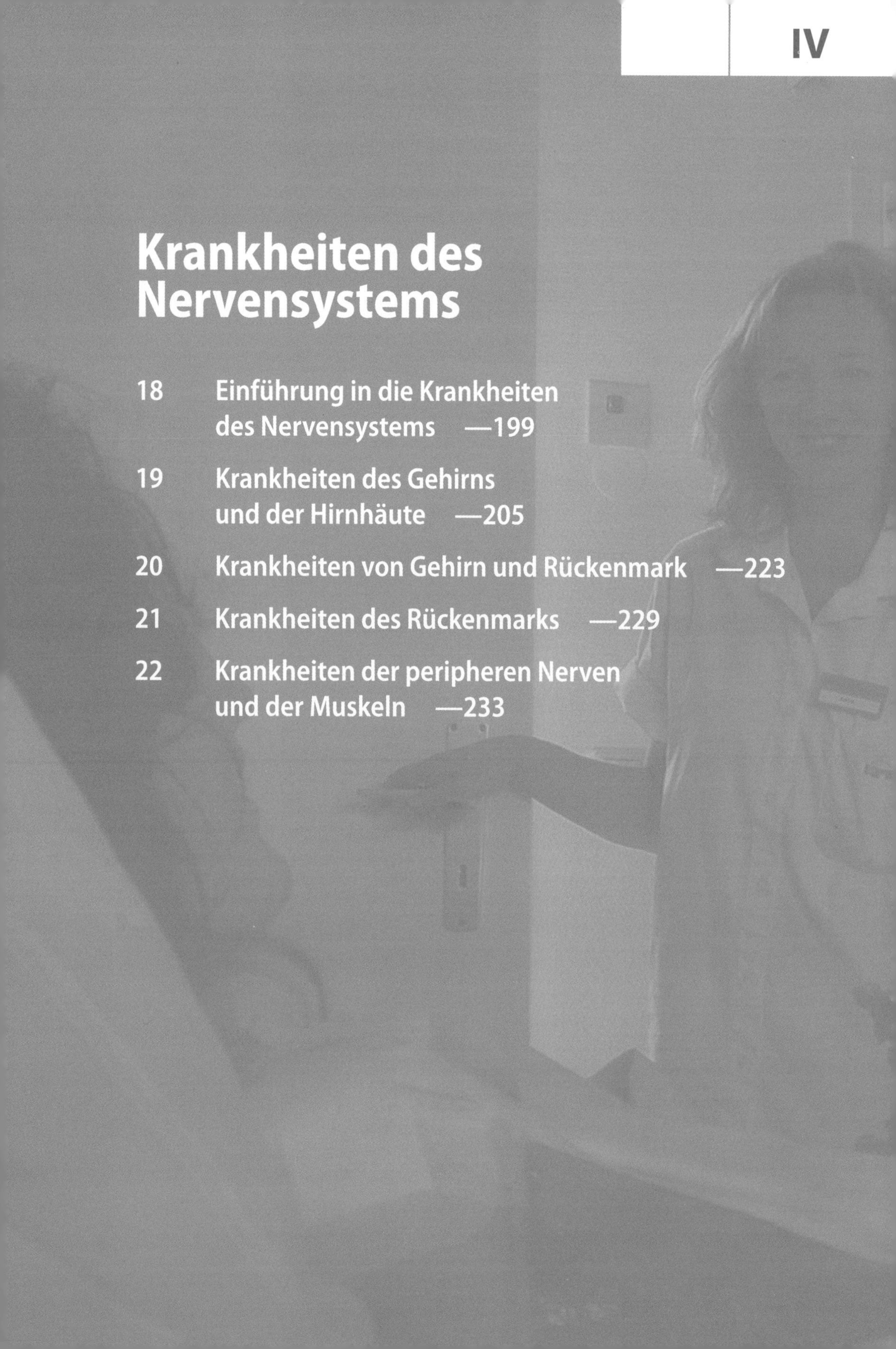

IV

Krankheiten des Nervensystems

Einführung in die Krankheiten des Nervensystems

Das Nervensystem dient der **Erfassung, Verarbeitung, Speicherung und Aussendung von Informationen**. Das komplexe Zusammenspiel der verschiedenen zentralnervösen und peripheren Nervenstrukturen ermöglicht es, sich den aktuellen Anforderung der Umwelt anzupassen und auf veränderte Situationen zu reagieren. Gemeinsam mit dem Hormonsystem steuert das Nervensystem u. a. die Organsysteme, es nimmt Sinnesreize wahr und verarbeitet sie, es speichert Informationen und ermöglicht Denkvorgänge sowie bewusstes Handeln. Störungen und Erkrankungen des Nervensystems können daher auf vielfältige Weise zum Ausdruck kommen. So können beispielsweise Hirnleistungen beeinträchtigt sein (z. B. Denk- und Sprechstörungen) oder die Motorik und die sensiblen Fähigkeiten sind in Mitleidenschaft gezogen.

Es gehört zu den Besonderheiten des Nervensystems, dass **neurologische Funktionsausfälle** oft recht exakte Rückschlüsse auf die Lokalisation der Schädigung erlaubten. Hingegen ist damit über die Art der zugrunde liegenden Erkrankung nicht immer viel gesagt. So kann etwa hinter einer Halbseitenlähmumg eine zerebrale Blutung, eine Embolie oder ein Tumor stecken.

In dieser Einführung möchten wir einige neurologische Ausfallerscheinungen und einfache Untersuchungsmethoden vorstellen. Weitere Symptome und komplexere Störbilder werden dann bei den entsprechenden Krankheitsbildern abgehandelt.

18.1 Motorische Störungsbilder

Um Störungen des Motorik verstehen zu können, wollen wir uns zunächst noch einmal das **motorische Nervensystem** in seinen Grundzügen vergegenwärtigen. Einen Überblick über die motorischen Nervenbahnen vermittelt ◘ Abb. 18.1. Die zentralen motorischen Nervenbahnen beginnen im motorischen Gyrus praecentralis, dem Zentralorgan der Willkürmotorik. Sie ziehen über die Pyramidenbahn zu den motorischen

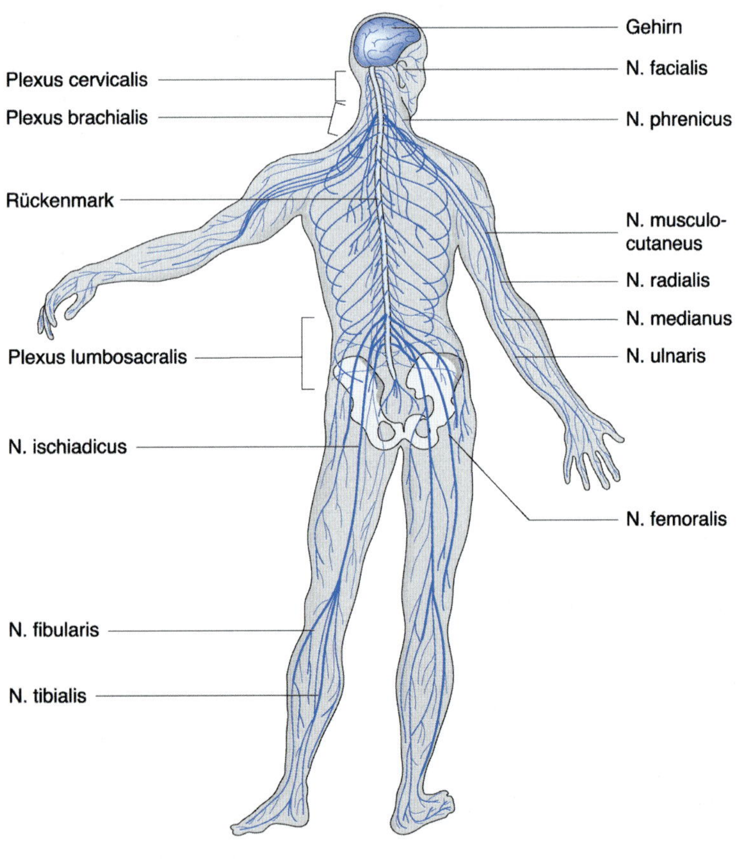

◘ **Abb. 18.1.** Darstellung der motorischen Nervenbahnen, die vom Gehirn zum Rückenmark und von dort in die Peripherie ziehen

18

Hirnnervenkernen und zum Rückenmark. Im Stammhirnbereich kreuzen die Fasern zur Gegenseite und verlaufen mehrheitlich als Pyramidenseitenstrangbahn (Tractus corticospinalis lateralis) weiter zum Vorderhorn des Rückenmarks. Hier beginnt das periphere motorische Neuron, das über den Plexus als peripherer Nerv zu den Muskeln zieht.

Die **Pyramidenbahn** hält zudem Kontakt zum **extrapyramidalen System** (EPMS), das die unwillkürlichen Muskelbewegungen bestimmt und den Muskelgrundtonus beeinflusst. Das EPMS hat seine Zentren im Hirnstamm und zieht, wie sein Name nahelegt, mit seinen Nervenfasern außerhalb der Pyramidenbahn in die Peripherie.

Motorische Funktionsstörungen können z. B. in einem veränderten Spannungszustand der Muskulatur, dem Muskeltonus, zum Ausdruck kommen. Bei **spastischer Tonuserhöhung** setzt die Extremität der passiven Bewegung einen federnden Dehnungswiderstand entgegen, der mit zunehmender Dehnung zunächst zunimmt, zuletzt aber rasch abnehmen kann.

> **Spastik ist ein wichtiges Zeichen für eine Pyramidenbahnläsion, wobei immer jedoch auch extrapyramidale Bahnen mitgeschädigt sein müssen.**

Von großer Bedeutung ist die Interpretation verschiedener **Lähmungserscheinungen**. Ihrem Ursprung nach können wir zentrale von peripheren Lähmungen unterscheiden (▪ Tabelle 18.1):

- **Zentrale Lähmungen** sind durch eine Läsion im Zentralnervensystem hervorgerufen. Sie zeigen oft ein bestimmtes Verteilungsmuster. Halbseitenlähmungen (Hemiparesen) gehen oft auf Hirnschädigungen zurück, die Lähmung beider Arme und Beine (Tetraparese) weist dagegen mehrheitlich auf eine Schädigung im Bereich des Rückenmarks hin. Spastische Lähmungen sind immer zentralen Ursprungs unter Mitbeteiligung extrapyramidaler Bahnen.
- **Periphere Lähmungen** sind immer schlaff. Der Schädigungsort kann im Vorderhorn des Rückenmarks liegen oder aber weiter peripher im Plexusbereich oder im peripheren Nerv selbst.

Eine besondere motorische Störung ist das **Zahnradphänomen**, das typisch ist für das **Parkinson-Syndrom**: Bei passiver Bewegung der Extremität lässt der Widerstand immer wieder ruckartig nach.

18.2 Reflexe und Reflexstörungen

Wichtige Hinweise auf **Ausmaß und Lokalisation einer Schädigung** geben uns die Reflexe: Man versteht darunter durch einen spezifischen Reiz ausgelöste, unwillkürlich ablaufende Muskelkontraktionen.

Der **Reflexbogen** ist die einfachste funktionelle Einheit des Nervensystems. Er besteht anatomisch aus einem Muskeldehnungsrezeptor, dem sensiblen afferenten Neuron, den motorischen Nervenzellen im Vorderhorn des Rückenmarks und dem motorischen Nerv, dessen Impuls dann letztlich die Muskelkontraktion auslöst. Bei einer Unterbrechung des Reflexbogens erlischt der Reflex. Sind übergeordnete Bahnen (Pyramidenbahn oder extrapyramidale Bahnen) betroffen, werden die Reflexmechanismen ent-

▪ **Tabelle 18.1.** Symptome zentraler und peripherer Lähmungen

	Zentrale Lähmung	Periphere Lähmung
Muskeltonus	Erhöht, spastisch	Herabgesetzt, schlaff
Trophik	Anfangs normal, später Inaktivitätsatrophie	Atrophie
Eigenreflexe	Gesteigert	Herabgesetzt oder keine vorhanden
Pathologische Reflexe	Vorhanden	Fehlen
Elektrische Erregbarkeit	Normal	Herabgesetzt

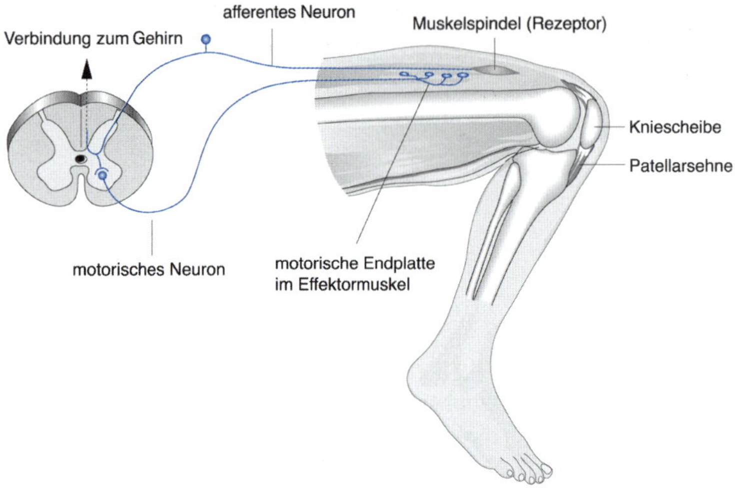

Abb. 18.2. Patellarsehnenreflex

hemmt, und die Muskeleigenreflexe sind gesteigert. Beispiel: Der mit dem Reflexhammer ausgelöste leichte Schlag auf die Patellarsehne löst eine Streckbewegung des im Kniegelenk gebeugten Unterschenkels aus (Abb. 18.2). Für die Beurteilung ist nicht nur von Bedeutung, ob der Reflex überhaupt ausgelöst werden kann – die Intensität und die evtl. zu beobachtende Seitendifferenz beider **Patellarsehnenreflexe** lassen ebenfalls Rückschlüsse zu.

Andere Reflexe, die bei der neurologischen Untersuchung geprüft werden, sind der **Achillessehnenreflex** oder – am Arm – **Bizeps- und Trizepssehnenreflex**.

Neben diesen sog. **Muskeleigenreflexen** gibt es **Fremdreflexe**, bei denen Reizort und Erfolgsorgan (Muskel) nicht identisch sind. Ein Beispiel ist der Bauchhautreflex: Eine Reizung der Bauchhaut löst eine Anspannung der Bauchmuskulatur aus. Fremdreflexe werden durch erregende zentrale Impulse gebahnt. Folglich kommt es bei einer Unterbrechung übergeordneter Bahnen zu einer Reflexabschwächung.

Unter **pathologischen Reflexen** versteht man Reflexe, die nur ablaufen, wenn bestimmte Leitungsbahnen gestört sind. Ein Beispiel ist der **Babinski-Reflex**. Er wird bei Gesunden normalerweise von der Pyramidenbahn unterdrückt, bei pathologischen Veränderungen in diesem Bereich ist er aber auslösbar: Streicht man mit einem spitzen Gegenstand unter leichtem Druck an der Außenseite der Fußsohle in Längsrichtung hin und her, beugen sich die Zehen normalerweise deutlich nach unten. Bei Pyramidenbahnschädigung wird dagegen die Großzehe angehoben, und die übrigen Zehen spreizen und beugen sich. Man spricht in diesem Fall von einem positiven Babinski-Reflex.

18.3 Sensibilitätsstörungen

Auch aus Störungen des sensiblen Nervensystems lassen sich Schlüsse ziehen, etwa ob die Schädigung im Rückenmark oder peripher lokalisiert ist. Man unterscheidet folgende **Sensibilitätsqualitäten:**

- Oberflächensensibilität,
- Tiefensensibilität.

Die **Oberflächensensibilität** umfasst Berührungs-, Schmerz- und Temperaturreize. Das Berührungsempfinden wird durch Bestreichen der Hautoberfläche mit einem Wattestäbchen geprüft. Eine herabgesetzte Empfindung bezeichnet man als **Hypästhesie**, den völligen Empfindungsverlust als **Anästhesie**, eine Überempfindlichkeit als **Hyperästhesie. Parästhesien** benennen ein Gefühl des Kribbelns oder Ameisenlaufens auch ohne jegliche Berührung.

Die **Schmerzempfindung** wird durch Nadelstiche in bestimmte Hautareale getestet. Wird der Schmerzreiz abgeschwächt empfunden, spricht man von **Hypalgesie**, bei erhöhter Schmerzwahrnehmung von **Hyperalgesie**, bei Verlust der Schmerzempfindung von **Analgesie**.

> **Praxistipp**
> Bei allen diesen Prüfungen sind Vergleiche mit der gegenüberliegenden Körperseite unerlässlich.

Zuweilen ist – als Hinweis auf eine Hirnschädigung – das räumliche **Unterscheidungsvermögen von Tastreizen** beeinträchtigt. Man prüft dies, grob orientierend, indem man mit dem stumpfen Nadelende auf die Haut eine Zahl schreibt, die der Untersuchte ohne hinzusehen benennen soll.

Ist nur ein Teil der Oberflächensensibilität beeinträchtigt (**dissoziierte Empfindungsstörung**), deutet dies oft auf eine Schädigung im Verlauf des Tractus spinothalamicus auf der Gegenseite (kontralateral) hin. Dann sind Schmerz- und Temperaturempfindung gestört, Berührung wird aber normal wahrgenommen.

Die **Tiefensensibilität** umfasst Bewegungs-, Lage- und Vibrationsempfinden. Zur Prüfung des Lageempfindens wird der Kranke aufgefordert, mit geschlossenen Augen eine vom Untersucher durchgeführte Extremitätenbewegung zu beschreiben. Das Vibrationsempfinden lässt sich mit Hilfe einer schwingenden Stimmgabel prüfen, die auf einen hautnahen Knochen gesetzt wird.

18.4 Koordinationsstörungen

Selbst einfache Bewegungen setzen das **Zusammenspiel vieler zentraler und peripherer Nervenstrukturen** voraus. Nur wenn motorische und sensible Nervenbahnen, wenn Sinnesorgane und übergeordnete Zentren, wie etwa das Kleinhirn, regelrecht funktionieren, ist ein sinnvoller und unbeeinträchtigter Bewegungsablauf möglich. Ist das Zusammenspiel nicht mehr trefflich aufeinander abgestimmt, treten typische Koordinationsstörungen auf, die man als **Ataxie** (griechisch: Unordnung) bezeichnet. Liegt die Ursache in der Schädigung des Großhirns, spricht man von zerebraler Ataxie; häufiger sind jedoch Kleinhirn- und Rückenmarkerkrankungen ursächlich, die eine zerebelläre oder spinale Ataxie hervorrufen. In ausgeprägten Fällen schwanken die Patienten hin und her oder weichen nach einer Seite ab.

Neurologische Untersuchungen können auch subtilere Koordinationsstörungen aufdecken. Dabei wird der Patient z. B. aufgefordert, den Zeigefinger bei geschlossenen Augen zielgerichtet zur Nasenspitze zu führen (**Finger-Nase-Versuch**). Ein ähnlicher Test ist der **Knie-Hacke-Versuch.** Hier soll der Patient die Ferse des einen Beines genau auf die Kniescheibe des anderen Beines setzen und dann mit der Ferse langsam an der Schienbeinkante herunterfahren.

18.5 Neuropsychologische Funktionsstörungen

Wichtige Hinweise auf neurologische Erkrankungen liefern neuropsychologische Funktionsstörungen. Damit sind **zentralorganische Beeinträchtigungen der Sprache, des Erkennens und des Handelns** zusammengefasst, aber auch **Störungen der Vigilanz und des Gedächtnisses.**

Unter **Aphasien** versteht man Störungen des Sprachvermögens. Bei der **motorischen Aphasie** ist das Sprachverständnis voll erhalten, der eigene Sprachentwurf ist aber unmöglich. Die Betroffenen sprechen von sich aus überhaupt nicht, nach Aufforderung nur mühsam und abgehackt und mit phonematischen Paraphrasien, also mit Wörtern, in denen die Laute oder Silben entstellt oder umgestellt sind. **Sensorische Aphasien** zeichnen sich durch ein gestörtes Sprachverständnis aus und treten bei Schädigungen im Schläfenlappen der dominanten Gehirnhälfte auf (z. B. bei Schlaganfällen in der betreffenden Region). Die Spontansprache ist bei diesen Patienten oft nicht gestört, es kommt aber vor, dass sie übermäßig viel reden und dabei Worte neu bilden oder deformieren (semantische Paraphrasie).

Von den Aphasien müssen **Dysarthrien** unterschieden werden. Hierbei handelt es sich um Sprech- bzw. Artikulationsstörungen. Die Sprechweise lässt sich oft recht gut dem Schädigungsort im zentralen und peripheren Nervensystem zuordnen: Ist das Kleinhirn betroffen (zerebelläre Dysarthrie) ist die Sprache abgehackt und/oder unregelmäßig laut. Für eine extrapyramidale Störung ist eine leise, monotone und verwaschene Sprache charakteristisch.

Krankheiten des Gehirns und der Hirnhäute

19.1 Schädel-Hirn-Trauma

19.1.1 Commotio cerebri (Gehirnerschütterung)

Die Gehirnerschütterung ist eine **vorübergehende Funktionsstörung** des Gehirns nach stumpfer Gewalteinwirkung (Stoß, Schlag, Prellung) ohne Zerstörung von Hirngewebe.

Klinisches Bild

Zu den typischen **Symptomen** einer Gehirnerschütterung gehören:

- Kopfschmerz,
- Schwindel,
- Erbrechen.

Zwingend für die Diagnose einer Commotio cerebri ist der sofortige **Bewusstseinsverlust**, der je nach Schweregrad Sekunden, Minuten oder auch Stunden andauern kann. Es folgt zumeist eine **Phase erheblicher psychomotorischer Unruhe**, begleitet von vegetativen Regulationsstörungen. Nicht selten erbrechen die Patienten nach dem Erwachen, manchmal auch während der Bewusstlosigkeit. Typisch ist das Auftreten einer **retrograden Amnesie**, also einer Erinnerungslücke, die bis zur Zeit vor dem Trauma zurückreicht.

Therapie und Prognose

Bettruhe ist bei stärkerem Kopfschmerz und Krankheitsgefühl erforderlich. Die Commotio heilt i. d. R. innerhalb von etwa einer Woche ab. Dauerschäden verbleiben nicht. Allerdings können oft noch längere Zeit wetter- und belastungsabhängige Kopfschmerzen bestehen. Manche Betroffene klagen zudem über eine Überempfindlichkeit gegenüber Alkohol.

19.1.2 Contusio cerebri (Hirnquetschung)

Im Gegensatz zur Gehirnerschütterung geht die Contusio cerebri nach stumpfer Gewalteinwirkung mit einer **Zerstörung von Hirngewebe** einher, entweder durch eine offene Schädel-Hirn-Verletzung oder durch gedeckelte Hirnverletzungen, die zu Quetschungen und Blutungsherden in der Hirnrinde führen, ohne dass Schädelverlezungen vorliegen.

Klinisches Bild

Bei der gedeckelten Hirnverletzung tritt zumeist eine **Bewusstlosigkeit** auf, die länger anhält als bei der Gehirnerschütterung, u. U. mehrere Wochen. Auch die Rückbildung erfolgt viel langsamer. Die **retrograde Amnesie** umfasst einen größeren Zeitraum. Im Sinne einer **»Kontusionspsychose«** können länger anhaltende Verwirrtheitszustände auftreten. Hinzu kommen zuweilen vorübergehende **Lähmungserscheinungen** einzelner Gliedmaßen oder **Sensibilitätsausfälle** und **Sprachstörungen**. Auch **Halluzinationen** und **Krampfanfälle** können durch eine Hirnkontusion hervorgerufen werden.

> **Bei der offenen Schädel-Hirn-Verletzung besteht die Gefahr einer Infektion, die sich im Gehirn und in den weichen Hirnhäute ausbreiten kann. Selbst wenn die Infektion beherrscht wird, kommt es nicht selten zu dauerhaften Schäden. Auch epileptische Anfälle können die Folge sein. Offene Hirnverletzungen kommen unter anderem bei Schussverletzungen vor.**

Bei **Schädelbasisbrüchen** kann ebenfalls das Gehirn in Mitleidenschaft gezogen werden. Oft sind der Sehnerv oder der Fazialisnerv (periphere Parese!) betroffen. Zerreißt die Dura mater, tritt Liquor aus Nase und Ohren aus.

19.1.3 Epidurales Hämatom

Bei Frakturen des Schläfenbeins kann die **A. meningea media** einreißen, die Hauptarterie der harten Hirnhaut, die zwischen Dura und Schädelknochen verläuft. Das sich entwickelnde epidurale Hämatom führt zu einer **intrakraniellen Drucksteigerung** und zur **Hirnschädigung**. Typisch für das epidurale Hämatom ist ein symptomarmes Intervall zwischen einer anfänglichen Bewusstseinseintrübung und einem dann dramatisch fortschreitenden Bewusstseinsverlust. Bei schwerer Hirnkontusion kann das freie Intervall allerdings fehlen.

Das epidurale Hämatom führt bald zu einer **Halbseitenlähmung** auf der dem Hämatom gegenüberliegenden Körperhälfte. Auf der Herdseite sind eine **Mydriasis** (Pupillenerweiterung) und eine **Lähmung des N. oculomotorius** zu beobachten. Die **Hirndrucksymptome** (► s. Übersicht) sind Folge des Hämatoms und des zusätzlich entstehenden Ödems. Die Therapie eines epiduralen Hämatoms besteht in

19

der notfallmäßigen Entlastungsoperation mit Ausräumung des Blutergusses.

Hirndrucksymptome

- Stauungspapille (ödematös, pilzförmige Auftreibung der Sehnervpapille)
- Diffuse, anhaltende Kopfschmerzen, die beim Husten oder Pressen durch die Dehnung der Dura mater verstärkt werden
- Zerebrales Erbrechen, oft in Abhängigkeit der Kopflage)
- Bradykardie durch Reizung des N. vagus
- Zerebrale Krampfanfälle
- Psychische Veränderungen, wie Bewusstseinstrübung, Verlangsamung, Gedächtnisstörungen, Sinnestäuschungen u. a.

19.1.4 Subdurales Hämatom

Das **akute subdurale Hämatom** entwickelt sich ebenfalls in zeitlicher Nähe zur Kontusion, ein freies Intervall ist nicht immer zu erkennen. Deshalb werden nicht nur bei der Klinikaufnahme, sondern auch in den folgenden Tagen Computertomographie-(CT-)Aufnahmen veranlasst, um eine Hirnblutung rechtzeitig festzustellen (◘ Abb. 19.1).

Das **chronische subdurale Hämatom** ist Folge einer Sickerblutung, die von verletzten venösen Blutgefäßen ausgeht. Dieses Hämatom entwickelt sich viel langsamer und wird erst nach Wochen oder gar Monaten symptomatisch. Es kann auch bei kleineren Traumata auftreten. Das klinische Bild ist gekennzeichnet durch ein langsam fortschreitendes Psychosyndrom und Halbseitensymptome, auch Krampfanfälle sind möglich.

Therapie und Prognose

Bei einer offenen Hirnverletzung muss die **operative Versorgung** innerhalb von 8 Stunden erfolgen. Entscheidend ist wegen der Infektionsgefahr die konsequente **Antibiotikatherapie**, mit der u. a. Abszesse verhindert werden können. Weil es bei schwerer Hirnkontusion zu einem Kreislaufschock kommt, müssen Atem- und Kreislauffunktion intensivmedizinisch mit Medikamenten bzw. Infusionen stabilisiert werden. Das Hirnödem, das oft erst 2–3 Tage nach dem Unfall voll ausgebildet ist, wird mit osmotisch wirksamen Substanzen, Kortiskoste-

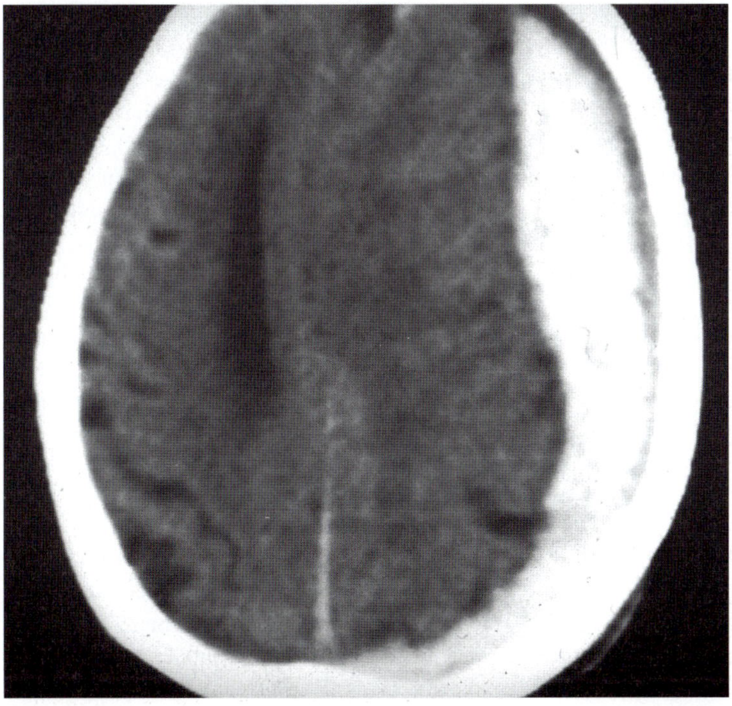

◘ **Abb. 19.1.** Computertomogramm eines subduralen Hämatoms

roiden und Diuretika (Lasix) behandelt. Wichtig ist eine **ausgewogene Flüssigkeitsbilanz**. Die (hochkalorische) Nahrung wird über eine Nasensonde oder i.v. verabreicht.

Nach schweren Hirnverletzungen können **bleibende Defekte** bestehen bleiben. Zu ihnen gehören psychische Wesensänderungen, Koordinationsstörungen sowie mitunter auch Paresen und epileptische Anfälle.

19.2 Zerebrale Durchblutungsstörungen

Durchblutungsstörungen des Gehirns stellen die dritthäufigste Todesursache in Industrieländern dar.

Dabei ist zu bedenken, dass das Gehirn einen hohen Sauerstoffbedarf hat und eine Mangelversorgung bereits nach wenigen Sekunden **Funktionsausfälle** nach sich zieht. Das Ausmaß und die Art der Schädigung hängen von dem Versorgungsgebiet des betroffenen Gefäßes und von der Dauer der unterbrochenen Blutzufuhr ab. Bei komplettem Gefäßverschluss ist innerhalb weniger Minuten mit irreversiblen Ausfällen zu rechnen, wenn nicht über Seitenäste (Kollateralgefäße) ein Mindestangebot von 15% des normalen Sauerstoffbedarfs bereitgestellt wird.

19.2.1 Schlaganfall (Apoplexie)

Der Schlaganfall (Apoplexie, zerebraler Insult) bezeichnet eine akut auftretende **Duchblutungsstörung des Gehirns** mit neurologischen Ausfallerscheinungen.

Ätiologie

Akute Durchblutungsstörungen des Gehirns können entstehen durch:
- Verschluss einer Hirnarterie (ischämischer Insult),
- kardiale Embolie,
- Gehirnblutung.

19

Ischämischer zerebraler Insult (Hirninfarkt)

Klinisches Bild

Der Hirninfarkt beginnt oftmals mit Vorbotensymptomen im Rahmen einer sog. **transitorisch ischämischen Attacke** (TIA). Die Patienten klagen über Kopfschmerzen und Schwindelgefühl und bemerken kurzfristige, vorübergehende Sprachstörungen, auch Ungeschicklichkeiten bei der Bewegung einer Extremität oder einen flüchtigen Sehverlust (**Amaurosis fugax**). Die Alarmsymptome dauern oft nur eine Stunde an, können aber bis zu einem Tag währen. Heilen die Symptome innerhalb weniger Tage restlos ab, nennt man dies ein **prolongiertes reversibles ischämisches neurologisches Defizit** (PRIND).

Beachte
Eine TIA wird nicht selten vom Patienten abgetan, weil sich die geklagten Beschwerden vollständig zurückbilden. Sie bedarf indes einer gründlichen Abklärung der hirnversorgenden Gefäße mit Hilfe der Dopplersonographie. Auch eine kardiologische Untersuchung auf eine mögliche Emboliequelle ist wichtig.

Der **eigentliche Hirninfarkt** ist ein akutes Ereignis, das sich über Minuten bis Stunden entwickelt und typische **neurologische Ausfälle** hervorruft. Diese sind abhängig von dem Versorgungsgebiet der betroffenen Arterie:
- Am häufigsten ist die **A. cerebri media** betroffen. Die vom Schlag Getroffenen erleiden eine sensomotorische arm- und gesichtsbetonte Hemiparese, das Bein ist weniger stark betroffen. Die spastische Hemiparese ist an einem typischen Gangbild zu erkennen (Abb. 19.2). Auch Sensibilitätsstörungen, Dysarthrie und Aphasie können hinzukommen. Bei einem großen Infarkt ist das Bewusstsein gestört.
- Infarkte der **A. cereberi anterior** rufen beinbetonte Hemiparesen und eine Inkontinenz hervor.
- Infarkte der **A. cerebri posterior** führen zu einem Gesichtsfeldausfall auf der Seite des Infarkts, wobei beide Augen betroffen sind. Nicht selten bleibt dieser Ausfall vom Patienten unbemerkt. Die Betroffenen können aber auch verwirrt sein und Gedächtnisstörungen erleiden.
- Von einem **Hirnstamminfarkt** spricht man, wenn das Versorgungsgebiet der **A. basilaris** betroffen ist. Hirnnervenausfälle auf der Infarktseite (ipsilateral) und eine Halbseitenlähmung auf der Gegenseite (kontralateral) kommen ebenso vor wie Schluck- und Sprachstörungen. Ausgedehnte

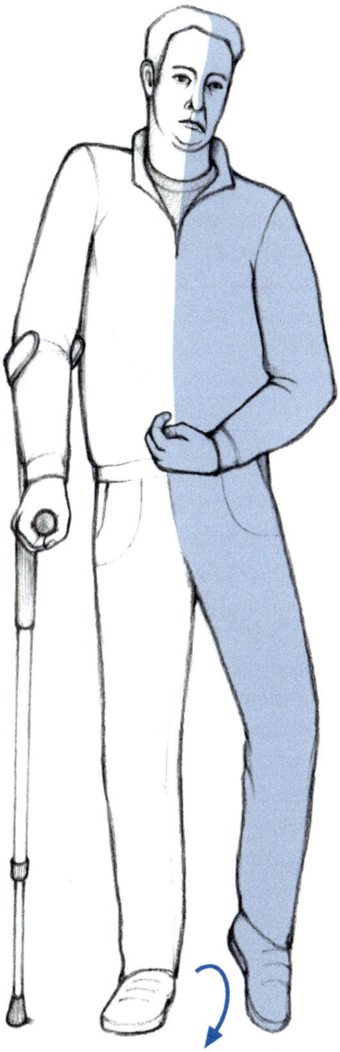

Abb. 19.2. Gangbild bei spastischer Hemiparese nach Hirninfakrt

Stammhirninfarkte sind stets lebensbedrohlich und müssen intensivmedizinisch behandelt werden, weil im Hirnstamm die wichtigen Regulationszentren für Herz-Kreislauf- und Atemfunktion lokalisiert sind.

Therapie und Prophylaxe

Um eine Thrombusbildung zu verhindern, erhalten die Patienten den **Thrombozytenaggregationshemmer** Acetalsalicylsäure (Apirin) oder bei Unverträglichkeit Clopidogrel (z. B. Iscover, Plavix). Eine medikamentöse **Thrombolyse** (Auflösung des Thrombus) kann in spezialisierten Zentren erfolgen, muss aber innerhalb von 3 Stunden nach dem Hirninfarkt beginnen, will sie Aussicht auf Erfolg haben. Eine **Gefäßoperation** ist nur bei kleinen Hirninfarkten in der Frühphase möglich.

Schlaganfallpatienten bedürfen nach der Akutbehandlung einer umfassenden **Rehabilitation**. Wichtig ist für die Langzeitprognose auch die **Beeinflussung der kardiovaskulären Risikofaktoren:**
- arterielle Hypertonie,
- Rauchen,
- Diabetes mellitus,
- Bewegungsmangel,
- Fettstoffwechselstörungen.

Praxistipp

Schlaganfallpatienten bedürfen einer sehr intensiven Pflege und Betreuung. Ihr Leben verändert sich buchstäblich schlagartig. Sie sind mit vielfältigen Ausfallerscheinungen, wie spastische Lähmung, Fazialisparese, Schluckstörungen oder Harn- und Stuhlinkontinenz, konfrontiert und dazu verdammt, früher selbstverständliche Funktionen unter pathologischen Bedingungen so gut es geht neu zu erlernen. Die Verlusterlebnisse werden oft von Angst, Depressionen und manchmal auch Aggressivität begleitet. Viele Patienten sehen sich mit einschneidenden sozialen Veränderungen konfrontiert. Sie finden sich in einer ungeahnten neuen Rolle wieder, die sich oftmals durch eine schwer zu verkraftende Abhängigkeit auszeichnet. Für einige bedeutet der Schlaganfall den Verlust des Arbeitsplatzes und damit finanzielle Unsicherheit, andere geraten in die soziale Isolation. All diesen körperlichen, psychischen und sozialen Umständen müssen Ärzte, Pflegende, Physio- und Ergotherapeuten während der langwierigen Rehabilitation Rechnung tragen.

Gehirnblutung

Die Gehirnblutung macht etwa 15% aller Apoplexien aus. Sie wird durch einen **Gefäßriss** (Ruptur) verursacht. Zumeist liegt diesem ein chronischer arterieller Bluthochdruck zugrunde, weshalb man oft auch von einer **hypertonischen Massenblutung** spricht.

Pathophysiologie, klinisches Bild, Diagnose und Prognose

Die Blutung ist ein **raumfordernder Prozess**, das austretende Blut verdrängt und zerstört das Hirngewebe und kann deshalb ähnliche Symptome bzw. Ausfallerscheinungen hervorrufen wie der ischämische Insult. Betroffen sind zumeist die Gebiete von Putamen und Claustrum, die durch die Aa. lenticulostriatae versorgt werden.

Die Symptomatik setzt zumeist akut ein, die Patienten verlieren sofort ihr Bewusstsein. Häufig sind **Halbseitenlähmung, Aphasie und Pupillenerweiterung** (bei Hirnnervenbeteiligung) auf der Herdseite. Anders als beim ischämischen Infarkt können **epileptische Anfälle** bereits in der akuten Phase hinzukommen.

Die Diagnose wird in erster Linie anhand der **Computertomographie** gestellt.

Beachte
Die Prognose der Massenblutung ist wesentlich schlechter als die des Hirninfarkts. Die meisten Patienten versterben in den ersten 2–3 Tagen – wenn die Blutung in den Hirnventrikel einbricht, was sich klinisch durch Tetraplegie, zentrale Regulationsstörungen, Streckkrämpfe und blutigen Liquor zeigt. Das begleitende Hirnödem verursacht eine Massenverschiebung von Hirnanteilen, in deren Folge das Mittelhirn im Tentoriumschlitz eingeklemmt werden kann.

Therapie

Die Behandlung besteht in der intensivmedizinischen **Bekämpfung des Hirnödems** und der **Aufrechterhaltung der Vitalfunktionen**. Die **operative Ausräumung** des Hämatoms kommt nur bei Patienten mit relativ guter Prognose in Betracht, die Therapieergebnisse sind aber i. d. R. unbefriedigend.

19.2.2 Subarachnoidalblutung

Auch eine Subarachnoidalblutung kann einen akuten Schlaganfall hervorrufen. Die dramatisch einsetzende Erkrankung, die oft auch Menschen jüngeren Lebensalters betrifft, entsteht durch einen **Riss in zumeist angeborenen Gefäßaussackungen**.

Klinisches Bild

Die Subarachnoidalblutung überfällt den Betroffenen zumeist aus völliger Gesundheit heraus. Mutmaßlich auslösende Faktoren, wie Heben schwerer Lasten, Bücken oder Husten, spielen wahrscheinlich keine relevante Rolle. Die Patienten erleiden einen **explosionsartigen Kopfschmerz**, oftmals in der Nacken-, zuweilen auch in der Stirnregion. Das Bewusstsein ist gestört, es kann auch eine sofortige **Bewusstlosigkeit** (Koma) eintreten. Durch Reizung der Hirnhäute sind **Meningitiszeichen** vorhanden. Übelkeit, Erbrechen, Hemiparese, Doppelbilder und epileptische Anfälle sind weitere Symptome dieser schweren Erkrankung.

Diagnose, Therapie und Prognose

Ein **CT des Gehirns** muss notfallmäßig durchgeführt werden. Die **Hirnangiographie** kann Aufschluss über ein Aneurysma geben, ist aber erst angezeigt, wenn Operationsfähigkeit besteht.

Der Operationszeitpunkt hängt vom Zustand des Patienten ab, der **operative Eingriff** wird aber in den ersten 24 Stunden angestrebt. Bei Patienten, die ins Koma gefallen sind oder ausgeprägte Lähmungen aufweisen, wird zunächst die Stabilisierung des Gesundheitszustands abgewartet.

Patienten mit Subarachnoidalblutung müssen intensivmedizinisch überwacht werden. Wichtig sind u. a. die **Ruhigstellung**, oft durch medikamentöse Sedierung, sowie die **Behandlung des Kopfschmerzes**.

19.3 Infektiös-entzündliche Erkrankungen des Gehirns

Zu den infektiösen Gehirnerkrankungen zählen die verschiedenen Formen der **Hirnhautentzündung** (Meningitis) und der **Gehirnentzündung** (Enzephalitis). Auslöser können Bakterien, Viren und Pilze sein. Treten bei einem Patienten Symptome von Meningitis und Enzephalitis auf, spricht man von einer **Meningoenzephalitis**. Beide Krankheitsbilder lassen sich nicht immer scharf voneinander abgrenzen.

19.3.1 Akute eitrige Meningitiden

Bei eitrigen Meningitiden handelt es sich um eine **Entzündung der weichen Hirnhäute**, ausgelöst durch eine Infektion mit bakteriellen Erregern.

Erreger

Die eitrige Meningitis wird durch **Bakterien** verursacht, in erster Linie durch Pneumokokken und Meningikokken, daneben auch durch Staphylokokken, Streptohokken, Enterobakterien und Haemophilus influenzae. Die Bakterien gelangen auf dem Blutweg in das Zentralnervensystem oder aber sie werden – selten – aus entzündlichen Regionen der Nachbarschaft (z. B. Mittelohrentzündung, Nebenhöhlen) fortgeleitet.

Klinisches Bild

Nach einer Inkubationszeit von wenigen Tagen beginnt die Erkrankung zunächst mit einem **allgemeinen Krankheitsgefühl**, das sich innerhalb weniger Stunden zum **Vollbild einer Meningitis** ausbildet, mit den klassischen Symptomen:

- Kopf- und Nackenschmerzen,
- Nackensteifigkeit,
- Erbrechen,
- Bewusstseinseintrübung.

Hinzu kommen können **Verwirrtheitszustände** und die Zeichen einer akuten **Psychose** sowie **epileptische Anfälle**, **Fieber** und – bei Meningokokkeninfektion – ein typischer **hämorrhagischer Hautausschlag**.

Eine besondere Form stellt die **tuberkulöse Meningitis** dar. Sie entsteht durch Verschleppung der Tuberkelbakterien auf dem Blutweg in die weichen Hirnhäute, vorzugsweise an der Hirnbasis. Die Erkrankung kündigt sich oft mit wochenlang andauernden Vorboten an, wie heftigen Kopfschmerzen, häufigem Erbrechen und erhöhter Reizbarkeit. Später steigt die Körpertemperatur an, es zeigen sich verschiedene meningeale Reizerscheinungen, und es kommt zu wechselnden Bewusstseinsstörungen. Nicht selten sind Paresen, epileptische Anfälle und Hirnnervenausfälle.

Diagnose

Bei wachen Patienten ohne Hirndruckzeichen wird eine **Lumbalpunktion** durchgeführt. Im Liquor lassen sich Entzündungszellen und Krankheitserreger feststellen. Bei komatösen Patienten unter hochgradigem Meningitisverdacht kann die Therapie sofort nach Blutentnahme (zum Erregernachweis) eingeleitet werden. Anschließend erfolgt dann die Lumbalpunktion, und es wird ein **CT** durchgeführt, um andere Prozesse, wie Blutung, Hirninfarkt oder Abszess, auszuschließen.

> **Die Meningokokkenmeningitis ist meldepflichtig!**

Therapie

Die Behandlung erfolgt mit hochdosierten und auf den Erreger abgestimmten **Antibiotika**. Bei der tuberkulösen Meningitis ist eine Langzeitbehandlung mit einer Kombination aus mehreren **Tuberkulostatika** (▶ s. Lungentuberkulose, S. 42) erforderlich.

19.3.2 Nichteitrige Meningitiden

Nichteitrige Meningitiden sind in ihrem Verlauf i. d. R. harmloser als die eitrigen. Sie werden verursacht durch **Viren** (z. B. Cocksackie-, ECHO-Viren) oder treten als Komplikation (**Begleitmeningitis**) von Kinderkrankheiten (z. B. Mumps) auf. Die Patienten klagen über Kopfschmerzen, Fieber, leichte Nackensteifigkeit und Erbrechen. Bei Virusinfekten liegen oft nur grippeähnliche Symptome vor. Nicht selten ist ein biphasischer Fieberverlauf zu beobachten.

19.3.3 Enzephalitiden

Es handelt sich um eine **Entzündung von Hirngewebe**. Die oben erwähnten Erreger können bei schwerem meningitischen Verlauf auch eine Enzephalitis hervorrufen.

Enzephalitisformen

Die **Herpes-Simplex-Enzephalitis** (HSE) ist die häufigste sporadisch vorkommende Enzephalitis, die vorwiegend den Temporallappen befällt. Die Erkrankung ist Folge einer septischen Streuung der Viren. Nach einem kurzen Vorbotenstadium mit Fieber, Abgeschlagenheit und Kopfschmerz bricht die Erkrankung akut aus, mit Bewusstseinstrübung, psychischen Veränderungen, Sprachstörungen und epileptischen Anfällen. Im Computer- oder Magnetresonanztomogramm sind die Entzündungsherde erkennbar, bestätigt wird die Diagnose letztlich durch den Erregernachweis. Die schwer kranken Patienten müssen sofort und schon bei hinreichendem Verdacht mit dem Virustatikum Aciclovir behandelt werden. Bei frühzeitig einsetzender Therapie heilt die Infektion bei jedem Zweiten ohne schwerwiegende neurologische Defizite aus. Jeder Fünfte überlebt die Erkrankung jedoch nicht.

Parainfektiöse Enzephalitiden treten im Zusammenhang mit Masern-, Windpocken- und Rötelninfektionen auf. Zumeist heilen sie folgenlos aus, in seltenen Fällen entwickelt sich eine Epilepsie oder es verbleiben neurologische oder psychopathologische Störungen.

Eine wesentlich ernsthaftere, aber sehr seltene Form ist die **subakute sklerosierende Panenzephalitis** (SSPRE), die auf eine Masernvirusinfektion zurückgeführt wird. Die Kinder fallen durch Antriebsschwäche und Reizbarkeit auf, die Sprache wird eintönig, schließlich kommt es zu Bewegungsstörungen. Unter fortschreitender Bewusstseinseintrübung endet die Krankheit oftmals tödlich, sie kann aber auch zum Stillstand kommen und sich in einigen Fällen sogar vollständig zurückbilden.

19.3.4 Neurolues

Die Lues (Syphilis) ist eine Geschlechtskrankheit, die unbehandelt in 4 Stadien verläuft. Die Neurolues bezeichnet den **Befall des Zentralnervensystems**, d. h. der Hirnhäute, der zerebralen Gefäße und des Hirngewebes selbst.

Ätiologie

Die Syphilis ist eine **bakterielle Infektion mit Treponema pallidum**. Die Übertragung erfolgt durch Haut- und Schleimhautkontakt im Genitalbereich.

Klinisches Bild

Die Erkankung verläuft unbehandelt in **4 Stadien:**

- **Primärstadium:** Etwa 3 Wochen nach der Ansteckung entsteht als umschriebene Hauterosion der sog. Primäraffekt an der Eintrittspforte der Erreger. Obwohl sich die Ereger im Gewebe vermehren und schon bald weiterwandern, handelt es sich um eine lokale Reaktion. Etwa 5 Wochen nach der Infektion schwellen die Lymphknoten schmerzlos an. Die serologischen Befunde zeigen jetzt die Infektion.
- **Sekundärstadium:** Etwa 8–12 Wochen nach der Infektion – der Primäraffekt ist ohne Therapie inzwischen abgeheilt – erscheint der erste Hautausschlag. Damit ist die Generalisierung der Erkrankung angezeigt. Es treten allgemeine Lymphknotenschwellungen auf, wobei die einzelnen Lymphknoten etwa erbsengroß und ebenfalls schmerzlos tastbar sind. Der Ausschlag (Exanthem) veschwindet wieder, um dann über einen Zeitraum von etwa 2 Jahren noch mehrmals wieder aufzutreten.
- **Tertiärstadium:** Monate bis Jahre nach der Erstinfektion finden sich Hautulzerationen sowie Granulationsbildungen im Gefäßsystem der inneren Organe, des Skeletts und des Zentralnervensystems.
- **Spätstadium:** Bis zu 20 Jahre nach Infektion treten chronische Entzündung des Gehirns und/oder des Rückenmarks auf.

Frühsyphilitische Meningitis

In seltenen Fällen kann es im Rahmen der Streuung in der Sekundärphase zu einer floriden Meningitis kommen. Die Patienten weisen die typischen **Meningitiszeichen** auf: Fieber, Bewusstseinsstörungen, Hirnnervenstörungen und Hirndruckzeichen. Die Diagnose wird serologisch gestellt. Mit einer sofortigen **Penicillintherapie** gelingt es, die Beschwerden innerhalb weniger Tage zur Rückbildung zu bringen. Zumeist kommt es zur vollständigen Heilung, es können aber Restsymptome verbleiben, wie eine gestörte Pupillenreaktion, mitunter auch eine Hemiparese. In seltenen Fällen kann die frühsyphilitische Meningitis zum Tod führen.

Beteiligung des Zentralnervensystems im Tertiär- und Spätstadium

Die Spätformen der Lues werden im engeren Sinne als **Neurolues** bezeichnet. Es können **3 unterschiedliche Erscheinungsbilder** auftreten:

- **Lues cerebrospinalis:** Hier erkranken die Hirngefäße und die Hirnhaut.
  - **Vaskuläre Form:** Bei der Gefäßlues treten zentrale Ausfallerscheinungen auf, die alle Symptome einer zerebralen Gefäßkrankheit aufweisen können. Halbseitenlähmung, Aphasien und andere Herdsymptome treten als Folge kleinerer oder größerer Gefäßverschlüsse auf und imitieren das Bild arteriosklerotischer Erweichungsherde. Krampfanfälle sind selten.
  - **Luische Spätmeningitis:** Diese entwickelt sich oft schleichend und mit wechselndem Symptomverlauf. Es kann zu nächtlichem Kopfschmerz, Erbrechen und Schwindel, Hirnnervenlähmungen (Hörstörungen, Augenmuskellähmungen, Pupillenstarre etc.) und psychischen Auffälligkeiten (v. a. Affektlabilität) kommen.

  - **Gummöse Form:** Diese zeigt sich durch spezifische Granulationsknoten von gummiartiger Konsistenz. Die Symptomatik lässt an einen Hirntumor denken. Die resultierenden Herdsymptome finden sich in Entsprechung zur Lokalisation der Gummen. Beweisend für das Vorliegen einer Lues cerebrospinalis ist der Serumbefund.
- **Tabes dorsalis:** Diese tritt nach Jahren bis Jahrzehnten auf. Ursache ist eine entzündliche Degeneration der Hinterwurzeln und Hinterstränge im Rückenmark. Zum Krankheitsbild gehören sensible Reizerscheinungen (pelziges Gefühl der Beine, Gürtelgefühl, Kribbeln und andere), Muskelschwäche und Koordinationsstörungen mit Gangunsicherheit (Ataxie), trophische Störungen an Haut und Gelenken mit schweren schmerzlosen Deformierungen oder Spontanfrakturen sowie Blasenfunktionsstörungen mit Harnverhalt. Die Kausaltherapie besteht in der hochdosierten i.m. Gabe von Penicillin.
- **Progressive Paralyse:** Hierbei handelt es sich um eine subakute bis chronische Meningoenzephalitis, v. a. des Frontalhirns, deren entscheidendes Zeichen die Paralyse ist. Der Beginn ist uncharakteristisch, die Kranken klagen über Kopfschmerzen und Leistungsabfall. Später treten Herdsymptome auf, die ein vielschichtiges Bild abgegeben können: artikulatorische Sprachstörungen (Dysarthrie), flüchtige Fazialisparesen, fokale Ausfälle und Lähmungen, die sich aber wieder zurückbilden. Praktisch immer treten erhebliche psychische Veränderungen im Sinne einer Psychose mit dementivem Verfall auf.

Die Therapie besteht in einer **Penicillinkur**, die deutliche Besserungen hervorruft, indes die organische Wesensänderung verbleibt. Unbehandelt führt die Erkrankung innerhalb kurzer Zeit zum Tod.

19.4 Epilepsien

Epilepsien sind **zerebrale Krampfanfälle** als Folge von unkontrollierten neuronalen Entladungen des Gehirns.

Grundsätzlich kann jeder Mensch unter bestimmten Umständen von einem epileptischen Anfall heimgesucht werden, weil die Fähigkeit zur epileptischen Reaktion im menschlichen Gehirn gewissermaßen angelegt ist. Tritt der Anfall einmalig auf, verbietet sich deshalb die klinische Diagnose »Epilepsie«, die erst nach wiederholtem Auftreten gerechtfertigt ist. Mit Hilfe der Elektroenzephalographie (EEG) hat man nachgewiesen, dass etwa 10% der Menschen eine latente Krampfbereitschaft aufweisen, aber nur bei etwa 0,4% wird tatsächlich eine Epilepsie manifest. Im Übrigen ist der epileptische Anfall keine Krankheit an sich, sondern ein Symptom – Ausdruck einer **Funktionsstörung**, etwa durch Veränderungen im zerebralen Transmitterstoffwechsel, durch genetisch-metabolische Erkrankungen oder durch Elektrolytstörungen. Vermutlich spielen auch **Vorgänge im Schlaf-Wach-Rhythmus** eine Rolle. So gibt es unter den generalisierten Epilepsien solche, die bevorzugt nach dem Einschlafen oder vor dem Aufwachen auftreten (**Schlafepilepsien**), und solche, die sich bald nach dem Aufwachen (**Aufwachepilepsien**) oder aber am Tag (**Wachepilepsien**) ereignen. Einige wesentliche ursächliche Bedingungen sind in der nachfolgenden Übersicht aufgeführt. Daneben gibt es zahlreiche »genuine« Epilepsien, bei denen die Ursache im Dunkeln bleibt.

Häufige Ursachen von Epilepsien
- Frühkindliche Hirnschäden
- Raumfordernde zerebrale Prozesse (Tumoren, Hämatome, Abszesse)
- Hirntrauma
- Stoffwechselerkrankungen
- Gefäßerkrankungen
- Meningoenzephalitiden
- Degenerative Hirnerkrankungen

19.4.1 Generalisierte Grand-mal–Anfälle

Der Grand-mal-Anfall ist ein **generalisierter Anfall**, an dem die gesamte Muskulatur beteiligt ist und bei dem die Patienten das Bewusstsein verlieren.

Klinisches Bild

Der Grand-mal-Anfall läuft in **mehreren Stadien** ab:

- **Aura:** Bei einem geringeren Teil der Patienten beginnt der Anfall mit einer Aura von wenigen Sekunden Dauer. Man versteht darunter Halluzinationen, die alle Sinnesqualitäten betreffen können. Die Betroffenen sehen kaleidoskopartige Bilder, Blitze oder Funken oder es wird ihnen schwarz vor Augen (**optische Aura**). Ist der Schläfenlappen betroffen, treten akustische Halluzinationen auf, die Patienten hören Töne oder Melodien. Manche verspüren Schmerzen oder ein Kribbeln in den Extremitäten (**sensorische Aura**). Im Zuge einer psychischen Aura können die Patienten Angst- oder auch Glücksgefühle erleben. Andere nehmen bestimmte Gerüche wahr (**Geruchsaura**).

- **Tonisches Stadium:** In der Mehrzahl der Fälle beginnt der Anfall ohne Aura mit einer abrupten Versteifung der gesamten Muskulatur. Die Patienten stürzen wie vom Blitz getroffen zu Boden, das Gesicht ist verzerrt, die Pupillen sind weit und lichtstarr. Durch Befall der Atemmuskulatur tritt infolge von Sauerstoffmangel eine Gesichtszyanose ein.
- **Klonisches Stadium:** Nach wenigen Sekunden geht der Krampfanfall dann in eine klonische Phase über. Hier sind über 2–3 min andauernde rhythmische Zuckungen, die den ganzen Körper durchlaufen, kennzeichnend und besonders an den Extremitäten auffallend. Sind Kau- und Zungenmuskulatur betroffen, kommt es gelegentlich zu einem Zungenbiss. Bei erhöhter Speichelbildung haben einzelne Patienten Schaum vor dem Mund, in anderen Fällen gehen Stuhl und Harn ab. Weil der plötzliche Sturz in Bewusstlosigkeit erfolgt, also ohne Schutzreflexe, besteht die Gefahr von Wirbelfrakturen oder eines Schädel-Hirn-Traumas. Der Anfall, der wenige Minuten andauert, endet mit einer schnellen und keuchenden Atmung.
- **Erschöpfungsstadium:** Im anschließenden Erschöpfungsstadium erschlafft die Muskulatur, und es besteht zunächst eine Bewusstseinseintrübung. Oft folgt ein Erschöpfungsschlaf, der einige Stunden andauern kann und aus dem die Patienten müde und ohne Erinnerung an das Anfallgeschehen erwachen.

Treten mehrere Grand-mal-Anfälle hintereinander auf, ohne dass der Patient das Bewusstsein wiedererlangt hat, spricht man von einem **Status epilepticus.** Die Abfolge der Anfälle kann so rasch sein, dass die einzelnen Anfälle ineinander übergehen. Als Auslöser dieses lebensgefärdenden Zustands kommt das Absetzen der antiepileptischen Medikamente oder auch Schlafentzug in Betracht.

19

Praxistipp

Verhalten beim Grand-mal-Anfall: Beim Grand-mal-Anfall ist die vordringliche Aufgabe des Helfers, die Verletzungsgefahr des Epileptikers zu verringern. Dazu ist es notwendig, in der Nähe befindliche Gegenstände wegzuräumen und wenn möglich den Kopf zu polstern. Der Versuch, die tonisch-klonischen Krämpfe durch Festhalten zu unterbinden, ist nicht angebracht. Früher wurde empfohlen, den Zungenbiss durch Einschieben eines Keiles oder anderer Gegenstände zwischen die Zahnreihen zu verhindern. Dieses Vorgehen hat man verlassen, weil es u. U. zur Verlegung der Atemwege führen kann. Nach dem Ende der Krämpfe sollte der Kopf des Patienten seitlich gelagert werden, um die Aspiration von Blut oder Erbrochenem zu verhindern.

19.4.2 Petit-mal-Anfälle

Auch Petit-mal-Anfälle sind **generalisierte Epilepsien**. Sie lassen sich bestimmten Altersstufen und Hirnreifungsstadien zuordnen. Es gibt verschiedene Anfallsformen.

BNS-Anfälle (Blitz-Nick-Salaam-Krämpfe)

Dies sind sog. **Propulsivanfälle**. Sie treten erstmals zwischen dem 3. und dem 12. Lebensmonat auf und beruhen zumeist auf einer Schädigung während oder vor der Geburt oder auf Missbildungen. Jungen sind häufiger betroffen als Mädchen. Man unterscheidet:

- **Blitzkrämpfe:** Sie dauern nur eine Sekunde an, oft reihen sich aber mehrere aneinander. Der ganze Körper zuckt dabei plötzlich zusammen.
- **Nickkrämpfe:** Die kleinen Patienten vollführen hierbei für wenige Sekunden nickende Bewegungen des Kopfes.
- **Salaamkrämpfe:** Diese sind von der arabischen Grußform abgeleitet. Zusätzlich zum Kopfnicken wird der gesamte Oberkörper nach vorn bewegt, die Arme werden zur Seite und gegen die Brust geschlagen. Der Krampfanfall kann Minuten andauern.

Die einzelnen Krampfbewegungen können wechseln oder stereotyp wiederkehren, oft treten sie in Serien auf, in Einzelfällen bis zu 100-mal am Tag. Wegen der kurzen Dauer können die Krampfanfälle dennoch zuweilen längere Zeit übersehen oder fehlgedeutet werden.

Verlauf und Therapie

Ohne eine Behandlung droht eine schwere **Entwicklungshemmung**, selbst bereits erlernte Fähigkeiten können verloren gehen. Die Erkrankung kann bis zur Demenz fortschreiten. Fast jedes zweite Kind entwickelt später Grand-mal-Epilepsien oder fokale Anfälle. Therapeutisch kommen **Vitamin-B$_6$-Präparate** und **Antiepileptika** (v. a. Valproinsäure) zum Einsatz.

Pyknolepsien (Absencen)

Pyknolepsien treten zwischen dem 6. und dem 12. Lebensjahr auf, wobei hier Mädchen etwas häufiger betroffen zu sein scheinen. Die Ursache ist unklar, sehr wahrscheinlich spielt eine **erbliche Komponente** eine Rolle. Auslöser sind oft äußere Faktoren, wie Alkoholgenuss, Anstrengung oder Lichtreize. Der Anfall beginnt damit, dass der Betroffene aus einer Tätigkeit heraus plötzlich für einige Sekunden mit einem leeren Ausdruck vor sich hin starrt, ohne auf Außenreize zu reagieren. Eine besondere Absence-Form sind die **Retropulsivanfälle**, bei denen leichte, ruckartige, nach rückwärts gerichtete Bewegungen des Kopfes und des Oberkörpers erfolgen. Der Patient kann sich rückblickend an nichts mehr erinnern. Zu den Absencen treten in der Pubertät manchmal Grand-mal-Anfälle hinzu, zumeist als Aufwachepilepsien.

Therapie und Verlauf

Die Patienten werden auf ein **Antiepileptikum** eingestellt (z. B. Valproinsäure). Pyknolepsien gehen nach einiger Zeit oft mit Grand-mal-Anfällen einher, wodurch sich die Prognose verschlechtert.

Impulsiv-Petit-mal-Anfälle

Sie treten erst in der Pubertät auf. Hier stehen **blitzartige Zuckungen** verschiedener Muskelgruppen im Vordergrund. Oft treten die Anfälle morgens auf. So kommt es z. B. vor, dass beim Frühstück die Tasse fallengelassen wird, und zwar vom Betroffenen sehr wohl bemerkt, denn das Bewusstsein ist hier stets erhalten. Auch diese Anfälle beruhen auf einer **genetischen Disposition**.

Therapie und Verlauf

Die Patienten werden auf **Valproinsäure** eingestellt, evtl. in Kombination mit Succinimid. Bei der Mehrheit der Patienten treten nach einigen Krankheitsjahren zusätzlich **Grand-mal-Epilepsien** auf (v. a. als Aufwachepilepsien).

19.4.3 Fokale Epilepsien

Fokale (partielle) Epilepsien sind Krampfanfälle, die von ganz bestimmten **Hirnregionen** ausgehen.

Einfache fokale Anfälle

Jackson-Anfälle beruhen auf Hirnschäden im Frühkindesalter. Die Anfälle können vom motorischen Rindenareal oder von der sensiblen Zentralregion ausgehen. Die motorischen Anfälle treten als tonisch-klonische Krämpfe der Muskulatur in bestimmten Körperarealen auf, die sensiblen durch Kribbeln, Schmerzen oder Taubheitsgefühl in den Extremitäten. Das Bewusstsein ist erhalten. Motorische und sensorische Störungen können auch gemeinsam vorkommen. Liegt die Schädigung im Stammhirn, kommt es zu tonischen Bewegungen, wobei die Augen und der Kopf verdreht werden. Jackson-Anfälle können sich zu generalisierten tonisch-klonischen Anfällen ausweiten.

Komplexe fokale Anfälle

Sie gehen zumeist vom **Temporallappen** des Gehirns aus und machen etwa 25% aller Epilepsien aus. Es handelt sich um **psychomotorische Anfälle**. Frühkindliche Hirnschäden, aber auch Unfälle und Reifungsstörungen können die Ursache sein.

Diese Anfälle halten sich nicht an einen eng umschriebenen Ablauf, sie variieren stark. Oft kommt es zu einer **Aura** mit Kribbeln und Drücken im Oberbauch und Geruchswahrnehmungen, auch akustische und visuelle **Halluzinationen** gehören dazu.

Der eigentliche Anfall läuft mit **Automatismen der Gesichtsmuskulatur** ab, mit Kauen, Schmatzen und Schlucken. Nach dem Anfall fallen die Patienten in eine Art Dämmerzustand, in dem ebenfalls Automatismen wie Wischen, Zupfen und Nesteln auftreten. Auch komplexere Verhaltensweisen kommen vor: Manche Patienten ziehen sich z. B. aus oder räumen das Zimmer um. Zumeist folgen auch hier später generalisierte Anfälle. Nach langer Zeit kommt es zu psychischen epileptischen Wesensveränderungen.

Akut- und Langzeittherapie von Epilepsien

> **Der Status epilepticus ist ein lebenbedrohliches Ereignis und verlangt eine Notfallbehandlung mit Diazepam (Valium), um den Anfall zu unterbrechen.**

Ansonsten beginnt eine Therapie mit **Antiepileptika** (Antikonvulsiva) bei wiederholtem Auftreten von Epilepsien. Die Antiepileptika sind in der Lage, die Anfallsbereitschaft herabsetzen; eine Anfallsfreiheit lässt sich bei etwa 60% der Patienten erreichen. Dazu werden die Patienten in der Klinik auf eines (oder mehrere) Antikonvulsiva eingestellt, abhängig vom Ansprechen des Medikaments und vom Anfallstyp. Es handelt sich um eine Langzeitbehandlung. Die Medikamente dürfen nie schlagartig, sondern erst nach langer anfallsfreier Zeit langsam in ausschleichender Dosierung abgesetzt werden. Antiepileptika müssen in engen Grenzen dosiert werden, sie haben ein **schmales »therapeutisches Fenster«**, d. h. bereits eine etwas zu hohe Dosierung kann toxisch wirken, eine etwas zu geringe Dosis kann einen Anfall auslösen. Deshalb werden insbesondere bei unter Medikamenten auftretenden Anfällen die Serumspiegel der Antiepileptika überprüft.

Psychiatrische Begleiterkrankungen und Wesensveränderungen

Bei lange bestehender Epilepsie können sich bei einigen Epilepsiekranken **psychische Veränderungen** bemerkbar machen, deren Ursachen noch nicht hinreichend geklärt sind. Angeschuldigt wurden neben einer genetischen Disposition sich ausweitende organische Hirnschädigungen durch wiederholte Anfälle. Auch dürfte in manchen Fällen die langfristige Antiepileptikaeinnahme ihren Teil beitragen.

Meist äußern sich die Veränderungen als eine **Verlangsamung des Denkens und des Handelns**, manche Patienten wirken besonders eigensinnig, umständlich und wenig flexibel. Zuweilen fallen Pedanterie, egozentrisches und selbstgerechtes Verhalten auf. Insbesondere bei Patienten mit bestimmten (fokalen) Temporallappenepilepsien kommen fortschreitende **Gedächtnisstörungen** regelmäßig vor. Bei einzelnen Patienten können auch **Intelligenzdefizite** auftreten. In ausgeprägten Fällen führen solche neuropsychologischen Beschwerden zur Invalidität. Es hat sich gezeigt, dass hierfür nicht etwa ein Neuronensterben durch wiederholte Anfälle verantwortlich gemacht werden kann – vielmehr sind es fortschreitende Umbauvorgänge im Hippocampus, die heute mit der Magnetresonanztomographie sichtbar gemacht werden können.

Bei Kindern fallen des öfteren motorische Unruhe, Konzentrationsstörungen, Affektausbrüche, Distanzlosigkeit und Gereiztheit auf. Man fasst diese Erscheinungen als **erethisch-hyperkinetisches Syndrom** (Erethie: gesteigerte Erregbarkeit) zusammen. Das genaue Gegenteil kann auch vorkommen: Bei diesen Kindern finden sich Antriebsschwäche, Pedanterie, Umständlichkeit und Perseveration (Festhalten an einer bestimmten Vorstellung oder an bestimmten Gedankengängen).

Bei allem muss festgehalten werden, dass Epilepsien keine Geisteskrankheiten sind, was immer noch häufig unterstellt wird. Dennoch haben viele Epilepsiekranke auch **psychiatrische Beschwerden**, wie Depressionen und Psychosen. Die Wahrscheinlichkeit, dass psychiatrische Krankheitsbilder auf längere Sicht auftreten, ist besonders bei Patienten gegeben, die sich nicht auf eine Monotherapie einstellen lassen.

> **Untersuchungen haben gezeigt, dass depressive Verstimmungen im Erleben der Kranken eine große Rolle spielen, sie schränken die Lebensqualität oftmals viel stärker ein als gelegentliche Anfälle.**

Manche Patienten (< 10%) erleiden auch eine **akute Psychose**, die oft 1–3 Tage nach einer Anfallsserie auftritt. Oft dauert die Psychose nur wenige Tage an und verschwindet von allein, sie kann aber auch über Wochen und Monate anhalten.

19.5 Hirntumoren

Hirntumoren haben – unabhängig davon, ob sie bösartig oder gutartig sind – erhebliche Auswirkungen auf das Gehirn, da ihr Wachstum einen **raumfordernden Prozess** darstellt, der zu einer **Hirndrucksteigerung** mit allen Konsequenzen führt.

Klinisches Bild

Die Symptome entwickeln sich in Entsprechung zum langsam voranschreitenden Wachstum zumeist über Monate. **Frühsymptome** sind:

19

- dumpfe, anhaltende und lageabhängige Kopfschmerzen,
- psychische Veränderungen, wie Abstumpfung, Antriebsschwäche oder Persönlichkeitsveränderung,
- epileptische Anfälle.

Erst später entwickeln sich dann **Hirndruckzeichen** mit Übelkeit, Erbrechen und Stauungspapille. Spezielle **neurologische Herdsymptome** hängen von der Lokalisation des Tumors ab.

19.5.1 Gutartige Tumoren

Der häufigste Gehirntumor ist das **Meningeom**, das von den Hirnhäuten ausgeht. Es wächst langsam verdrängend, nicht aber infiltrierend. Der Tumor kann zu lokalen Ausfallerscheinungen führen, nicht selten prägen epileptische Anfälle die Symptomatik. Die Diagnose wird anhand von Computer- und Magnetresonanztomographie gestellt. Bei radikaler Tumorentfernung ist von einer Dauerheilung auszugehen.

Das **Akustikusneurinom** zählt zu den Kleinhirnbrückenwinkeltumoren und geht vom N. acusticus aus. Reizerscheinungen des Hörnervs, wie Ohrensausen oder Schwerhörigkeit, gehören zu den Anfangssymptomen. Bei fortschreitender Erkrankung treten – oft erst nach Jahren – weitere Hirnnervensymptome hinzu. Betroffen sind dann der N. facialis und der N. trigeminus. Der Tumor wächst verdrängend in den inneren Gehörgang hinein und zerstört dabei die Felsenbeinspitze. Die Prognose ist nach operativer Entfernung durch erfahrene Chirurgen gut.

Hypophysenadenome gehen von den Drüsen der Hirnanhangdrüse aus. Wenn sich primär die eosinophilen Drüsenzellen vermehren, treten frühzeitig hormonelle Störungen auf. Bei Kindern fällt ein beschleunigtes Wachstum auf (**hypophysärer Riesenwuchs**), bei Erwachsenen entwickelt sich eine **Akromegalie** mit Verplumpung von Händen, Füßen und Gesicht. Die Patienten können Störungen von Menstruation, Libido und Potenz aufweisen und klagen zuweilen auch über Sehstörungen, die von der Druckeinwirkung auf die über die Hypophyse hinwegziehende Sehnervenkreuzung herrühren.

19.5.2 Bösartige Tumoren

Der häufigste bösartige Hirntumor ist das **Glioblastom**. Es macht etwa ein Fünftel aller Hirntumoren aus und wächst sehr rasch und infiltrierend. Sein Sitz ist das Großhirn, es kann aber in den Hirnstamm vordringen. Hirndruckerscheinungen, neurologische Ausfälle und psychische Veränderungen entwickeln sich rasch. Die Prognose ist ausgesprochen ungünstig. Nach den ersten Krankheitssymptomen leben die Betroffenen oft nur noch ein halbes Jahr. Wegen seines infiltrierenden Wachstums misslingt die operative Radikalentfernung fast immer.

Metastasen siedeln sich oft auch im Gehirn an. Als Ausgangstumoren kommen das Bronchialkarzinom, das Mammakarzinom und das Nierenkarzinom am häufigsten vor. Gar nicht so selten wird die klinische Symptomatik der Hirnmetastasen manifest, bevor sich der Primärtumor überhaupt bemerkbar gemacht hat.

19.6 Degenerative Hirnerkrankungen

19.6.1 M. Parkinson

Der Morbus Parkinson, auch **Schüttellähmung** genannt, ist eine häufige degenerative Hirnerkrankung, die das extrapyramidale Nervensystem betrifft.

Ätiologie

Das Parkinson-Syndrom beruht auf einer **Degeneration von Gehirnzellen der Substantia nigra**, wodurch das Zusammenwirken verschiedener für die Bewegungskoordination zuständiger Zentren gestört wird. Bei der idiopathischen Form spielen Erbfaktoren sicher eine Rolle. Die Erkrankung kann aber auch durch chronische Durchblutungsstörungen des Gehirns, durch Enzephalitiden oder durch Medikamente (z. B. Neuroleptika) hervorgerufen werden.

Klinisches Bild

Der M. Parkinson beginnt meist nach dem 60. Lebensjahr, selten bereits vor dem 50. Lebensjahr. Die Erkrankung ist durch die folgenden **3 Hauptsymptome** charakterisiert:

- Rigor,
- Tremor,
- Hypokinesie (Akinesie).

Eine langsam fortschreitende **allgemeine Bewegungsverarmung** (Hypokinesie) und eine **erhöhte**

Muskelspannung (Rigor) bestimmen zumeist das Bild: Die Betroffenen gehen schwerfällig, mit trippelndem, schlurfendem Gang, der Oberkörper ist nach vorn gebeugt (◘ Abb. 19.3), die angewinkelten Arme schwingen nicht mit.

Bei der passiven Bewegung der Gelenke zeigt sich ein wechselnder Muskelwiderstand (**Zahnradphänomen**). Der mimische Ausdruck ist reduziert, manchmal wie versteinert. Die Sprache wird im Laufe der Erkrankung undeutlich, verwaschen, leise und monoton, die Schrift allmählich kleiner (**Mikrographie**) und schließlich unleserlich.

Häufig, aber nicht immer deutlich erkennbar, ist ein **Ruhetremor**, der sich durch ein grobschlägiges Zittern der Hände (»Pillendrehen«), zuweilen auch des Kopfes auszeichnet. Bei gezielten willkürlichen Bewegungen schwächt sich der Tremor ab, bei seelischer Anspannung nimmt er zu.

Bei vielen Parkinson-Kranken treten vegetative Störungen hinzu. Das typische **»Salbengesicht«** etwa ist Ausdruck einer verstärkten Talgdrüsentätigkeit.

Neben der Motorik kann auch das Denken verlangsamt oder eingeengt sein. Die vielfach gehegte Annahme, der Parkinson-Kranke sei geistig verfallen, ist aber nicht ohne weiteres aufrecht zu erhalten. Oft ist die Intelligenz weitgehend erhalten, ein **Fortschreiten zur Demenz** kommt aber, wie neuere Untersuchungen ergeben haben, nach langer Krankheitsdauer durchaus vor. Sicher sind die meisten Patienten psychisch auffällig: **Depressive Verstimmungen**, die der manifesten Erkrankung sogar vorausgehen können, **Reizbarkeit und Eigensinnigkeit** treten zutage – wohl z. T. auch als Reaktion auf die bittere Einsicht, sich nicht mehr angemessen in Wort und Gestik ausdrücken zu können sowie bei Mitmenschen auf Unverständnis oder Ablehnung zu stoßen.

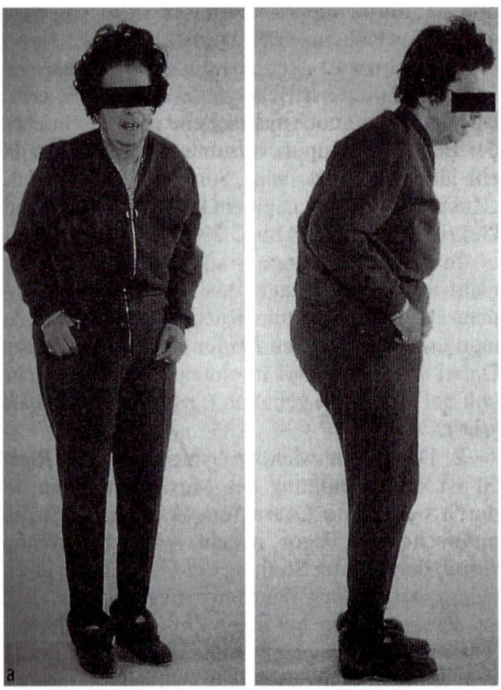

◘ **Abb. 19.3.** Typische Haltung bei M. Parkinson

Therapie

Es gibt verschiedene Medikamente, mit denen sich Hypokinesie und Rigor günstig beeinflussen lassen. Der Tremor ist dagegen zumeist nicht hinreichend gut behandelbar.

Durch die Gabe von **L-Dopa** kann das Dopamindefizit ausgeglichen werden. L-Dopa wird im Körper zu Dopamin umgewandelt. Durch die gleichzeitige Einnahme eines **Decarboxylasehemmers** kann der Abbau von L-Dopa im Körper verlangsamt werden, und die Wirkung bleibt länger erhalten. Oft in Kombination mit L-Dopa werden **Dopaminagonisten** (z. B. Pravidel), eingesetzt. **Amantadin** (PK-Merz) ist ein weiteres Parkinson-Medikament.

Die Einstellung auf die Medikation ist nicht immer einfach. Bei hohen Wirkspiegeln können unter L-Dopa sog. **»Peak-dose«-Dyskinesien** ausgelöst werden (»Bewegungssturm«), wobei es zu überschießenden Körperbewegungen kommt. Zudem gibt es unabhängig vom Einnahmezeitpunkt **Wirkungsschwankungen (»On-off«-Phänomen)** – ein Umstand, dem man u. a. durch häufigere Tagesdosen oder Retardpräparate beizukommen versucht, die den Wirkstoff langsam freigeben.

! Beachte
Nach jahrelanger Behandlung verlieren L-Dopa-Präparate ihre Wirksamkeit, und die Dosis muss gesteigert werden.

19.6.2 Demenz (Alzheimer-Krankheit)

Demenzen gehören zu den typischen Alterskrankheiten.Sie sind charakterisiert durch einen **Abbau**

der kognitiven Leistungsfähigkeit. Um die Diagnose einer Demenz zu rechtfertigen, müssen die Einbußen so weit ausgeprägt sein, dass der Betroffene in der Bewältigung des Alltags beeinträchtigt ist. Die Alzheimer-Krankheit ist die mit Abstand häufigste Ursache einer Demenz. Etwa 5% der über 65-Jährigen und 20% der über 85-Jährigen leiden unter der Erkrankung.

Ätiologie und Pathogenese

Demenzen können grundsätzlich durch eine Vielzahl von **Erkrankungen, die das Gehirn schädigen**, hervorgerufen werden: neurodegenerative Erkrankungen, Kopfverletzungen, Vergiftungen oder Tumoren. Sekundär sind auch **Leber- und Nierenkrankheiten** sowie **Stoffwechselstörungen** zu nennen. **Durchblutungsstörungen** des Gehirns und zerebrale **Mikroinfarkte** können eine vaskuläre Demenz hervorrufen. Sie tritt bei Hochbetagten nicht selten zusammen mit der Alzheimer-Krankheit auf. Man spricht in diesen Fällen von gemischter Demenz. Im Folgenden beschränken wir uns auf die Vorstellung der Alzheimer-Krankheit.

Die Ursachen der **Alzheimer-Krankheit** sind nicht vollständig bekannt. Computer- und magnetresonanztomographische Untersuchungen zeigen eine fortschreitende **Atrophie der Hirnrinde**, besonders frontal und temporal. Die Ausfallerscheinungen sind als Folge spezifischer Ablagerungsprozesse bestimmter Proteine im Gehirn zu verstehen. Zum einen sind dies neurofibrilläre Bündel, deren Hauptbestandteil das sog. **Tau-Protein** ist, das zum Zusammenbruch der zellulären Transportmechanismen führt, zum anderen entstehen außerhalb der Zellen **Amyloidplaques**. Die Ablagerungen erfolgen über Jahre und Jahrzehnte unbemerkt. Schon recht früh finden sich ausgeprägte Ablagerungen im Hippocampus, dem Sitz der Gedächtnisfunktionen. Wahrscheinlich spielt für den Krankheitsprozess auch die genetische Veranlagung eine gewisse Rolle.

Klinisches Bild

Die Alzheimer-Krankheit beginnt meist mit leichten **Erinnerungsstörungen**. Die Betroffenen verlegen Gegenstände, sie vergessen Namen oder Termine. Die zeitliche Orientierung ist zuerst gestört, erst dann folgt die Beeinträchtigung der räumlich-praktischen Orientierung. Die Menschen wissen nicht, wo sie sich befinden, irren ziellos und desorientiert herum und kennen ihr Zuhause nicht mehr. Die Störungen und Einbußen werden mit der Zeit immer komplexer. Aktuelle Geschehnisse können nicht mehr wiedergeben werden, es treten **Sprachstörungen** hinzu. Die Patienten haben zunehmend Schwierigkeiten, Dinge zu benennen, sie können Aufforderungen nicht folgen, und die Fähigkeit zu lesen nimmt ab. Planerisches Handeln wird immer schwieriger: Was mache ich zuerst, was folgt darauf. Kochen und schließlich das Ankleiden wollen nicht mehr gelingen. Die gesamte Persönlichkeit verflacht immer mehr, die Menschen verlieren jegliches Interesse, werden depressiv. Auch die Ausscheidungsfunktionen können beeinträchtigt sein, d. h. die Betroffenen werden stuhl- und harninkontinent. **Erregungszustände** und ein **gestörter Schlaf-Wach-Rhythmus** sind weitere häufige Symptome.

Die Erkrankung nimmt einen gesetzmäßigen Verlauf mit zunehmender **Einschränkung der Alltagsfähigkeiten und der Mobilität**. Zuletzt sind die Betroffenen an das Bett gefesselt. Nach durchschnittlich etwa 10 Jahren sterben die Betroffenene an den Folgen der Immobilität und an einem Versagen des Immunsystems.

Stadien des M. Alzheimer

- **Stadium 1:** Störungen des Kurzzeitgedächnisses, Einbußen in der räumlichen Orientierung, nachlassende Interessen, Traurigkeit, schwindende Urteilskraft; voll erhaltene Persönlichkeit und Motorik
- **Stadium 2:** fortschreitende Gedächtnisstörung, Orientierungslosigkeit, Agressivität, desorientiertes Herumlaufen. Sprachstörungen
- **Stadium 3:** Bettlägerigkeit und Pflegebedürftigkeit, Stuhl- und Harninkontinenz, keine verständliche sprachliche Kommunikation mehr möglich

Therapie

Eine kausale Therapie ist bislang nicht bekannt. Medikamentös wird u. a. versucht, mit zentral wirksamen **Acetylcholinesterasehemmern** (z. B. Donepezil, Rivastigmin) den Zustand zu stabilisieren. Im Einzelfall lässt sich damit das Fortschreiten der Erkrankung um einige Monate hinauszögern. Ein

Versuch, mit einer Impfung das Amyloid aus dem Gehirn zu entfernen, musste abgebrochen werden, nachdem einzelne Studienteilnehmer eine Meningoenzephalitis als Nebenwirkung erlitten.

Praxistipp

Auch wenn die Erkrankungen zum Tod führt, gibt es eine Reihe von Maßnahmen, um den Demenzkranken zu helfen. Es geht hier darum, die Lebenswelt den Fähigkeiten und Bedürfnissen der Kranken anzupassen und so die bestmögliche Lebensqualität zu erreichen. Wichtig sind dabei ein Netzwerk aus verschiedenen Hilfsangeboten und ein individuell ausgerichtetes Gesamtkonzept mit altersgerechter Psychotherapie, Beratung und sozialer Unterstützung (auch der Angehörigen). Gedächtnistraining kann den Gedächtnisverlust zwar nicht entscheidend aufhalten, fördert aber die Motivation und kann die kognitiven Reserven stabilisieren helfen.

19.7 Migräne

Die Migräne ist ein anfallsartiger, meist halbseitiger **Kopfschmerz**, der mit **vegetativen Begleitsymtomen** und einer **Aura** einhergehen kann.

Ätiologie

Die Ursachen des Migränekopfschmerzes sind letztlich ungeklärt. Wahrscheinlich sind **Erweiterungen der Hirngefäße** für die Krankheitsentstehung bedeutsam, nach einer anderen Hypothese spielen **Veränderungen im Neurotransmitterstoffwechsel** eine Rolle, wobei das Serotoningleichgewicht gestört zu sein scheint. Der **Einfluss genetischer Faktoren** liegt nahe, da oft mehrere Mitglieder einer Familie betroffen sind.

Auslösend sind Alkoholgenuss sowie bestimmte Speisen, psychischer Stress und Klimaveränderungen. Frauen sind häufiger betroffen als Männer. Bei einigen Patientinnen tritt die Migräne im Zusammenhang mit der Menstruation auf.

19

Klinisches Bild

Die Migräne ist gekennzeichnet durch einen anfallsartigen, pochend-hämmernden **Kopfschmerz**, der oft, aber nicht immer einseitig auftritt und wenige Stunden bis wenige Tage andauert. Während körperlicher Aktivität verschlimmert sich der Schmerz. Oft besteht gleichzeitig eine **Aversion gegen Lärm und Licht**, auch treten **Übelkeit und Erbrechen** auf.

Bei einem Teil der Betroffenen geht dem Kopfschmerz eine **Aura** voraus, bei der es zu meist einseitigen Sehstörungen mit Flimmern kommt.

In schweren Fällen kann es zu vorübergehenden neurologischen **Reiz- und Ausfallerscheinungen** kommen, wie Parästhesien im Gesicht und an den Extremitäten sowie flüchtige Mono- und Hemiparesen (Migraine accompagnée).

Bei der seltenen, vorwiegend junge Frauen betreffenden **Basilarismigräne** sind der Hirnstamm und die Sehrinde in Mitleidenschaft gezogen. Sehstörungen, Schwindel, Dysarthrien und Bewusstseinsstörungen, die Minuten bis Stunden andauern, prägen das Bild.

Therapie

Die Migräneattacke lässt sich oft medikamentös mit Hilfe von **Triptanen** (5-Hydroxytriptamin-Antagonisten) verkürzen oder zumindest lindern. Die früher häufig im Anfall eingesetzten Ergotaminpräparate sind heute wegen der schlechteren Verträglichkeit nicht mehr Mittel der ersten Wahl. Ist die Übelkeit stark ausgeprägt, werden auch **Antiemetika** verordnet.

> **Wichtig zu wissen ist, dass grundsätzlich alle in der Akuttherapie eingesetzten Migränepräparate selbst Kopfschmerzen hervorrufen, wenn sie zu häufig eingesetzt werden (Medikamentenkopfschmerz).**

Treten häufig schwere Migräneattacken auf, besteht die Möglichkeit einer **prophylaktischen Therapie**. Hierbei kommen z. B. β-Blocker zum Einsatz. Wichtig ist die Vermeidung von anfallauslösenden Faktoren; Stress- und Schmerzbewältigungstraining, Verhaltenstherapie und die progressive Muskelrelaxation können ebenso vorbeugend sein wie regelmäßiger Ausdauersport. Die langfristige Prognose der Migräne ist gut. Fast immer lassen die Anfälle im Alter nach.

19.8 Andere Kopfschmerztypen

Der häufigste Kopfschmerztyp ist der **Spannungskopfschmerz**. Er beginnt oft im Nacken mit Verspannung der Nackenmuskulatur. Der Schmerz zieht vom Nacken hoch und erfasst den gesamten Kopf bis in die Stirnregion. Die Patienten fühlen sich, als ob ihr Kopf eingeschnürt würde. Auslöser sind Stress und muskuläre Verspannung. Auch der Spannungskopfschmerz kann vegetative Symptome wie Übelkeit und Erbrechen auslösen.

Der **Cluster-Kopfschmerz** betrifft vorzugsweise Männer. Die Schmerzanfälle treten oft aus dem Schlaf heraus auf und dauern Minuten bis Stunden. Der einseitige, bohrende oder brennende Schmerz ist in der Schläfen- und Augenregion lokalisiert und geht zumeist mit einer Rötung des Auges und mit Nasenlaufen einher. Therapeutisch werden Migränemittel eingesetzt, daneben kann eine Sauerstoffzufuhr den Schmerz unterbrechen.

Kopfschmerzen können bei einer Reihe von Erkrankungen auftreten (**sekundärer Kopfschmerz**). Hierzu zählen Hirntumoren oder ein subdurales Hämatom. Häufig kommt Kopfschmerz bei Bluthochdruck vor. Auch bei psychischen Erkrankungen, wie etwa Depressionen, kann Kopfschmerz auftreten.

Krankheiten von Gehirn und Rückenmark

20.1 Multiple Sklerose (Encephalomyelitis disseminata)

Die multiple Sklerose (MS) gehört zu den häufigsten neurologischen Erkrankungen. Bei dieser **chronisch-entzündlichen Autoimmunkrankheit** zerfallen die Markscheiden (Myelinscheiden). Folgen sind die unterschiedlichsten neurologischen Ausfälle.

Ätiologie

Die Ursache der MS ist weiterhin ungeklärt. Einzelne Befunde deuten auf eine **Virusinfektion** hin, die möglicherweise den Auftakt zu einer sich entwickelnden entzündlichen Autoimmunkrankheit bildet, in deren Folge die Markscheiden herdförmig zerstört werden. Erst in den letzten Jahren hat sich herausgestellt, dass die Zerstörung der Nervenstrukturen von einer **Hirnatrophie** begleitet ist. Diese tritt offenbar nicht erst im Verlauf der Krankheit auf, sondern besteht bereits bei Ausbruch der MS und schreitet dann voran.

Ursächlich dürften auch die **Erbanlagen** eine Rolle spielen. Chronischer Stress scheint das Auftreten eines Krankheitsschubs zu begünstigen, kommt aber als Erkrankungsursache nicht in Betracht. Interessant ist hier die Beobachtung, dass MS-Kranke unter schwerer akuter psychischer Traumatisierung seltener Schübe erleiden.

Klinisches Bild

Die Entwicklung der Krankheit kann sehr unterschiedlich verlaufen. Typische **Erstsymptome** sind:

- Doppelbildersehen infolge von Augenmuskelparesen,
- Kribbelparästhesien an den peripheren Extremitäten,
- partielle Lähmungen,
- Gefühllosigkeit in einem Arm oder Bein,
- Gleichgewichtsstörungen,
- Sehstörungen wie Doppeltsehen oder verschleiertes Sehen,
- Gesichtsfeldausfälle bei Befall des Sehnervs.

Eine **Hirnbeteiligung** führt zu folgenden Symptomen:

- **Kleinhirnsymptome:** Zielbewegungen können nicht mehr gleichmäßig ausgeführt werden. Das Zielwackeln beginnt mit einem Intentionstremor und kann zu unsicheren Bewegungen und torkelndem Gang führen. Die Sprache wird undeutlich, der Patient zerhackt die einzelnen Wörter, der Satzfluss ist durch Pausen unterbrochen.
- **Pyramidenbahnsymptome:** Anfangs besteht ein Schwächegefühl in den Beinen, später entstehen spastische Paresen. Die Reflexe an den Extremitäten sind gesteigert, hinzu kommen pathologische Reflexe (Babinski-Reflex) und ein Erlöschen der Bauchdeckenreflexe.
- **Vegetative Störungen:** Hierzu zählen v. a. Störungen der Darm- und Blasenfunktion.
- **Organische Wesensveränderungen:** Diese können bei ausgedehnten Hirnherden nach langer Krankheitsdauer auftreten, häufig in Form einer dem Krankheitsbefund widersprechenden heiteren Geichgültigkeit. Hinzu gesellen sich Gedächtnisstörungen, Antriebslosigkeit und allgemeine geistige Verlangsamung.

Krankheitsverlauf

Die Erkrankung beginnt meist zwischen dem 20. und dem 40. Lebensjahr. Zwei Drittel der Betroffenen sind Frauen. Wahrscheinlich haben **hormonelle Einflüsse** eine gewisse Bedeutung. So fällt auf, dass in der letzten Schwangerschaftsphase, in der die Progesteronspiegel stark ansteigen, viel seltener Krankheitsschübe ausgelöst werden. Das Geschlecht hat i. A. auch Einfluss auf die Krankheitsschwere: Männer erkranken schwerer, und auch Verlauf und Prognose sind bei ihnen ungünstiger.

Achtzig Prozent bis 90% der Patienten leiden an einer sog. **rezidivierend-remittierenden MS** (RRMS). Diese zeichnet sich durch den akuten Ausbruch neurologischer Symptome aus, die länger als 24 Stunden anhalten. Die Schübe verschwinden innerhalb von Tagen bis Monaten i. d. R. vollständig.

In einer zweiten Phase kommt es zu einem Fortschreiten der MS. Bei Patienten, deren Krankheit in Schüben begonnen hat, verändert sich das Krankheitsbild im Laufe der Jahre. Sie haben weniger Schübe, die Krankheit nimmt einen stetigen, progressiven Verlauf. Die Symptome verstärken sich oft innerhalb weniger Monate. Damit ist die **sekundär progressiv-progrediente MS** beschrieben. Nach 10–20 Jahren sind oft erhebliche Paresen zu verzeichnen, die den Patienten an den Rollstuhl fesseln und pflegerische Hilfe notwendig machen.

Etwa 10% der Patienten leiden an einer **primär progredienten MS**. Die Betroffenen sind zu Erkrankungsbeginn meist schon 40–50 Jahre alt. Zuweilen beginnt die Erkrankung fast unmerklich und schreitet langsam aber stetig voran; zu Krankheitsschüben kommt es hier nicht, doch am Ende stehen auch hier die Abhängigkeit vom Rollstuhl und die Bettlägerigkeit.

Nur etwa 1% der Patienten erleidet eine **hochakute MS**, die foudroyant verläuft und innerhalb von Monaten zum Tod führt.

Komplikationen

Bettlägerig gewordene Patienten neigen zu Dekubitalulzera, spastischen Kontrakturen, Harnwegsinfektionen sowie Lungenentzündungen, die oft auch die Todesursache sind.

Therapie

Eine ursächliche Therapie ist nicht bekannt. Im akuten Schub wird die Entzündung mit **Kortikosteroiden** bekämpft.

Durch Gabe von **Immunmodulatoren** (α-Interferone) kann man versuchen, den Verlauf günstig zu beeinflussen. Mit Interferonen, die sich viele Patienten selbst s.c. injizieren können, lässt sich die Schubrate bei schubförmig-remittierendem Verlauf in einigen Fällen verringern und das Fortschreiten der Behinderung verlangsamen. Der Krankheitsverlauf insgesamt ist nicht aufzuhalten.

Mit Hilfe von **Spasmolytika** (Baclofen) können die oft sehr schmerzhaften Streck- und Beugespastiken gelindert werden.

20.2 Infektiös-entzündliche Erkrankungen

20.2.1 Zoster (Gürtelrose)

Die Gürtelrose ist eine Infektion, die durch im Körper überlebende **Windpockenviren** ausgelöst wird.

Ätiologie und Pathophysiologie

Varizella-Zoster-Viren sind Ursache von Windpocken und von Zoster. Nach einer durchgemachten Windpockenerkrankung können die Viren lebenslang in den sensiblen Ganglien des Rückenmarks überdauern. Der Zoster bedeutet eine Reaktivierung dieser Viren. Der Krankheitsprozess spielt sich fast ausschließlich im Ganglion ab.

Klinisches Bild

Die Erkrankung beginnt mit den **Allgemeinsymptomen** eines leicht fieberhaften Infekts. Es folgen zumeist heftige, manchmal brennende **Schmerzen** im Versorgungsgebiet des betroffenen Nervs. Bald danach findet sich im zugeordneten Hautsegment eine **Hautrötung**, auf der sich dann in charakteristischer Weise (»herpetiform«) angeordnete, kleine, mit klarer Flüssigkeit gefüllte Bläschen (◘ Abb. 20.1) zeigen, die sich zu eitrigen Pusteln umwandeln und später eintrocknen.

Bei schwerem Verlauf kommt es zu **Blutungen in die Bläschen**, die sich dann nekrotisch umwandeln und unter Verkrustung abheilen. Beim nekrotisierenden Zoster bleiben **Narben** bestehen. Normalerweise heilt die Infektion nach 2–4 Wochen vollständig aus. Besonders bei älteren Patienten können aber noch wochen-, monate- und selbst jahrelang bestehende, hartnäckige, schmerzhafte **Zosterneuralgien** im betreffenden Segment bestehen bleiben.

Bevorzugt kommt der Zoster in den Brustsegmenten zum Ausbruch. Ist der 1. Trigeminusast betroffen (mit Bläschenbildung im Nasen-Augen-Dreieck), wird oft das Auge in Mitleidenschaft gezogen. Dieser sog. **Zoster ophthalmicus** kann Entzündungen der Hornhaut oder der Regenbogenhaut und Augenmuskellähmungen sowie eine Neuritis des Sehnervs nach sich ziehen.

Der Befall des Gesichts- und des Hörnervs (**Zoster oticus**) kann sich durch Ohrschmerzen, Gleichgewichtsstörungen, Hörminderung, Ohrensausen oder eine Fazialisparese äußern.

Therapie

Eine frühzeitige Therapie mit **Virustatika**, wie etwa Aciclovir (Zovirax), kann die Abheilung beschleunigen. Wichtig ist es, im Bläschenstadium eine Sekundärinfektion zu verhindern. Die Zosterneuralgien sind oft sehr schmerzhaft und beeinträchtigend, aber zumeist nicht befriedigend therapierbar.

20.2.2 Tetanus

Der **Wundstarrkrampf** ist eine lebensgefährliche Infektion, die durch toxinbildende Bakterien hervorgerufen wird.

Ätiologie und Pathogenese

Der Erreger des Tetanus ist das Bakterium **Clostridium tetani**, das sich vorwiegend in gedüngter Erde

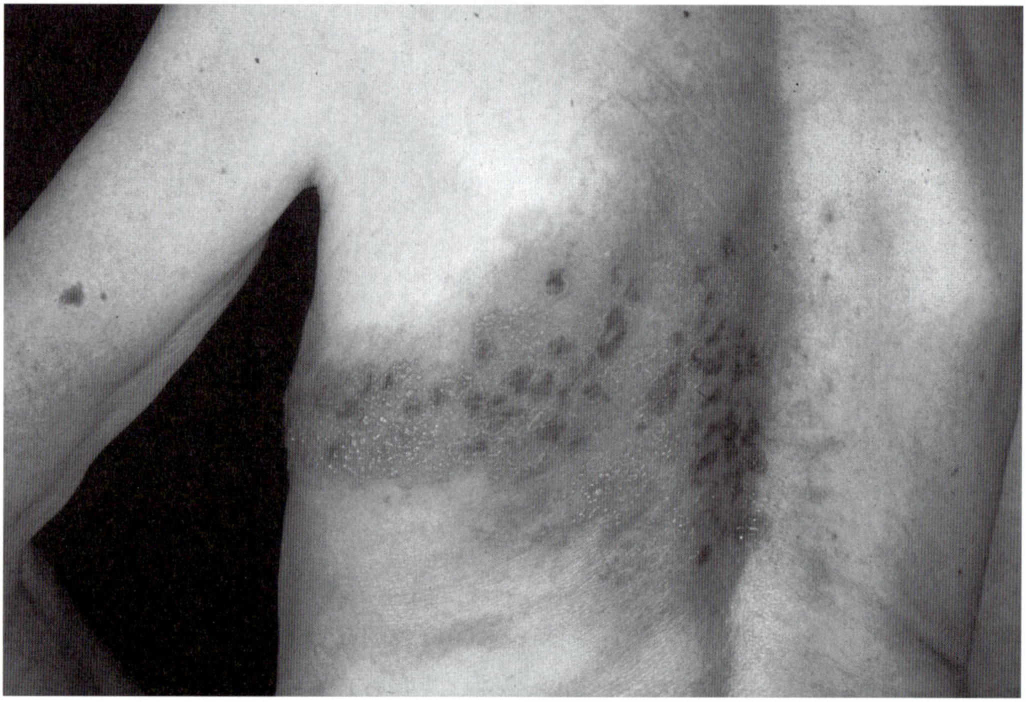

Abb. 20.1. Hautbefund bei Zoster

befindet. Gelangt es in eine Wunde, in deren Bereich die Sauerstoffversorgung durch abgestorbenes (nekrotisierendes) Gewebe oder starke Verschmutzung herabgesetzt ist, vermehrt es sich und schickt seine Toxine auf dem Blutweg in das Nervensystem. Das Toxin blockiert die normale Schaltung des Erregungsablaufs im peripheren Motoneuron.

Klinisches Bild

Folge der Infektion ist eine allgemeine tonische **Verkrampfung** der Rumpf- und Extremitätenmuskulatur sowie v. a. der mimischen und der Kaumuskulatur, die sich bei geringsten äußeren Reizen (Berührung, Licht, Temperaturwechsel etc.) zu schweren klonischen Krämpfen steigert. Die Krankheit beginnt nach einer Inkubationszeit, die zwischen wenigen Stunden bis mehreren Wochen betragen kann, mit Abgeschlagenheit, Erbrechen und häufig mit einem schon frühzeitig auftretenden Spannungsgefühl in der Kiefer- und Halsmuskulatur. In anderen Fällen fehlt die Vorphase, und es entwickelt sich akut eine allgemeine Muskelstarre. Bis zur Ausbildung des Vollbildes vergehen zumeist einige Tage. Der Tetanus kann aber auch hochakut verlaufen, besonders wenn die Inkubationszeit extrem kurz ist. Nicht selten führt dann die außerordentliche Belastung des Kreislaufs und der Atmung schon nach Tagen, gelegentlich nach Stunden, zum Tod.

Beachte
Die Sterblichkeit beträgt auch heute noch etwa 30–40%.

Therapie

Der einzig sichere Schutz vor Tetanus besteht in der aktiven Immunisierung, der **Tetanusimpfung**. Bei Auftreten der Krankheit werden die Patienten mit **Neuroleptika** sediert. In schweren Fällen kommen muskelrelaxierende Medikamente oder Kurznarkotika zum Einsatz. Eine **intensivmedizinische Überwachung** und eine **künstliche Beatmung** sind erforderlich.

20.2.3 Poliomyelitis

Die Poliomyelitis, auch Kinderlähmung genannt, ist eine **virale Infektionskrankheit**, die insbesondere die Vorderhornzellen des Rückenmarks befällt.

20

Ätiologie

Die Kinderlähmung wird durch ein neurotropes Enterovirus verursacht. Die Ansteckung erfolgt durch **Tröpfchen- oder Schmierinfektion**. Die Inkubationszeit beträgt etwa 7–28 Tage. Früher trat die Krankheit bei uns epidemisch auf, seit Einführung der Schluckimpfung ist nur noch mit sporadischen Fällen zu rechnen, v. a. durch Einschleppung durch Reisende aus Afrika und Asien, wo die Erkrankung häufiger vorkommt.

Klinisches Bild

Die Entzündungserscheinungen finden sich vorzugsweise in den **motorischen Vorderhornzellen** des Rückenmarks. Nur ein kleiner Teil der Infizierten erkrankt aber mit neurologischen Symptomen, die meisten entwickeln eine Immunität.

Der Krankheit verläuft zumeist in 2 Phasen:

- Sie beginnt mit einem unspezifischen, grippeähnlichen Vorstadium, das nach einigen Tagen wieder abklingt.
- Wenige Tage darauf entwickeln sich unter erneutem Fieberanstieg innerhalb kurzer Zeit schlaffe Paresen mit oft unregelmäßiger Verteilung. Beim Vollbild tritt eine lebensbedrohliche Lähmung der Atemmuskulatur auf sowie evtl. motorische Hirnnervenlähmungen.

Zumeist bilden sich die Lähmungserscheinungen innerhalb weniger Tage teilweise zurück. Vielfach bleiben als Folge jedoch **Paresen mit Muskelatrophien** zurück.

Therapie und Prophylaxe

Eine spezifische Therapie gibt es nicht. Die Behandlung ist darauf ausgerichtet, die Ausbreitung der Erkrankung zu unterbinden und Komplikationen zu verhindern.

Eine sichere Vorbeugung kann durch **aktive Immunisierung** im Kindesalter erreicht werden (sog. Schluckimpfung). Dabei werden abgeschwächte Polioviren eingenommen.

Krankheiten des Rückenmarks

21.1 Querschnittlähmung

Von einer Querschnittslähmung spricht man, wenn infolge von Gewalteinwirkung, entzündlichen oder tumorösen Prozessen alle Strukturen des Rückenmarks innerhalb eines bestimmten Rückenmarksegments geschädigt sind. Als **Tetraplegie** wird die Lähmung aller 4 Gliedmaßen bezeichnet, sind nur die unteren Extremitäten betroffen, spricht man von **Paraplegie**.

Ätiologie

Die häufigste Ursache sind **Autounfälle** oder andere **direkte Gewalteinwirkungen**, wie etwa ein Sturz aus großer Höhe, die zu Wirbelsäulenfrakturen und -kontusionen führen. Seltener kommen auch **entzündungsbedingte** (Querschnittmyelitis) oder **raumfordernde Prozesse** (Tumoren) in Betracht.

Klinisches Bild

Das klinische Bild wird von der Lokalisation und der Ursache der Rückenmarksverletzung bestimmt. Bei akuter Gewalteinwirkung tritt ein **spinaler Schock** ein, der zu Ausfallerscheinungen unterhalb der Läsion führt. Diese sind gekennzeichnet durch eine schlaffe Lähmung aller Muskeln, deren zugehörige motorische Vorderhornzellen im betroffenen Rückenmarksegment und darunter gelegen sind. Im spinalen Schock erlöschen auch die Funktionen von Blase (atone Überlaufblase) und Darm (Stuhlinkontinenz), und es besteht eine Impotenz. Die Sensibilität ist auffällig gestört. Im betroffenen Segment zeigt sich eine schmerzhafte (hyperalgische) Reaktion, in den Versorgungsgebieten unterhalb der Läsion sind die Empfindungen herabgesetzt bis erloschen.

Nach wenigen Tagen bis Wochen geht die schlaffe Lähmung – durch Ausbildung von spinalen Automatismen – in eine **spastische Lähmung** über.

! Beachte
Lebensbedrohlich sind Schädigungen des oberen Halsmarks: Durch sekundäre Blutzirkulationsstörungen im Bereich des verlängerten Marks kann die Herz-Kreislauf-Funktion beeinträchtigt sein. Gelingt es nicht, das akute Schockstadium zu überwinden, versterben die Patienten nach wenigen Tagen.

Therapie und Prognose

Wenn Fremdkörper oder Knochensplitter in den Spinalkanal eingedrungen sind, werden **operative Eingriffe** erforderlich. Bei Luxationen kann durch **Reposition und Lagerung** unter Zug die normale Stellung der Wirbelsäule oft wiederhergestellt werden. Dafür stehen eigens Spezialbetten zur Verfügung. Eine operative Stabilisierung der Wirbelsäule hat jedoch den Vorteil, dass der Patient anschließend besser gelagert und mobilisiert werden kann.

Große Anforderungen werden an die Pflegenden gestellt: Lagerung des Patienten, Dekubitusprophylaxe, Pflege der Harnwege und nicht zuletzt das Einfühlungsvermögen in den auch seelisch schwer traumatisierten Querschnittgelähmten und dessen Vorbereitung auf ein Leben im Rollstuhl fordern hohen Einsatz und Können.

Insgesamt ist die **Prognose** für die Patienten heute deutlich besser als noch vor wenigen Jahrzehnten. Während früher die meisten Patienten die Folgen der Lähmung nicht überlebten, beträgt die Sterblichkeit heute etwa 10%.

Hat die Verletzung nicht zu einer vollständigen Durchtrennung des Rückenmarks geführt, können einige **Teilfunktionen** nach einigen Monaten wiederkehren. Ungünstig für den Krankheitsverlauf sind hartnäckige spastische Beugekontrakturen, die oft mit erheblichen Schmerzen verbunden sind. Spastische Paresen, die nach einem Jahr noch bestehen, gelten als irreversibel.

21.2 Degenerative Erkrankungen

Bei den folgenden Erkrankungen handelt es sich um degenerative Erkrankungen, die das motorische System, also die Vorderhörner und die Pyramidenbahn, betreffen.

21.2.1 Amyotrophische Lateralsklerose (ALS)

Die ALS ist die häufigste **Systemerkrankung** des Rückenmarks. Bei dieser innerhalb weniger Jahre zum Tod führenden Erkrankung degenerieren die zentralen und die peripheren Motoneuronen. Folgen sind zentrale spastische und periphere schlaffe Lähmungen.

Klinisches Bild

Die Erkrankung, deren Ursache unbekannt ist, beginnt zumeist zwischen dem 40. und dem 60. Lebensjahr und betrifft Männer häufiger als Frauen. Anfangs stellen sich zumeist an den kleinen Handmuskeln **Lähmungen und Atrophien** ein, die langsam zentralwärts auf Arme, Hals, Schulter und Zunge sowie schließlich auf die Atemmuskulatur übergehen. Die Beteiligung der Pyramidenbahn ruft neben Lähmungen und Muskelatrophien auch **spastische Symptome** hervor, die vorwiegend die untere Extremität betreffen. Ist das verlängerte Mark (Medulla oblongata) betroffen, kommt es zur fortschreitenden **Lähmung der Zungen- und Schlundmuskulaur** (progressive Bulbärparalyse). Fast immer sind faszikuläre **Muskelzuckungen** zu beobachten, die alle Extremitäten betreffen.

Die Erkrankung schreitet rasch innerhalb weniger Jahre fort und mündet in ein qualvolles **Siechtum**, das die Betroffenen bei völlig erhaltenem Bewusstsein erleiden müssen. Sie liegen in der letzten Phase abgemagert da – gequält von Atemnot und hilflos sind sie auf ständige Pflege angewiesen. Die Lungenfunktion nimmt im Endstadium kontinuierlich ab, die Patienten sterben schließlich an **Atemlähmung** oder einer **Aspirationspneumonie** – einer Lungenentzündung, die durch das Einatmen von Nahrungsbestandteilen beim Verschlucken hervorgerufen wird.

Diagnose

Die Diagnose wird anhand der Elektromyographie (EMG) gesichert.

Therapie

Die Gabe von **Riluzol** (Rilutek) kann die Lebensdauer der Patienten wohl etwas verlängern. Im Endstadium ist eine **Vollpflege** unumgänglich. Um eine Aspiration zu verhindern, müssen die Pflegenden die Patienten u. U. regelmäßig absaugen. Wichtig sind **kommunikative Hilfsmittel**, weil der Patient sich in der letzten Phase der Erkrankung sprachlich nicht mehr verständigen kann.

21.2.2 Progressive spinale Muskelatrophie

Bei dieser Erkrankung gehen die **Vorderhornzellen** und manchmal auch die **motorischen Hirnnervenkerne** zugrunde.

Klinisches Bild

Das klinische Bild wird von peripheren motorischen **Lähmungen** und **Muskelatrophien** geprägt, meist an der Hand beginnend. In den Muskeln sind **Faszikulationen** zu beobachten. Die Eigenreflexe erlöschen mit der Zeit. Die Krankheit beginnt meist zwischen dem 20. und dem 45. Lebensjahr und schreitet nur langsam fort.

Es gibt daneben seltene Formen: Die genetisch bedingte **infantile progressive spinale Muskelatrophie** (Typ Werdnig-Hoffmann) beginnt bereits im ersten Lebensjahr und nimmt einen ausgesprochen bösartigen Verlauf. Die erkrankten Kinder erreichen fast nie das Schulalter. Wesentlich gutartiger verläuft hingegen die **Muskelatrophie vom Typ Kugelberg-Welander**, die im jugendlichen Alter beginnt und langsamer voranschreitet. Beide Formen manifestieren sich zunächst im Beckengürtelbereich.

21.2.3 Progressive spastische Spinalparalyse

Bei dieser Erkrankung handelt es sich um eine rezessiv vererbte **Degeneration** des Hinterwurzel-Hinterstrang-Systems, der Kleinhirnseitenstränge und – nicht immer – der Pyramidenbahn.

Klinisches Bild

Die Krankheit beginnt meist im Kindesalter. Es treten langsam **Störungen der Tiefensensibiltät** auf. Die Betroffenen haben zunächst **Gleichgewichtsstörungen** und sind ungeschickt beim Gehen, später weitet sich diese Ataxie zu einer schweren **Gangstörung** aus. Nach längerer Zeit sind die Betroffenen an den Rollstuhl gefesselt. Später treten **Pyramidenbahnzeichen** auf, aber auch **Intentionstremor** und **kleinhirnbedingte Sprachstörungen**. Aufgrund des krankhaften Muskeltonus bildet sich typischerweise ein **Hohlfuß** mit Hammerzehen aus. Im Spätstadium kann sich eine **Demenz** entwickeln. Die Krankheit kann über Jahrzehnte verlaufen, wobei aber schon nach einigen Jahren Pflegebedürftigkeit besteht.

Therapie

Eine kausale Therapie existiert nicht. Die Behandlung konzentriert sich auf **physiotherapeutische Maßnahmen** und die Gabe **spasmolytischer Medikamente**.

21.2.4 Syringomyelie

Die Syringomyelie ist eine **Fehlbildungskrankheit**, bei der sich in der Embryonalzeit das primitive Neuralrohr fehlerhaft schließt. Betroffen sind zumeist das Hals- und das Brustmark. Ist auch der Hirnstamm betroffen, spricht man von Syringobulbie.

Pathophysiologie

Die fehlerhafte Verschluss des Neuralrohrs in der Embryonalzeit führt dazu, dass in der späteren Entwicklung langgestreckte **Höhlen** in der Nähe des Zentralkanals im Rückenmark entstehen. Die Höhlen können von tumorartigen Gliawucherungen ausgefüllt sein. Je nach Lokalisation und Ausdehnung des langsam fortschreitenden Prozesses treten zunehmend Störungen und Ausfälle auf, die durch die Zerstörung der aufsteigenden und absteigenden Leitungsbahnen bedingt sind.

Klinisches Bild

Die Krankheitssymptome beginnen zumeist zwischen dem 20. und dem 40. Lebensjahr und schreiten langsam fort, die Krankheit kann aber gelegentlich auch von selbst zum Stillstand kommen. Anfangs treten nicht selten diffuse **Schmerzen** in Schultern und Armen auf. Oft kommt es zu **dissoziierten Empfindungsstörungen**: Der Berührungssinn ist zwar erhalten, jedoch werden Schmerzen und Temperaturunterschiede nicht wahrgenommen. Die Patienten können sich so Verletzungen und Brandblasen, Brandwunden oder Erfrierungen zuziehen, ohne darunter zu leiden oder es überhaupt zu bemerken. Bei Beteiligung der Vorderhörner des Rückenmarks kommt es zu **atrophischen Paresen**, oftmals der Hand- und Armmuskulatur.

Sind auch die Pyramidenbahnen vom Krankheitsprozess ergriffen, sind **spastische Paresen**, zumeist an den unteren Extremitäten, die Folge. Ist die Medulla oblongata betroffen, sind **Schluck- und Sprechstörungen** möglich. Seitenhornläsionen ziehen **vegetativ-trophische Störungen** nach sich. Die Haut neigt zu **Keratosen** und **mangelnder Schweißbildung**, die Hände können anschwellen, und das Nagelwachstum ist gestört. Eine Knochenentkalkung kann zu schmerzlosen **Spontanfrakturen** führen sowie zu **Gelenkerkrankungen**, oftmals im Schulterbereich.

Diagnose

Die Höhlenbildung ist im **Computer-** sowie im **Magnetresonanztomogramm** zu erkennen.

Therapie

Eine Heilung der Erkrankung ist nicht möglich. Eine **Röntgentiefenbestrahlung** des beteiligten Rückenabschnitts kann anscheinend bei einzelnen Patienten den Krankheitsprozess zum Stillstand bringen. Mitunter ist eine **operative Entlastung** möglich. Bei spastischer Lähmung ist eine Linderung durch **physiotherapeutische Maßnahmen** angezeigt.

Krankheiten der peripheren Nerven und der Muskeln

22.1 Polyneuropathien

Unter dem Begriff »Polyneuropathie« fasst man eine Gruppe von Erkrankungen der peripheren Nerven unterschiedlichster Ursachen zusammen. Bei der entzündlichen Variante spricht man von Polyneuritis.

Ätiologie

Bei einem Teil der Patienten ist die Funktion der Nervenfasern durch **Stoffwechselstörungen** in Mitleidenschaft gezogen; es können aber auch die Markscheiden, also die Nervenhüllen, betroffen sein. In diesen Fällen spielen oft allergisch-entzündliche Mechanismen eine Rolle. In ◘ Tab. 22.1 sind einige wichtige Polyneuropathien mit ihren Ursachen aufgeführt.

Klinisches Bild

Polyneuropathien können in sehr vielfältigen Symptombildern in Erscheinung treten. Gestört sein können die **Sensibilität**, die **Motorik** und die **Reflexe**. Häufig ist der Verlauf schleichend, beginnend mit Missempfindungen der Zehen und Fingern, die sich langsam ausbreiten. Diese **Sensibilitätsstörungen** werden von den Patienten als Kribbeln, aber auch als Schmerzen oder als Schnürgefühl beschrieben. Manche empfinden ihre Hände und Füße wie aus Holz oder so als gingen sie über Nadeln. Auch Hypästhesien oder Hypalgesien kommen vor, manche Sinnesqualitäten gehen zuweilen vollständig verloren. Oft treten **sensible und motorische Ausfälle** gemeinsam auf. Schlaffe Lähmungen der Extremitäten, die nach längerer Erkrankung zu Muskelatrophien führen können, kommen meist symmetrisch vor und sind oft distal betont. Es können aber auch die rumpfnahen Muskeln betroffen sein, ebenso wie im Prinzip alle Rumpf- und auch die Atemmuskulatur. Unter den Hirnnerven ist am ehesten der N. facialis befallen, der die Gesichtsmuskulatur innerviert.

> **Besonders häufig sind Polyneuropathien bei Diabetikern und bei Alkoholkranken.**

Therapie und Prognose

Zumeist ist die Prognose von Polyneuropathien gut. Manchmal klingen die Beschwerden ab, wenn die zugrunde liegenden Stoffwechselerkrankungen korrigiert werden oder ein Alkoholentzug erfolgreich ist. Sie können aber auch über viele Monate und Jahre fortbestehen, gelegentlich treten bleibende Schäden ein.

Mit **Medikamenten** werden die Missempfindungen gelindert (z. B. Thioctacid; auch die Epilepsiemedikamente Carbamazepin und Gabapentin können zusätzlich verabreicht werden). Bei erheblichem Brennen und Schmerzen sind Analgetika und beruhigende Medikamente angezeigt. Bei beginnenden Lähmungen sind **krankengymnastische Übungen** und **physikalische Maßnahmen** hilfreich.

22.1.1 Guillain-Barré-Syndrom

Hierbei handelt es sich um eine **Polyneuritis oder Polyneuroradikulitis**, die unter dem Bild eines sich rasch ausbreitenden Polyneuropathiesyndroms auftritt. Die Ursache ist nicht bekannt.

◘ **Tabelle 22.1.** Polyneuropathien und ihre Ursachen

Polyneuropathien	Ursachen
Polyneuropathien durch Krankheitserreger und ihre Toxine	Ruhr, Fleckfieber, Botulismus, Diphterie, Lues
Polyneuropathien bei Stoffwechselstörungen	Diabetes mellitus, Porphyrie, Kollagenosen
Polyneuropathien bei Gefäßleiden	Panarteriitis nodosa, Immunvaskulitis
Polyneuropathien bei Tumoren	Karzinom und Sarkom
Hereditäre (erbliche) Polyneuropathien	Neuronale Muskelatrophien, Hereditäre Neuropathien
Idiopathische Polyneuritis	Guillain-Barré-Syndrom
Medikamentös-toxische Polyneuropathien	Zytostatika, Nitrofurantoin und andere

Klinisches Bild

Nach kurzem, infektartigem Auftakt bildet sich die Erkrankung rasch aus. Beginnend mit **Parästhesien und Schmerzen** an den Füßen (gelegentlich auch an den Händen), stellt sich kurz darauf eine **motorische Beinschwäche** ein. Die schlaffen Paresen steigen innerhalb weniger Tage auf und können das Vollbild einer **Tetraparese** mit Blasen- und Sphinkterlähmung annehmen.

> **Beachte**
> **Eine Zwerchfellähmung kann mitunter eine künstliche Beatmung erforderlich machen.**

22.2 Plexusschäden

Arm- und Beinplexus können durch Traumata oder Erkrankungen geschädigt werden, in deren Folge schwerwiegende **motorische und sensible Störungen** auftreten.

Der **Armplexus** (Plexus brachialis) setzt sich zusammen aus 4 Nerven vom Halsmark des Rückenmarks und dem ersten Nerv aus dem Brustmark (C3–8 und Th1), der **Plexus lumbosacralis** aus der 12. Thorakalwurzel, den Lumbalwurzeln und den Sakralwurzeln S1–4.

Armplexusschäden kommen zumeist durch **Unfälle** zustande. Zerrungen oder selbst Ausrisse aus dem Rückenmark kommen bei Auto- und Motorradunfällen, selten bei Skiunfällen vor. Bei **Zangengeburten** kann durch Druck der Zangenbranchen das Armgeflecht geschädigt werden, aber auch bei Spontangeburten können gelegentlich Drucklähmungen beim Neugeborenen vorkommen. Neben diesen verletzungsbedingten Schädigungen können auch **entzündliche Prozesse** den Armplexus befallen.

Der Krankheitsbeginn ist akut mit **heftigen Schmerzen**. Oft folgen dann **Lähmungserscheinungen** und schließlich die **Atrophie** der betroffenen Muskeln.

Je nach genauer **Lokalisation** unterscheidet man:
- **Obere Plexuslähmung (Erb-Lähmung):** Hier sind die Oberarmmuskulatur und ein Teil des Schurtelgürtels betroffen.
- **Untere Armplexuslähmung (Klumpke-Lähmung):** Sie wirkt sich an fast allen Unterarmmuskeln und dem M. triceps brachii aus. Auch die kleinen Handmuskeln sind betroffen. Ein Sensibilitätsausfall kann, muss aber nicht bestehen.
- Ist der **gesamte Plexus** geschädigt, fällt die Armmuskulatur vollständig aus, und der Arm wird schmerzunempfindlich. Folgen sind eine hochgradige Atrophie und Entwicklungsstörungen der Haut, oft auch der Knochen.

> **Beachte**
> **Armplexuserkrankungen sind nicht zu verwechseln mit Bandscheibenschäden im Halsbereich!**

Schäden des Plexus lumbosacralis sind seltener, v. a. sind Traumata kaum je die Ursache, auch wenn ganz gelegentlich Hämatome nach Beckenringfrakturen den Plexus beeinträchtigen können. Häufiger greifen **tumoröse oder entzündliche retroperitoneale Prozesse** auf den Plexus über.

Bei der **vollständigen Beinplexuslähmung** sind Hüft- und Beinmuskulatur gelähmt, die Sensibilität ist am gesamten Bein gestört.

22.3 Erkrankungen der Hirnnerven

22.3.1 Trigeminusneuralgie (V. Hirnnerv)

Die Trigeminusneuralgie ist ein **heftiger Gesichtsschmerz**, der Sekunden bis Minuten andauern kann. Betroffen sind zumeist die beiden unteren Nervenäste: der N. maxillaris, der die Haut über dem Oberkiefer bis hinauf zur Schläfe innerviert, sowie der N. mandibularis, dessen Innervationsgebiet vom Unterkiefer bis zum Ohr hinaufzieht.

Ätiologie

Die Trigeminusneuralgie ist zumeist **idiopathisch**, d. h. man kennt die Ursache nicht. Gelegentlich kann ein Tumor oder eine Gefäßschlinge auf den Nerv drücken und so den Schmerz provozieren.

Klinisches Bild

Es handelt sich um anfallsartig einschießende, extrem starke **Schmerzen** im Ausbreitungsgebiet der Nervenäste. Manchmal genügt eine leichte Berührung der Haut oder winzige Bewegungen beim Sprechen oder Kauen, um den Schmerz auszulösen. Bei manchen Erkrankten treten gleich mehrere Anfälle pro Tag auf, aber auch längere Remissionen sind keine Seltenheit. Manchmal lassen sich reflektorische **Zuckungen** der Gesichtsmuskulatur feststellen (Tic douloureux).

Beachte
Die Trigeminusneuralgie hat hohen Krankheitswert: Die meist älteren Patienten vermeiden das Sprechen, sie essen kaum noch aus Angst vor einem Anfall. Treten die Neuralgien über lange Zeit und häufig auf, spielen manche Betroffenen mit dem Gedanken, sich das Leben zu nehmen.

Therapie

Der Schmerzattacken können mit dem Antiepileptikum **Carbamazepin** (Tegretal) behandelt werden. Bis das Medikament aufdosiert ist, können in der Akutphase **Opioide** (z. B. Temgesic) zur Anwendung kommen. In manchen Fällen kann eine **Thermokoagulation** des am Felsenbein gelegenen sensiblen Trigeminusganglions (Ganglion Gasseri) oder eine **Gamma-Knife-Bestrahlung** der Trigeminuswurzel durchgeführt werden.

22.3.2 Fazialisparese (VII. Hirnnerv)

Der N. facialis versorgt die **mimische Gesichtsmuskulatur**. Mit einem sensiblen Anteil innerviert er die **Tränendrüsen** und bildet die **Geschmacksfasern**.

Ätiologie und klinisches Bild

Eine **Lähmung** des Nervs entwickelt sich zumeist ohne erkennbare Ursache innerhalb von Minuten bis zu 48 Stunden, wobei manchmal **Schmerzen** im Bereich des Ohres und der Wange erste Anzeichen sind. Die gesamte Muskulatur der betroffenen Gesichtshälfte ist betroffen (▫ Abb. 22.1). Die Kranken können die Stirn nicht mehr in Falten ziehen und das Auge nicht mehr schließen, der Mundwinkel hängt herab, und die Backen lassen sich nicht mehr aufblasen. Die Sprache und das Trinken sind deutlich erschwert. In den vorderen zwei Dritteln der Zunge kommt es zu einer **Geschmacksstörung**.

Therapie und Prognose

Die Prognose ist gut. Die Parese bildet sich in den meisten Fällen auch ohne Behandlung innerhalb von Wochen bis Monaten wieder zurück. Restlähmungen verbleiben nur selten. Der Heilungsprozess kann unterstützt werden durch die Gabe von **Antirheumatika oder Kortison**.

Praxistipp
Keratitisgefahr bei Fazialisparese vorbeugen: Durch den unvollständigem Lidschluss (Lagophthalmus) infolge der Fazialislähmung kann die Hornhaut austrocknen. Es besteht die die Gefahr einer Keratitis. Die Hornhaut entzündet sich dabei zunächst oberflächlich, später erodiert sie und wird mit Bakterien infiziert. Schließlich kann sich ein Ulkus bilden und die Hornhaut perforieren (Erblindungsgefahr!). Um solchen Schäden vorzubeugen, ist es notwendig, regelmäßig Tränenersatzflüssigkeit einzuträufeln oder – besser – Salbenverbände anzulegen und nachts ein Uhrglaspflaster aufzukleben, sodass eine feuchte Kammer entsteht, die das Austrocknen der Hornhaut verhindert.

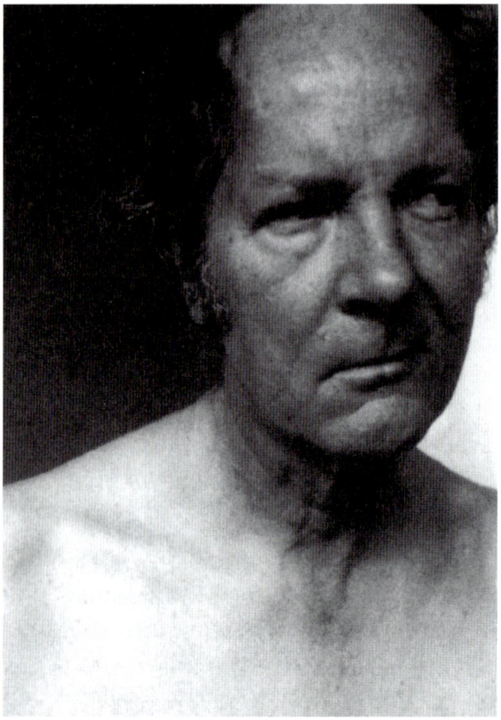

▫ **Abb. 22.1.** Patient mit Fazialisparese

22.4 Myopathien

Myopathien sind seltene **Muskelerkrankungen**, die ihre Ursache nicht in einer Nervenschädigung haben, sondern in Störungen, die im Muskel selbst liegen.

22.4.1 Muskeldystrophien

Die progressiven Muskeldystrophien (Dystrophia musculorum progressiva) sind die häufigsten primären Muskelerkrankungen. An ihnen leiden etwa 0,2% der Bevölkerung. Es handelt sich um **Erbkrankheiten**.

Klinisches Bild

Es lassen sich **2 Formen** unterscheiden.

- **Beckentyp:** Die Erkrankung tritt bei Jungen zwischen dem 3. und dem 5. Lebensjahr auf. Zuerst atrophieren die Gesäßmuskeln, die Beckenmuskeln und die Oberschenkelmuskeln, bald folgen auch die langen Rückenmuskeln. Später greift die Muskelerkrankung auch auf Schulter und Arme über. Dadurch ergeben sich eine typische Haltung und ein watschelnder Gang. Die Kranken überleben selten das 20. Lebensjahr und sterben an sekundären Krankheiten. Es gibt auch einen Beckengürteltyp, der nicht altersgebunden ist und wesentlich langsamer verläuft.
- **Schultergürteltyp:** Hier ist die Muskulatur von Schultergürtel und Oberarmen betroffen, nach langer Krankheitsdauer auch diejenige von Unterarmen, Rumpf und Becken. Besonders auffällig ist das flügelartige Abstehen der Schulterblätter (Scapula alata).

Therapie

Es steht keine ursächliche Behandlung zur Verfügung. Die Therapie erfolgt **symptomatisch** und ist darauf ausgerichtet trotz Muskelschwund einen möglichst guten Funktionszustand zu erhalten.

22.4.2 Myasthenia gravis pseudoparalytica

Es handelt sich um eine **Autoimmunkrankheit**, bei der Antikörper gegen Acetylcholinrezeptoren der Muskeln gebildet werden.

Klinisches Bild

Die Erkrankung zeichnet sich durch eine **rasche Ermüdbarkeit der Skelettmuskulatur** bei zunehmender Belastung aus. Oft berichten die Patienten über eine unbeeinträchtigte Muskelfunktion am Morgen, die dann allmählich abnimmt. Dies kann etwa dazu führen, dass sie beim Treppensteigen anhalten und eine Pause einlegen müssen. Am häufigsten sind die Augenmuskeln betroffen, etwas seltener die mimischen Gesichtsmuskeln. Die Pseudolähmung der Augenlider verstärkt sich im Tagesverlauf so weit, dass diese schließlich den Augapfel fast ganz bedecken und die Patienten einen schläfrigen Eindruck machen, der noch durch die allmählich ermüdende Gesichtsmuskulatur verstärkt wird. Ist die Schluckmuskulatur betroffen, kann der Erkrankte zunächst normal schlucken, ehe ihm dann buchstäblich die nächsten Bissen im Halse stecken bleiben.

Die Erkrankung kann sehr unterschiedliche **Verläufe** nehmen. Manche Patienten sind nur periodisch betroffen, bei anderen verschlechtert sich die Muskelschwäche in Schüben, wieder andere erleiden einen sehr langsam fortschreitenden Krankheitsprozess, bei dem immer mehr Muskelgruppen befallen werden.

Diagnose

Anhand eines **Elektromyogramms** (EMG) lassen sich charakteristische Veränderungen feststellen. Bestätigt wird die Diagnose durch den **Antikörpernachweis**.

Therapie

Therapeutisch versucht man, die Muskelfunktion durch Gabe von **Acetylcholinesterasehemmern** (Mestinon, Prostigmin) wiederherzustellen. Bei Überdosierung dieser Medikamente können cholinerge Krisen heraufbeschworen werden, die sich u. a. durch Muskelzuckungen, Unruhe und Angstzustände sowie Schwitzen und Erbrechen äußern.

Eine bedrohliche Situation kann bei **Lähmung der Atemmuskulatur** eintreten. In diesen Fällen ist eine intensivmedizinische Behandlung erforderlich.

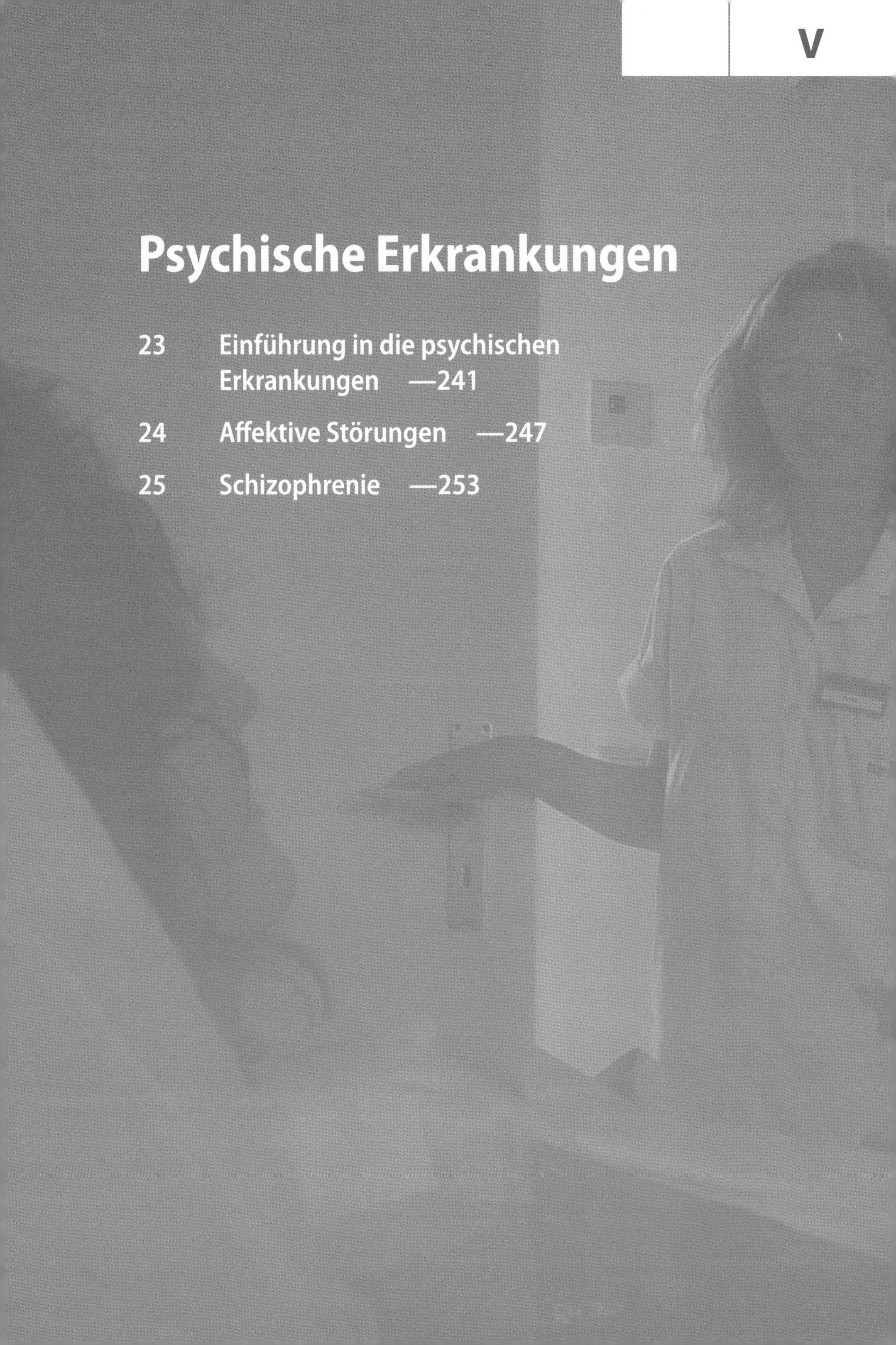

Psychische Erkrankungen

Einführung in die psychischen Erkrankungen

23.1 Die Sonderstellung der Psychiatrie

Leidet ein Mensch an einer organischen Krankheit, fällt es i. A. nicht schwer, die Ursache herauszufinden – körperliche Untersuchung, Laborwerte und bildgebende Vefahren lassen ziemlich genaue Rückschlüsse über den pathologisch-anatomischen Zustand des primär erkrankten Organs zu. Bei den **Erkrankungen der Seele** ist das zumeist nicht so einfach. Gewiss – es gibt psychische Störungen, die sich auf die Zerstörung ganz bestimmter Hirnareale zurückführen lassen. Bei vielen anderen psychischen Erkrankungen ist dies jedoch nicht der Fall.

Psychische Eigenschaften und Störungen sind nur schwer messbar und objektivierbar: Welche seelische Äußerung ist noch individuelle Spielart, welche bereits Ausdruck einer Störung, was ist normal, was krank? Wo der **subjektive Faktor** ins Spiel kommt, da liegt es auf der Hand, dass der Krankheitsbegriff in stärkerem Maße politischen, kulturellen und weltanschaulichen Normen und Werten ausgesetzt ist. Erinnern wir uns: Noch vor einigen Jahrzehnten hat beispielsweise Homosexualität als eine behandlungsbedürftige sexuelle Störung gegolten und psychische Krankheit lädt zur privaten und politischen Instrumentalisierung ein: Ihr individueller Missbrauch zum Zwecke persönlicher Vorteilnahme ist in Polizeiakten dokumentiert, ihr politischer Missbrauch zur Ausschaltung missliebiger Personen in den Geschichtsbüchern.

Die **Antipsychiatriebewegung** hat in den 1970er Jahren darauf mit einer Fundamentalkritik an der Psychiatrie als Ganzem reagiert. Die Vertreter dieses Lagers erklärten die Geisteskrankheiten zu einem Mythos und glaubten, sie als Etikettenschwindel entlarven zu können. Psychiatrische Erkrankungen waren für sie kein medizinisches, sondern ein gesellschaftliches Phänomen. Wer der Gesellschaft gegen den Strich geht, wird gestrichen: durch psychiatrische Etikettierung ausgegrenzt, als geisteskrank abgestempelt, mit einem Wort: stigmatisiert. Auch wenn die Antipsychiatrie sich mit ihren Postulaten nicht durchsetzte, so nahm sie doch indirekt Einfluss auf manche positiven Strömungen innerhalb der Psychiatrie und half, sie voranzutreiben. Sie sensibilisierte zudem die Öffentlichkeit für psychiatrische Übergriffe und missbräuchliche Vorgänge und trug wohl auch zur Stärkung des Selbstbewusstseins psychisch Kranker bei.

Eines jedoch wird nicht anzuzweifeln sein: Es gibt psychiatrische Erkrankungen, es gibt Menschen, die krank, abweichend, »verrückt« sind, in Bezug auf sich und andere verfehlt handeln und sich oder anderen Leid zufügen. Doch der kranke Mensch lebt nicht allein, sondern immer in Beziehung mit anderen Menschen, die das Dasein und Sosein des Kranken maßgeblich beeinflussen, sodass die **soziale Dimension** unweigerlich in das Blickfeld gerät.

Als problematisch erscheint indes weiterhin die **ätiologische Zuordnung** vieler psychischer Krankheiten. Heute sind sich jedoch die Fachleute weitgehend darin einig, dass psychische Störungen in ihrer Entstehung und Verlaufsentwicklung Ausdruck eines Geschehens sind, an dem i. d. R. mehrere Faktoren beteiligt sind. Dafür steht der Begriff der **multifaktoriellen Ätiopathogenese** – also mehrere Ursachen und pathogenetische Einflüsse, die teils zusammen und teils gegeneinander wirken und sich so in ihren Wirkungen verstärken, abschwächen oder aufheben können. Eine globale Antwort auf die Frage, welche Faktoren an den konzertierten ätiopathogenetischen Aktionen beteiligt sind, versucht heute das **biopsychosoziale Krankheitsmodell** zu liefern. Demzufolge bestimmen biologische, psychologische und soziale Faktoren gemeinsam, aber in unterschiedlicher Gewichtung die Manifestation psychischer Erkrankungen. Der besonderen Rolle der Umwelt- und Erbfaktoren wird in dem **Vulnerabilitäts-Stress-Modell** Rechnung getragen. Vulnerabilität meint die teils angeborene, teils erworbene Disposition, psychisch zu erkranken. Tritt Stress hinzu, kommt es durch Fehlanpassungen zur Primärmanifestation oder zum Rezidiv einer psychischen Störung. Der Stressbegriff deckt dabei auch alle Arten belastender Lebensereignsise ab, sodass die individuelle Biographie zu ihrem Recht kommt.

Der Versuch, die psychischen Krankheiten einzuteilen und zu klassifizieren, hat zur Etablierung des **triadischen Systems** geführt, das lange Zeit maßgeblich war. Danach werden organische, psychogene und endogene Krankheiten unterschieden. Nach dem bisher Gesagten erweist sich diese Einteilung jedoch als problematisch. Eine neue Klassifikation nach der **ICD-10** (Internationale Klassifikation der Krankheiten, 10. Version) orientiert sich deshalb stärker an den Symptomen als an einer möglichen ursächlichen Zuordnung. Die Differenzierung zwischen Neurosen und Psychosen ist in der ICD-10 aufgehoben. Nicht im kausalen, nur im beschreibenden Sinne werden diese Bezeichnungen weiter verwendet, zumal sie für die Planung der therapeutischen Ansätze weiter von großer Bedeutung sind. Viele Lehrbücher halten deshalb an der klassischen Dreiteilung fest. In der ICD-10 hat man zudem den Begriff der psychischen Krankheiten fallen gelassen und spricht durchwegs von Störungen. Wo der Verlauf in die Klassifikation eingeht, taucht auch der Begriff »Episode« auf (z. B. depressive Episode).

In diesem Buch beschränken wir uns auf die Vorstellung der affektiven und schizophrenen Störungen. Zuvor soll ein Überblick über die wichtigsten psychischen Funktionsstörungen gegeben werden. Wichtige Erkrankungen aus der Gruppe der organisch bedingten psychischen Störungen werden in den Kapiteln der Krankheiten des Nervensystems behandelt.

23.2 Psychische Funktionsstörungen

23.2.1 Störungen des Gedächtnisses

Gedächtnis bezeichnet die Fähigkeit unseres Gehirns, Informationen zu speichern und zu erinnern. Grundsätzlich stützt sich das Gedächtnis auf **3 Grundfunktionen**: die Bildung von Gedächtnisinhalten, das Aufbewahren und das Reproduzieren derselben.

Die häufigste und gut objektivierbare Gedächtnisstörung ist die Amnesie – eine zeitliche begrenzte Erinnerungslücke, die bei Bewusstseinsstörungen und Schädel-Hirn-Traumen auftritt. Die **retrograde Amnesie** erstreckt sich auf die Zeit vor dem Unfallhergang bzw. vor Eintreten der Bewusstlosigkeit. Bei der **anterograden Amnesie** haben die Patienten nur für den Zeitraum der Bewusstseinstrübung einen Erinnerungsausfall. Die **psychogene Amnesie** hat keine organische Grundlage. Sie kann bei abnormen Erlebnisreaktionen auftreten und wird als »Verdrängung« von Gedächtnisinhalten interpretiert.

Daneben gibt es **qualitative Gedächtnisstörungen**. Dazu zählen z. B. wahnhafte Erinnerungsentstellungen, bei denen Erinnerungen so umgestaltet werden, dass sie sich in das Wahnsystem eines Schizophrenen einordnen. Merkfähigkeitsstörungen bezeichnen das Unvermögen, neue Gedächtnisinhalte aufzunehmen, während das Langzeitgedächtnis intakt ist. Bemerkt ein Patient seine Vergesslichkeit, versucht er manchmal, dies durch Konfabulationen zu überspielen. Erinnerungslücken werden dabei durch erfundene Inhalte zu füllen versucht. Merkfähigkeitsstörungen kommen u. a. bei Patienten mit schweren organischen Hirnschädigungen, wie senile Demenz, vor oder entstehen durch Vergiftungen (Alkohol).

23.2.2 Störungen der Wahrnehmung

Die wichtigsten im Bereich der Psychiatrie vorkommenden Wahrnehmungsstörungen sind die Sinnestäuschungen. Sie können als **Halluzinationen** (Trugwahrnehmungen) oder als **illusionäre Verkennungen** (Wirklichkeitsverkennung) in Erscheinung treten.

Halluzinationen sind Wahrnehmungen, denen ein reales Objekt fehlt, von dem der Patient aber überzeugt ist. Halluzinationen können sämtliche Sinnesorgane betreffen: **Akustische Halluzinationen** kommen v. a. bei Schizophrenie, organisch begründeten Psychosen und Alkoholvergiftungen vor. Die Patienten hören dabei meist Stimmen, denen sie oft auch folgen. **Optische Halluzinationen** treten v. a. bei Patienten mit Bewusstseinseintrübung auf, etwa im Rahmen einer Epilepsie oder bei deliranten Psychosen. Die Betroffenen sehen beispielsweise farbige Trugbilder oder kleine Tiere und Ungeziefer. Daneben kommen seltener auch **Geruchs-, Geschmacks- und Tasthalluzinationen** vor, von denen meist Schizophreniekranke betroffen sind.

23.2.3 Denkstörungen

Bei Denkstörungen kann der **formale Ablauf** gestört sein oder auch der **Denkinhalt**.

Formale Denkstörungen

Bei der **Denkhemmung** ist das Denken verlangsamt und eingeengt, es mangelt den Betroffenen an Einfällen und Antrieb. Diese Denkstörung kommt oft bei depressiven Menschen vor.

Das Gegenteil ist die **Ideenflucht**, die wir bei manischen Zuständen finden. Der Gedankenablauf ist hier beschleunigt, ein Gedanke jagt den nächsten, und dies bei hoher Ablenkbarkeit des Btroffenen durch ständig wechselnde Einfälle.

Bei der **Zerfahrenheit des Denkens**, die oft bei Schizophrenen zu finden ist, werden Gedanken nur in Bruchstücken wiedergegeben oder scheinbar sinnlos aneinander gereiht. Manchmal erscheint das Gesprochene als reiner Wortsalat ohne jeden Sinngehalt.

Unter **Perseveration** versteht man das Haftenbleiben an immer gleichen Gedankengängen, dem Denken gehen also die Flexibilität und die Anpassung an die jeweilige Situation verloren. Perseverationen kommen bei Epilepsie, Schizophrenie und organischen Hirnstörungen vor.

Inhaltliche Denkstörungen

Zu den inhaltlichen Denkstörungen gehören die **Wahnideen**, die besonders bei Schizophrenen auftreten. Der Kranke deutet einen alltäglichen Vorfall wahnhaft um und setzt sich selbst in Bezug dazu. Auch ohne Wahrnehmung können Wahnerscheinungen auftreten. Ihnen liegen **Wahneinfälle** zugrunde, die spontan auftreten und deren Inhalt (z. B. Verfolgung) als Wahngedanke bewahrt werden kann. Die Wahninhalte können jedem Bereich des situativen Daseins entnommen werden – Verfolgung, Bedrohung oder alle Spielarten der Beeinträchtigung kommen hier vor. Häufig werden Beziehungen zu wirklichen oder erfundenen Partnern in das Wahnsystem eingefügt, der Kranke ist z. B. von krankhafter Eifersucht getrieben oder fühlt sich von einer prominenten Persönlichkeit geliebt, ohne sie persönlich zu kennen. Auch die Umwelt kann in das Wahngebäude einbezogen werden: Plötzlich bekommen Hinweissschilder einen tiefgründigen, meist eigenbezogenen Sinn. Auch Verwandlungen sind möglich. Der Schizophrene wird zu einem berühmten Herrscher, zu einem Erlöser mit Sendungsbewusstsein oder er verwandelt sich in einen Gegenstand. Bei endogenen Depressionen treten nicht selten Versündigungsideen auf.

23.2.4 Störungen des Fühlens (Affekt)

Als **Affektivität** bezeichnet man die Gesamtheit des Gefühls-, Gemüts- und Stimmungslebens.

Eine quantitative Störung der Affektivität ist die **Überempfindlichkeit**. Die betroffenen Menschen neigen zu einer überstarken und scheinbar unangemessen Sensibilität. Das Gegenteil ist die **affektive Verarmung**, die durch mangelndes Gefühl und fehlende affektive Ansprechbarkeit zum Ausdruck kommt. Die affektive Verarmung kommt bei sehr schwerer geistiger Behinderung, bei Schizophrenie und bei Demenz vor.

Zu den häufigsten qualitativen Gefühlsstörungen gehört die **depressive Verstimmung**, die nicht unbedingt psychopathologische Ursachen haben muss. Es gibt eine depressive Persönlichkeitsstruktur, die sich in pessimistischer und freudloser Gestimmtheit ausdrückt. Beim **depressiven Syndrom**, wie es bei der endogenen oder reaktiven Depression oder bei hirnorganischen Erkrankungen vorkommt, ist die depressive, traurige Stimmung stets mit Angstgefühlen, Denkhemmung und Antriebsschwäche verbunden.

Das **manisch-euphorische Syndrom** ist hingegen gekennzeichnet durch eine krankhaft heitere Stimmungslage,die manchmal auch in Gereiztheit umschlagen kann. Sie kann sich in pathologische Glückszustände, wie Erleuchtungen, steigern. Solche Stimmungen kommen bei der manischen Depression, bei Schizophrenie und gelegentlich auch bei seniler Demenz vor.

Aus dem Gesagten geht hervor, dass Affektivität immer mit dem Antrieb zusammenhängt, dem wir uns im nächsten Abschnitt widmen.

23.2.5 Antriebsstörungen und Störungen des Wollens

Unter »Antrieb« versteht man die willentliche, zielgerichtete **Aktivität**, die einer persönlichen Handlung zugrunde liegt. Menschen verfügen über eine unterschiedliche Antriebsstruktur, und – unabhängig davon – ist unser Antrieb je nach Situation auch unterschiedlich. Solche Schwankungen sind ganz normal. Antriebsstörungen treten dagegen ohne äußerlich erkennbaren Grund auf und übersteigen das »normale« Maß.

Eine **Antriebssteigerung** findet sich etwa bei Manikern, während Erregungszuständen und bei bestimmten Persönlichkeitsstörungen. Die Patienten werden dabei regelrecht getrieben, befinden sich ständig in innerer Unruhe. Manische Patienten überschätzen z. B. in ihrem Tatendrang häufig ihre persönlichen Möglichkeiten. Bei Schwachsinnigen äußert sich die Antriebssteigerung zumeist in motorischer Unruhe.

Das genaue Gegenteil stellt die **Antriebsminderung** dar, die v. a. bei depressiven und schizophrenen Menschen vorkommt – aber auch bei bestimmten Hirnschädigungen. Die Kranken sind ohne jede Initiative, können sich zu nichts entschließen. Bei bestimmten Formen der Schizophrenie kann es zu einer plötzlichen totalen Antriebssperre, dem sog. Stupor, kommen.

Neben diesen quantitativen gibt es auch qualitative Störungen. Hierzu zählen etwa **Drang- und Impulshandlungen.** Die Patienten vollführen Handlungen, gegen die sie sich nicht zur Wehr setzen können; sie sind den inneren Impulsen ausgeliefert. Hierzu gehört etwa das zwanghafte Stehlen (Kleptomanie) oder die Pyromanie (triebhaftes Brandstiften).

Affektive Störungen

Als affektive Störungen werden Erkrankungen bezeichnet, bei denen die **Stimmungslage**, der **Gefühlsausdruck** und die **Gefühlsempfindung** erheblich verändert sind. Zu den affektiven Störungen zählen:

- die depressive Episode,
- die manische Episode,
- die bipolare Erkrankung.

Entscheidende Kriterien für die Diagnose sind die **Krankheitssymptome** sowie deren **Schwere und Dauer**. Die bislang übliche, an den Ursachen orientierte Einteilung in neurotische, organisch bedingte und endogene Depression hat man verlassen, weil eine Zuordnung nicht immer ohne weiteres möglich ist.

Ätiologie

An der Entstehung affektiver Erkrankungen sind wahrscheinlich **verschiedene Faktoren** beteiligt. Eine einheitliche Ursache lässt sich nicht ausmachen. In vielen Fällen besteht wahrscheinlich eine **genetische Disposition**: Ist unter eineiigen Zwillingen einer manisch-depressiv, wird das Geschwister mit einer Wahrscheinlichkeit von mindestens 50% ebenfalls erkranken.

Aber auch die Erziehung, das soziale Umfeld, die individuelle Lebensgeschichte und bestimmte Persönlichkeitseigenschaften spielen eine Rolle. Depressionen können spontan auftreten, aber auch durch **einschneidende Lebensereignisse** zum Ausbruch kommen (»life-event«). Dazu gehört etwa der Tod eines nahe stehenden Menschen, eine Scheidung oder anhaltende seelische Konflikte. Auch **organische Erkrankungen**, wie Hirngefäßleiden, Tumoren oder Hormonstörungen, können eine Depression auslösen.

Neurobiologische Untersuchungen haben gezeigt, dass oft eine **Fehlfunktion der Nervenüberträgerstoffe** (Transmitter) Noradrenalin und Serotonin im Gehirn vorliegt, in deren Folge sich die Symptome entwickeln. Für diese Annahme spricht, dass antidepressive Medikamente, die genau in diesen Transmitterstoffwechsel eingreifen, den Aktivitätszustand und die Gefühle der Patienten zu beeinflussen vermögen. Obwohl die biochemischen Veränderungen unzweifelhaft sind, wird ihnen je nach psychiatrischer Orientierung eine unterschiedliche Bedeutung beigemessen.

24.1 Die depressive Episode

Klinisches Bild

Depressive Grundstimmung

Menschen, die an einer Depression leiden, sind von schwermütiger, niedergeschlagener Grundstimmung, sehen alles durch eine »dunkle Brille«. Die Anteilnahme an der Umwelt weicht einer dumpfen Gleichgültigkeit, die quälend als ein **»Gefühl der Gefühllosigkeit«** empfunden wird.

Antriebsstörung

Aus dieser passiven und selbstquälerischen Grundhaltung ergibt sich stets eine auffallende Antriebsstörung: Die Kranken können sich zu nichts entschließen, grübeln vor sich hin oder verharren stundenlang bewegungslos mit ausdruckslosem, maskenhaftem Gesicht. Die Lähmung ihrer Antriebskräfte hat zur Folge, dass ihnen selbst einfache alltägliche Verrichtungen erhebliche Mühe bereiten und großen Zeitaufwand abverlangen oder gar nicht mehr gelingen. Andere Depressive wiederum sind von einer allgemeinen Unruhe getrieben, laufen stundenlang herum, zuweilen jammernd, schreiend oder klagend (**agitierte Depression**). Hinsichtlich zielgerichteter Aktivitäten bleiben sie aber oft in ihrem Antrieb gehemmt.

Depressive Begleitsymptome

Körperliche Begleitsymptome kommen sehr oft vor und sind je nach Patient unterschiedlich ausgeprägt. Fast alle Betroffenen leiden unter quälenden **Schlafstörungen**. Auch **Appetitlosigkeit** und **Schmerzempfindungen**, die in unterschiedliche und oft wechselnde Körperregionen projiziert werden, gehören zu den typischen Missempfindungen. Oft klagen die Patienten über **Herz- und Atembeschwerden**, die sich etwa als Herzbeklemmung, Herzjagen oder Atemnot äußern. Störungen der Verdauungsorgane werden erlebt als Engegefühl im Hals (Kloßgefühl), Druck oder Reißen in der Magengegend, Völlegefühl und chronische Verstopfung.

> **Libidoverlust, Potenzschwäche und Menstruationsbeschwerden können ebenfalls Ausdruck einer Depression sein.**

Insbesondere bei Patienten mit einer leichten bis mittelschweren Depression dominieren die körperlichen Symptome und täuschen so ein Organleiden vor (**larvierte Depression**), hinter dem die eigentliche seelische Krankheit oft lange unerkannt bleibt.

Die depressiven Symptome unterliegen zumeist einer charakteristischen **Tagesschwankung** mit einem »Morgentief« und einer allmählichen Besserung in der zweiten Tageshälfte. Auf dem Höhepunkt der depressiven Episode, d. h. auf dem seelischen Tiefpunkt unsagbarer Verzweiflung, ist dieser tageszeitliche Verlauf nicht mehr erkennbar. Kein Lichtstreif vermag die dunkle Seele auch nur vorübergehend zu erhellen.

Produktive Symptome

Aus den Bewältigungsversuchen der depressiven Stimmung können manche Patienten produktive Symptome in Form von **Wahnideen** entwickeln. Am häufigsten sind Verarmungswahn, Versündigungswahn und Minderwertigkeitswahn. In der Regel leiten sich die Wahninhalte aus der melancholischen Stimmung ab. Die bei Depressiven weit verbreiteten **hypochrondrischen Krankheitsbefürchtungen** können ebenfalls wahnhafte Züge annehmen. Die Patienten sind z. B. fest davon überzeugt, unheilbar an Krebs erkrankt zu sein. Unbedeutende Gesten oder Verhaltensweisen des medizinischen Personals werden dann als Bestätigung für ihre aussichtslose Lage interpretiert (»Der Arzt hat mich nicht richtig angesehen.«). Mit Argumenten lassen sich die Patienten nicht von ihren hypochrondrischen Ideen abbringen.

Suizidalität

Menschen mit schweren Depressionen werden oft von Suizidgedanken gequält. Fast jeder Zweite unternimmt tatsächlich irgendwann den Versuch, sich das Leben zu nehmen, um der andauernden Verzweiflung und Hoffnungslosigkeit ein Ende zu setzen. Besonders stark ist die Gefährdung zu Beginn und gegen Ende einer depressiven Phase, da die Patienten sich dann noch bzw. wieder in einem Zustand befinden, der nicht ganz ohne Eigeninitiative ist. Auch eine Behandlung mit antriebssteigernden Antidepressiva kann den Depressiven u. U. zur Selbsttötung aktivieren.

Praxistipp

Es ist wichtig, einen depressiven Menschen direkt auf Suizidgedanken anzusprechen, denn nicht immer senden die Patienten entsprechende Signale an ihre Mitmenschen. Depressive begehen keinen Suizid, weil man über Suizidabsichten redet, sondern eher wenn man es unterlässt, danach zu fragen! Eine besondere Situation ist nach einem missglückten Suizidversuch gegeben: Nicht selten empfindet der Patient seine Tat als Schuld, was seinen Versündigungsideen neue Nahrung verschafft. Pflegende wiederum können negative Gefühle gegenüber dem Patienten entwickeln, insofern sie ihm den Suizidversuch insgeheim übel nehmen, weil er ihre Bemühungen »hintergangen« oder sich nicht an Vereinbarungen gehalten hat. Wichtig ist indes, sich dem Patienten weiterhin freundlich und ohne moralische Verurteilung zuzuwenden und über den Suizidversuch zu sprechen.

Therapie

Die Behandlung einer schweren akuten Depression besteht aus:
- Einnahme von Antidepressiva (Thymoleptika),
- Schlafentzug,
- Psychotherapie,
- Elektrokrampftherapie (selten).

Antidepressiva beeinflussen die Neurotransmitter im Gehirn. Sie steigern den Antrieb und hellen die Stimmung auf. Da manche Thymoleptika zunächst antriebssteigernd und erst dann stimmungsaufhellend wirken, besteht während der ersten 2–3 Behandlungswochen eine erhöhte Suizidgefahr. Bei agitierten Patienten wird daher zunächst ein dämpfendes Thymoleptikum oder ein Antidepressivum in Kombination mit einem Neuroleptikum eingesetzt. Wegen der hohen Rückfallgefahr soll die medikamentöse Therapie für mindestens 6 Monate nach Abklingen der Symptome fortgesetzt werden.

Antidepressiva lindern die Symptome, heilen aber nicht die Depression. Sie können in keinem Fall die notwendige Psycho- und Sozialtherapie ersetzen.

Treten innerhalb von 2 Jahren 3 oder mehr depressive oder manisch-depressive Phasen auf, besteht eine Indikation für die Behandlung mit **Lithium**. Mit diesem Medikament können die Krankheitsepisoden mehrheitlich unterdrückt werden. Der Rückfallschutz ist aber erst nach mehreren Monaten zu erwarten. Der Blutlithiumspiegel muss engmaschig überwacht werden, da selbst bei geringer Überdosierung schwere Vergiftungserscheinungen auftreten können.

Praxistipp

Wer einen depressiven Menschen mit den Worten »Reiß dich doch zusammen und lass dich nicht immer so gehen« ermahnt, begeht einen womöglich folgenschweren Fehler, der den Patienten in den Suizid treiben kann. Depressive leiden nämlich schon genug darunter, dass sie sich ständig vergeblich einreden, sie müssten ihren Willen anspannen. Mitleidsvolles Trösten mag gut gemeint sein, ist aber ebenfalls keine angemessene Haltung, da Trost in der Trostlosigkeit dem Kranken als Spott erscheint und eine weitere Kränkung bedeutet. Durch schlichte Zuwendung und aufmerksame Begleitung ist dem Kranken besser geholfen.

24.2 Die manische Episode

Klinisches Bild

Euphorische Stimmung

Die Manie ist gewissermaßen das Gegenstück zur Depression. Menschen in einer manischen Phase befinden sich vordergründig in einer heiteren, gehobenen Grundstimmung. Sie fühlen sich glücklich und gesund und strotzen vor Unternehmungslust. Ihre strahlende Laune wirkt – obwohl sie unmotiviert ist – zunächst natürlich und ist anfangs manchmal schwer von echter Fröhlichkeit zu unterscheiden.

Antriebssteigerung

Besonders auffällig ist ein Antriebsüberschuss, bei dem zugleich eine vermehrte Ablenkbarkeit besteht. Die Kranken entschließen sich schnell zu einer Aufgabe, springen wieder ab, noch bevor sie mit der Lösung richtig begonnen haben, und fangen Neues an. Nichts wird vollendet. Andere fallen durch Hemmungslosigkeit auf, die groteske Formen annehmen kann: Ein Kranker bestellt etwa 100 Eisschränke, die er seinen Mitarbeitern im Betrieb schenken will. Ein anderer verstrickt sich in unzählige Abenteuer mit dem anderen Geschlecht, verspricht jedem Partner die Heirat, geht unerfüllbare Verpflichtungen ein und wird zum Hochstapler, der bei jedem Abenteuer einen anderen klingenden Titel trägt.

Schlafstörungen

Typisch für die manische Phase sind massive Schlafstörungen. Zumeist haben die Kranken Schwierigkeiten einzuschlafen oder sie erwachen nach wenigen Stunden. Manche verbringen sogar mehrere Tage schlaflos, ohne ein Schlafbedürfnis zu entwickeln.

Größenwahn

Oft fallen Maniker durch Größenideen bei übersteigertem Selbstbewusstsein auf. Sie glauben, etwas Besonderes zu haben (z. B. Reichtum), zu sein (religiöse Führer) oder zu können. Die Ideen können sich in einen Größenwahn steigern. Gelegentlich kommt auch Verfolgungswahn vor, v. a. bei Manikern, die sich in gereizter Stimmungslage befinden. Dabei handelt es sich offenbar um eine Reaktion auf die Selbstüberhöhung (»Die anderen wollen mir ans Geld, wollen mir meine Macht nehmen.«). Typischerweise fehlen während der manischen Episode Krankheitsgefühl und Krankheitseinsicht.

Das Vollbild einer typischen Manie ist i. A. unverwechselbar. Im Zuge einer **hypomanischen Episode** dagegen sind die Symptome weniger stark ausgeprägt; das gewöhnliche Handeln ist lediglich in seiner Produktivität gesteigert und kann als besondere Kreativität fehlgedeutet werden.

Krankheitsverlauf

Manische Episoden können sich allmählich über eine mehrere Wochen andauernde hypomanische Phase entwickeln oder akut innerhalb von Tagen und im Extremfall sogar über Nacht einsetzen. Zumeist dauert die manische Episode einige Tage an, sie kann sich aber auch über Monate erstrecken. In sehr seltenen Fällen entwickelt sich eine chronische Manie.

Praxistipp

Maniker sind trotz ihrer vordergründigen Fröhlichkeit sehr anstrengende Patienten, die Angehörigen, Freunden und auch dem medizinischen Personal viel Geduld abverlangen. Zuwendung und Kommunikation sind aber unerlässlich. Die von Manikern bisweilen notorisch vorgetragenen, manchmal unerfüllbaren Wünsche sollen freundlich, aber mit Bestimmtheit abgelehnt werden.

Therapie

Wegen **fehlender Krankheitseinsicht** begeben sich die Patienten oft nicht von sich aus in Behandlung. Selbst- oder Fremdgefährdung machen häufiger eine Einweisung wider Willen erforderlich.

In der manischen Phase ist **Lithium** nicht nur prophylaktisch, sondern unmittelbar therapeutisch wirksam. Alternativ oder zusätzlich können **Neuroleptika** eingesetzt werden; auch Mittel gegen Krampfanfälle (**Antikonvulsiva**) stehen zur Verfügung.

Eine **Psychotherapie** ist grundsätzlich notwendig. Während der Manie ist der Zugang zum Patienten aber schwierig, obwohl die sicher vorhandenen Ängste nach einer psychotherapeutischen Behandlung verlangen.

24.3 Bipolare Störungen

Klinisches Bild

Treten bei einem Patienten depressive und manische Episoden nebeneinander auf, dann spricht man von einer bipolaren affektiven Störung (manisch-depressive Erkrankung). Im Gegensatz zur unipolaren Depression, die bei Frauen wesentlich häufiger vorkommt, sind Männer und Frauen von manisch-depressiven Episoden gleichermaßen betroffen. Die Erkrankung beginnt meist vor dem 30. Lebensjahr, gelegentlich wohl auch schon vor dem 20. Lebensjahr. Der Krankheitsverlauf ist sehr variabel, oft treten manische und depressive Phasen im Wechsel auf. Mehr als die Hälfte der Patienten erleiden nach einer affektiven Episode in den nächsten 5 Jahren mindestens 2 weitere. Etwa jeder Zehnte wird im Laufe seiner Erkrankung von einem raschen Phasenwechsel mit mindestens 4 Episoden pro Jahr heimgesucht. Schlimmstenfalls wechseln sich depressive, manische und gesunde Phasen im Tagesrhythmus ab (»**rapid cycler**«).

Zum bipolaren Krankheitsspektrum zählt auch die **Zyklothymie**. Der Begriff bezeichnet deutliche Stimmungsschwankungen, die jedoch weder die Schwere von depressiven noch von manischen Episoden erreichen.

Die Suizidgefährdung ist bei bipolaren Störungen hoch – ein Grund dafür, weshalb zumeist eine medikamentöse Langzeitprophylaxe mit Lithium angestrebt wird.

Schizophrenie

»Schizophrenie« bedeutet wörtlich so viel wie **Spaltungsirresein**. Die seelische Struktur der Betroffenen scheint zerbrochen, und es tritt eine **Spaltung von Denken, Affekt und Erleben** zutage. Die Erscheinungsformen sind ausgesprochen vielfältig.

> **Schizophrenien können alle seelischen Funktionen in Mitleidenschaft ziehen. *Die* Schizophrenie gibt es nicht.**

Ätiologie

Die eigentliche Ursache der Schizophrenie ist weiterhin ungeklärt. Die verschiedenen Erkenntnisse und Erklärungsansätze werden heute oft in dem sog. **Vulnerabilitäts-Stress-Modell** zusammengeführt. Es besagt vereinfacht Folgendes: Erblich bedingte Faktoren und geringfügige Hirnschädigungen (z. B. durch Virusinfektionen) sowie psychosoziale Einflüsse disponieren zur Schizophrenie (Vulnerabilität). Auslöser können dann belastende Lebensereignisse oder auch Drogenkonsum sein (Stress). Wahrscheinlich werden Umwelteinflüsse nur dann wirksam, wenn sie auf eine genetische Veranlagung treffen. Umgekehrt sind genetische Risiken nur von Bedeutung, wenn entsprechende Umwelteinflüsse auf den Disponierten einwirken. Manche Forscher sehen die Schizophrenie als Folge einer Beeinträchtigung der Organisationsstruktur des Gehirns, gekennzeichnet durch Störungen der neuronalen Entwicklung. Oft werden spätere Schizophrene im Alter zwischen 10–12 Jahren erstmals auffällig – in einer vulnerablen Entwicklungsphase, in der physiologisch bedingt ein Ausreifungsschub der neuronalen Vernetzung erfolgt.

Biochemisch lässt sich bei Schizophrenen u. a. eine **Überaktivität der Transmittersubstanz Dopamin** im Zentralnervensystem feststellen.

Die Schizophrenie lässt sich zusammenfassend also auf **organische, soziale und psychische Faktoren** zurückführen. Auch die langfristige Krankheitsentwicklung hängt entscheidend von den organischen Veränderungen und der sozialen Umgebung ab, in der die Schizophrenen ihr Leben zu gestalten suchen.

Klinisches Bild

Weit mehr als bei Depression und Manie tritt bei den schizophrenen Psychosen das **Chaotische**, das **Unverständliche** im Verhalten des Kranken in den Vordergrund des Krankheitsbildes. Erscheinen Depression und Manie bei der Zyklothymie zwar überspitzt, aber bis zu einem gewissen Grade noch nachvollziehbar, so werden die verschiedensten Wahnerlebnisse, die stets auftretenden schizophrenen Denkstörungen und das »Stimmenhören« (und andere Halluzinationen) vom Gesunden als einer fremden Welt zugehörig und damit vorwiegend als unheimlich empfunden.

Dazu kommen uralte **Vorurteile**, die teils auf überliefertem Aberglauben, teils auf alten Berichten basieren, in deren Mittelpunkt das Tollhaus vergangener Zeiten mit allen Schrecken (und Quälereien der Opfer) steht. Die Angst vor dem Unbegreiflichen, Unberechenbaren ist auch in unserer, scheinbar so aufgeklärten Zeit noch weit verbreitet. Damit wird das Verständnis für die Kranken selbst und v. a. für moderne Rehabilitationsmethoden, deren Ziel die Wiedereingliederung der Patienten in das »normale« Leben ist, häufig blockiert.

Tatsächlich sind die seelischen Erkrankungen nur eine bestimmte **Äußerungsform des Krankseins**. Überdies sind sie in vielen Fällen vorübergehend, in Phasen verlaufend, und auch in schweren Fällen medikamentös beeinflussbar. Der Übergang in eine chronische Form mit Persönlichkeitswandel und Beibehaltung psychotischer Erlebnisweisen ist keineswegs die Regel.

Schizophrene leiden häufig unter **Angstgefühlen** und glauben sich bedroht und verfolgt. Da man ihren »ver-rückten« Ängsten keinen Glauben schenkt, kehren sie sich immer mehr von der Umwelt ab, mauern sich sozusagen ein und verlieren zunehmend den Kontakt mit der Wirklichkeit. Dementsprechend werden ihre oft verzweifelten Notrufe immer unverständlicher, bizarrer, manchmal auch drastischer. Sie beschränken sich nicht mehr auf verbale Versuche, sondern äußern sich dann gelegentlich in Handlungsweisen, die erst recht nicht mehr verstanden werden.

Störung der Denkfunktionen

Das Krankheitsbild der Schizophrenie ist außerordentlich vielgestaltig und wechselnd. Mittelpunkt der schizophrenen Krankheitsbilder ist jedoch die Störung der Denkfunktionen. Das Denken erscheint eigenartig zerrissen (»gespalten«) und spiegelt scheinbar das Seelenleben mehrerer gegensätzlich denkender und handelnder Persönlichkeiten wider.

Aber auch die Einheit einzelner Gedankeninhalte ist zerrissen: Zusammengehöriges wird getrennt, und Unzusammenhängendes fügt sich zu unverständlichen Erlebnissen zusammen. So sagte eine Kranke unvermittelt: »Ich muss von Diogenes abstammen, weil Diogenes Menschen mit einer Laterne suchte und ich das für Unsinn halte.«

Es wäre sicherlich falsch, hinter dieser unverständlichen Bemerkung nur »Unsinn« zu vermuten. Die Kranke versucht, sich auf ihre Weise mitzuteilen, einen Weg zu öffnen, der Zugang in ihre Welt gewährt. Vielleicht erwartet sie Hilfe oder verspricht sich von dieser »Eröffnung« eine Erklärung ihres ihr selbst nicht verständlichen Zustands.

Dass diese Denkstörungen mit einem **Begriffszerfall** einhergehen, ist ohne weiteres einleuchtend. Aber das widerspricht keineswegs der Behauptung, dass jeder Äußerung und jeder Handlung des Kranken eine Absicht zugrunde liegt, die letztlich einem »normalen« Anliegen entspringt. Aber die Einzelbegriffe stehen nicht mehr geordnet zur Verfügung, und damit ist das gesamte Begriffsgefüge derart gestört, dass es zu einer mehr oder weniger willkürlichen Verquickung der Einzelbegriffe kommt. So behauptet ein Kranker, sein Nachbar sei gestorben, weil im Radio die »Pastorale« gespielt worden sei. Pastorale und Pastor – der Zusammenhang sei doch unübersehbar!

Häufig empfinden die Kranken die Denkstörungen sehr deutlich und beklagen sich darüber. Sie können Gedanken nicht mehr festhalten, »sie stehen still« oder gehen Wege, die ihnen selbst unverständlich sind, die sie aber nicht beeinflussen können. So macht sich oft eine **traurige Ratlosigkeit** bemerkbar, die man dem Kranken nicht selten ansieht. Manchmal bitten Patienten immer wieder, man möge ihnen doch erklären, was eigentlich los sei und was um sie herum vorginge. Da sie ihre Situation nicht begreifen, ist es verständlich, dass sie Fremdeinflüsse für ihr ganzes Elend verantwortlich machen: Man stiehlt ihre Gedanken, man zwingt sie, »verrückt« zu denken oder es werden ihnen fremde Gedanken eingegeben etc.

Wahnideen

Von hier aus ist es dann nicht mehr weit zu den Wahnerscheinungen, die praktisch jeder Schizophrene in irgendeiner Form erlebt. Normale Wahrnehmungen erhalten eine abnorme Bedeutung und werden wahnhaft umgedeutet: Das Flimmern im Fernseher wird ein Zeichen für die Verschwörer, die den Kranken umbringen sollen. Schon einen Tag vorher war ihm aufgefallen, dass die meisten Menschen auf der Straße graue Hüte trugen: »Die gehören alle zusammen!«

Das häufigste Wahnsystem ist wohl der **schizophrene Verfolgungswahn**. Meist sind es Gruppen – etwa eine Partei oder einfach Verschwörer, Freimaurer oder aber auch Nachbarn, Hausbesitzer, Verwandte und Bekannte –, die zu Verfolgern werden. Der Kranke kennt sie genau und kann sie benennen. Er weiß auch, warum er verfolgt wird: Man will ihm seine Stellung nehmen, seine Ehe zerstören oder sein Eigentum entwenden. Und er weiß, wie man gegen ihn vorgeht und warum er sich nicht wehren kann: Man benutzt geheime Kräfte, Strahlen und unbekannte »Willenskräfte«, die ihn vernichten sollen. Der Verfolgungswahn kann das Leben eines Schizophrenen vollständig unter seine Regie zwingen. Der Betroffene traut sich kaum mehr aus dem Haus, blickt sich unablässig angstvoll um, jeder Fremde erscheint ihm verdächtig. Schließlich kann eine regelrechte Panik entstehen.

Andere typische Wahnerscheinungen sind **Größenwahn**, **Eifersuchtswahn** und **Vergiftungswahn**. Bei letzterem sind die Patienten von der Vorstellung getrieben, man wolle sie vergiften. Sie verweigern deshalb auch die Einnahme von ▫ Tabletten oder Mahlzeiten, weil sie argwöhnen, es sei ein Gift darunter gemischt worden.

Halluzinationen

Zum schizophrenen Krankheitsbild gehören auch Sinnestäuschungen, in erster Linie Halluzinationen, die oft große Angst hervorrufen, manchmal aber auch willkommen sind. Am häufigsten sind **akustische Halluzinationen** (Stimmenhören). Die Stimmen können unterschiedlichen Charakter haben: Sie schimpfen, kommentieren, singen oder schreien. Halluzinationen können in das Wahnsystem eingebettet sein: Die Patienten erhalten nachts Befehle von der »Weltordnung« oder auch vom Papst (sogar von Christus selbst oder dem Heiligen Geist), nicht selten aber auch von bösen Mächten, deren Zwang sie sich nicht entziehen können.

Neben den akustischen kommen – seltener – auch **optische Halluzinationen** (Erleuchtungen, Visionen) sowie **Geruchs- und Geschmackshalluzi-**

nationen vor. Häufiger dagegen sind **Leibhalluzinationen**: Der Körper wird dicker, leichter oder schwerer, wird von Strömen durchflutet oder verstrahlt. Die Geschlechtsteile sind nicht selten betroffen: Die Patienten glauben, ihnen würde Samen abgezogen oder sie halluzinieren einen Geschlechtsverkehr.

Affektivitätsstörungen

Oft besteht ein Missverhältnis zwischen den vorgetragenen Nöten und Ängsten und der Reaktion, die die Patienten zeigen: Mit gleichgültigem Gesicht und ohne innere Erregung berichten sie über die unheimlichsten Erlebnisse und Zwänge (inadäquate Affektivität). Diese scheinbare **Armut der Erlebnisfähigkeit** lässt sie oft »leer« erscheinen, und man hat den Eindruck, dass sich das Erleben an der Oberfläche abspielt. Mit dieser Annahme sollte man jedoch sehr vorsichtig sein. Die Kranken scheinen sehr wohl um die Schwierigkeiten, ihre inneren wahnhaften Erlebnisweisen zu verstehen, zu wissen. Manchmal lachen sie über ihre eigenartigen Gedankengänge und Verfolgungsängste, bezeichnen sie selber als »verrückt«, ohne jedoch von ihnen abzulassen. Was sie mit dieser seltsamen Haltung bezwecken, können wir nur vermuten. Wahrscheinlich zwingt sie das immer wiederkehrende Erlebnis, nicht verstanden worden zu sein, zu einem Kompromiss mit der Umwelt, zu der sie die letzten Verbindungen nicht abreißen lassen wollen. Nicht selten allerdings resignieren sie auf ihre Weise: Sie kehren sich immer mehr von der Umwelt ab, meiden jeden Kontakt mit anderen und verlieren so jeden Bezug zur Realität (Autismus).

Antriebs- und Bewegungsstörungen

Andere Patienten fallen durch merkwürdige, eckige und oft unsinnig erscheinende Bewegungen auf (**Katatonie**), die immer wieder, stunden- oder tagelang wiederholt werden. Diese katatonen Formen sind heute selten geworden. Die modernen Psychopharmaka können die schwersten Ausprägungen weitgehend verhindern. Die schrecklichen Bilder schreiender, spuckender oder sinnlos um sich schlagender Patienten während katatoner Anfälle gehören eher der Vergangenheit an. Ähnlich ist es mit den Zuständen der Reglosigkeit (**katatoner Stupor**), bei denen die Kranken stundenlang bewegungslos stehen oder liegen, in bestimmten Bewegungen scheinbar erstarren und absolut unansprechbar sind.

Sprachstörungen

Häufig verändert sich die Sprache: Sie wird umständlich, pathetisch oder bizarr, durchsetzt mit stereotypen Wiederholungen und Wortneubildungen. Ein Kranker gibt stets die Interpunktion mit an: »Es ist nicht gut, Komma, einen hier zu überlassen, Punkt. Man wird durch die Türe, Komma, das Schloss und so verurteilt, Punkt.«

Wortneubildungen wirken oft wie Geheimsprachen, entbehren aber tatsächlich jeder Systematik: »Nomnumelence das Komunaium der heiligen Veronica, aber das richtig wahre relle, das richtig wahre remonierende, das richtig wahre repondabelle demonriare und das echt pontabelle remontaminence. Also remontanimence ist von der Arkadia so gelegen, daß Oculo für die Vorübergehenden reminende.«

Dennoch wird man annehmen müssen, dass die Kranken hiermit etwas Bestimmtes ausdrücken wollen. Das »Fortlaufen« der Gedanken und die Unfähigkeit, begrifflich zu denken, besagen ja keineswegs, dass die Funktionsstörung sich bis in den Bereich der seelischen Tiefen erstreckt, aus denen elementare Ängste, Wünsche und Hoffnungen erwachsen. Dass die Kranken diese **Hilflosigkeit** oft deutlich empfinden und verzweifelt darum ringen, verstanden zu werden, lässt sich an vielen Beispielen belegen. So schrieb eine Studentin der Philosophie, die mit 20 Jahren an Schizophrenie erkrankte, an ihren Arzt: »Ich will versuchen, einer solchen Aufforderung noch gewachsen sein zu können. Für den Fall, dass es nicht mehr in einer freien Weise geht, sind ja die Zettel vorhanden, die an die Stelle treten können, die ich als Ich-loser Mensch nicht mehr erfüllen kann. Ich denke, dass es heute noch geht – und mahne dieses zu beachten, denn allzu nahe steht die Gefahr des Morgen-nicht-mehr-Könnens. Zum großen Glück habe ich in der letzten Besprechung mit Herrn Dr. S. noch Richtiges sagen können.« In erschütternder Weise tritt hier die Sorge zutage, die letzten, durch die Sprache unterhaltenen Verbindungen zur Umwelt unaufhaltsam zu verlieren.

Verlauf

Schizophrenien treten oft zwischen dem 18. und dem 30. Lebensjahr auf, können aber bereits im Kindes- und Jugendalter beginnen. Frauen erkranken später als Männer, nicht selten auch erst nach den Wechseljahren. Manchmal beginnt die Erkrankung schleichend, zeigt sich in sozialem Rückzug,

Leistungsminderung und uncharakteristischen Verhaltensauffälligkeiten (**Prodromalphase**), ehe dann die **psychotische Krankheitsphase** innerhalb von Tagen oder Wochen akut oder unter fortschreitender Verschlechterung durchbricht. Später verläuft die Krankheit in **Schüben**, wobei nach jeder Krankheitsphase mehr oder weniger schwere Persönlichkeitsveränderungen zurückbleiben (**Residualsymptome**). In seltenen Fällen kommt es zu einer vollständigen Rückbildung der Symptome (**Vollremission**). Die Intelligenz bleibt zumeist, aber nicht immer erhalten.

Praxistipp

Halluzinierende suchen oft nach verwirrend und umständlich anmutenden Erklärungen für ihre Sinneswahrnehmungen. Es ist nicht angebracht, ihnen diese auszureden. Man kann dem Patienten aber bedeuten, dass man die Wahrnehmungen selbst nicht hat und sie für unwirklich hält. Zu bedenken ist, dass manche Schizophrene die Anweisung von Stimmen brauchen (z. B. Aussteigen aus dem Zug), weil ihnen die eigene Ich-Aktivität fehlt oder zu schwach ist. Sind die Schizophrenen bei klarem Bewusstsein, kann das Erkennen des Halluzinierten als eine eigene, introspektiv erkennbare andere Wirklichkeit ein wichtiger Bewältigungsschritt sein.

Therapie

Es gibt keine Therapie, mit der die Schizophrenie geheilt werden kann. In der aktiven Phase lassen sich die psychotischen Symptome – Erregungszustände, Wahn, Angst und Halluzinationen – zumeist innerhalb weniger Tage durch **Neuroleptika** lindern. Diese Medikamente zielen v. a. auf den Neurotransmitter Dopamin im Zentralnervensystem. Sie unterdrücken die Symptome schizophrenen Handelns und dämpfen die Aktivität.

Neuroleptika haben eine Reihe von z. T. stark beeinträchtigenden **Nebenwirkungen**. Hierzu zählen u. a.:

- **Parkinson-Syndrom:** Der Körper wird steif, der Gang ist kleinschrittig, der Körper vornübergebeugt, die Mimik ausdrucksarm.
- **Akathisie:** Es besteht ein quälender Bewegungsdrang in den oberen und unteren Extremitäten.
- **Tasikinesie:** Die bezeichnet das Bedürfnis, sich ständig zu bewegen.
- **Dyskinesien:** Diese äußern sich in Zungen-Schlund- und Blickkrämpfen sowie Streckkrämpfen des Rumpfes.
- **Erschöpfungssyndrom:** Im Anschluss an eine Neuroleptikatherapie kann eine Wochen bis Monate anhaltende depressive Verstimmung eintreten (Selbsttötungsgefahr!).

Sozial- und Psychotherapie richten ihr Augenmerk heute nicht mehr in erster Linie auf die schizophrenen Symptome. Es geht also nicht darum, Defekte und Behinderungen zu »bearbeiten«, sondern den Patienten in allen seelischen und sozialen Belangen zu stärken (»empowerment«) – und dies in seiner früheren sozialen Umgebung. Entscheidend für den chronisch Kranken ist seine **Lebensqualität**, die maßgeblich von seiner sozialen Rolle, seiner Kommunikations- und Freizeitfähigkeit sowie der Fähigkeit zur Bewältigung von Alltagsproblemen bestimmt wird.

Bei ungünstigem Krankheitsverlauf ist die angestrebte Rückführung in die gewohnte Lebenswelt nicht möglich. Für diese Patienten gibt es **Versorgungsmöglichkeiten** im Rahmen betreuter Wohngemeinschaften, Wohngruppen oder Langzeitheime.

Quellenverzeichnis

Abbildung	Quelle
1.1	Spornitz (2004) Anatomie und Physiologie, Springer. Christiane und Dr. Michael von Solodkoff
1.2	Spornitz (2004) Anatomie und Physiologie, Springer. Christiane und Dr. Michael von Solodkoff
1.3	Mit freundlicher Genehmigung von Dr. med. Aschenbach, Institut für bildgebende Diagnostik, Helios Kliniken Erfurt
1.4	Christiane und Dr. Michael von Solodkoff
1.6	Roskamm et al. (2004) Herzkrankheiten, Springer
2.1	Diehm, Allenberg, Nimura-Eckert (1999) Farbatlas der Gefäßkrankheiten, Springer
2.2	Diehm, Allenberg, Nimura-Eckert (1999) Farbatlas der Gefäßkrankheiten, Springer
2.4	Diehm, Allenberg, Nimura-Eckert (1999) Farbatlas der Gefäßkrankheiten, Springer
3.1	Spornitz (2004) Anatomie und Physiologie, Springer. Christiane und Dr. Michael von Solodkoff
3.2	Spornitz (2004) Anatomie und Physiologie, Springer. Christiane und Dr. Michael von Solodkoff
3.3	Spornitz (2004) Anatomie und Physiologie, Springer. Christiane und Dr. Michael von Solodkoff
3.4	Matthys, Seeger (Hrsg., 2001) Klinische Pneumologie, Springer
3.5	Matthys, Seeger (Hrsg., 2001) Klinische Pneumologie, Springer
3.6	Christiane und Dr. Michael von Solodkoff
4.1	Spornitz (2004) Anatomie und Physiologie, Springer. Christiane und Dr. Michael von Solodkoff
4.2	Christiane und Dr. Michael von Solodkoff
4.3	Spornitz (2004) Anatomie und Physiologie, Springer. Christiane und Dr. Michael von Solodkoff
4.4	Adler et al. (Hrsg., 2000) Klinische Gastroenterologie und Stoffwechsel, Springer
4.5	Christiane und Dr. Michael von Solodkoff
5.1	Nawroth, Ziegler (Hrsg., 2001) Klinische Endokrinologie und Stoffwechsel, Springer
5.2	Nawroth, Ziegler (Hrsg., 2001) Klinische Endokrinologie und Stoffwechsel, Springer
5.3	Nawroth, Ziegler (Hrsg., 2001) Klinische Endokrinologie und Stoffwechsel, Springer
5.4	Nawroth, Ziegler (Hrsg., 2001) Klinische Endokrinologie und Stoffwechsel, Springer
5.5	Nawroth, Ziegler (Hrsg., 2001) Klinische Endokrinologie und Stoffwechsel, Springer
5.6	Diehm, Allenberg, Nimura-Eckert (1999) Farbatlas der Gefäßkrankheiten, Springer
6.1	Christiane und Dr. Michael von Solodkoff
6.2	Mit freundlicher Genehmigung von Thieme, Stuttgart, aus: Gerlach, Wagner, Wirth (2000) Innere Medizin für Pflegeberufe, Thieme
6.3	Mit freundlicher Genehmigung von Thieme, Stuttgart, aus: Gerlach, Wagner, Wirth (2000) Innere Medizin für Pflegeberufe, Thieme
7.1	Christiane und Dr. Michael von Solodkoff
7.2	Christiane und Dr. Michael von Solodkoff
7.3	Christiane und Dr. Michael von Solodkoff
9.1	UKE Hamburg- Klinik und Poliklinik für Dermatologie und Venerologie
9.2	UKE Hamburg- Klinik und Poliklinik für Dermatologie und Venerologie
9.3	UKE Hamburg- Klinik und Poliklinik für Dermatologie und Venerologie
10.1	UKE Hamburg- Klinik und Poliklinik für Dermatologie und Venerologie
10.2	UKE Hamburg- Klinik und Poliklinik für Dermatologie und Venerologie
10.3	UKE Hamburg- Klinik und Poliklinik für Dermatologie und Venerologie
10.4	UKE Hamburg- Klinik und Poliklinik für Dermatologie und Venerologie

Abbildung	Quelle
11.1	UKE Hamburg- Klinik und Poliklinik für Dermatologie und Venerologie
15.1	Christiane und Dr. Michael von Solodkoff
15.2	Müller, Zeidler (1998) Die klinisch-rheumatologische Untersuchung, Springer
16.1	Krämer, Grifka (2002) Orthopädie, Springer
16.2	Krämer, Grifka (2002) Orthopädie, Springer
17.1	Diehm (2003) Cardiovasc 2003, 3 (6)
18.1	Spornitz (2004) Anatomie und Physiologie, Springer. Christiane und Dr. Michael von Solodkoff
18.2	Spornitz (2004) Anatomie und Physiologie, Springer. Christiane und Dr. Michael von Solodkoff
19.1	www.jend.de
19.2	Annette Gack
19.3	Poeck, Hacke (2001) Neurologie, Springer
20.1	UKE Hamburg- Klinik und Poliklinik für Dermatologie und Venerologie
22.1	Mit freundlicher Genehmigung: Geissler (2005) Halbseitenlähmung, Springer

Stichwortverzeichnis

C

D

E

F

G

H

I

J

K

L

M

N

O

R

S

T

U

V

W

Z

Druck: Krips bv, Meppel
Verarbeitung: Stürtz, Würzburg